피가 답이다!

암을 포함한 모든 질병

이은철 지음

피가 답이다!

"이 책은 생명의 가치이다"

병원에서는 못 고치는 질병의 비밀

질병에 대한 재해석과 통찰력을 통하여
자가치료의 새로운 길을 열다

**자가치유를 위한
국민건강필독서**

바른북스

지은이 말

우스갯소리로 9988234라는 말이 있다. 99세까지 팔팔하게 살다가 2~3일간 앓고 꼴까닥 숨을 거두는 게 좋다는 말이다. 그런데 과연 그게 말처럼 그리 쉬운 일일까. 나이가 들어가면서 크고 작은 질병에 시달리게 되고 심지어는 암이라는 사형선고와 같은 검진 결과를 받아 들면 거의 생을 포기하는 수준에 이르게 된다. 실제로 많은 사람들은 삶을 정리하지도 못한 채 멀쩡히 걸어 들어간 병원에서 수개월 혹은 거의 일 년에 걸쳐 많은 병원비만 남기고 병원 문을 걸어 나오지 못하는 모습을 너무나 많이 보아왔다. 젊은 시절 때도 그러하겠지만 노후를 위협하는 것은 건강이고, 경제적으로도 노후의 최대의 리스크는 병원비라고 한다. 60평생 땀 흘려 벌어서 남은 20여 년 동안 평안하게 살 수 있어야 하나 찾아오는 질병 앞에 고통과 힘든 치료의 과정을 겪지만 결국 병원비 청구서만 자식에게 남겨주고 가는 일이 우리 주위에 드문 일이 아니다. 이것은 우리 모두의 일인 것이다.

세상에는 불치병과 난치병이 암만이 있는 것이 아니다. 루프스병, 루게릭병 등 이름을 들어도 기억하기조차 힘든 병에서부터 고혈압, 당뇨병,

신부전, 간부전, 심근경색, 뇌경색, 갑상선병, 아토피 등 우리에게 꽤나 익숙한 병들이 있지만 실상은 완치할 수 있는 병들은 거의 없다는 것이 현실이다. 왜 소위 의료 과학을 내세우는 병원에서는 이러한 병들을 제대로 고치질 못하는 것일까? 그 이유는 뭘까? 질병의 원인을 모르거나 진단이 잘못되면 치료의 오류나 왜곡을 가져오게 된다. 건강에 대한 관심이 꽤나 높았던 필자는 그 해답을 찾기 시작했고 2003년 말경 우연히 수년간 허리디스크를 앓아 오던 형님으로부터 사혈요법을 전해 듣게 되었다. 6년 이상 동안 자신을 괴롭히던 고질병인 허리디스크를 6개월 만에 나았다는 것이었다. 선뜻 믿기지는 않았지만 알아보기로 하였다. 사혈 관련 책을 구입하여 탐독하였다. 사혈 행위 자체는 간단하였으나 사혈요법이 질병을 치료할 수 있고 좋다고만 되어 있지 구체적으로 어떻게 진행하고 그에 따른 반응과 처치 등에 대한 자세한 내용은 별로 없었고 사혈을 진행하면서도 끝없는 의문이 꼬리를 물었다. 사혈에 대한 이론과 원리 등 기초 지식에 관한 것도 그러했지만 구체적인 질병들에 대하여는 턱없이 부족하였다. 나름대로 동호회를 만들어 서로 토론하고 카페 등을 통하여 정보를 공유하기도 하였으나 늘 지식과 소양의 허기를 채울 수는 없었다. 그리하여 필자는 독자적으로 여러 가지 연구와 학습을 하였고 다양한 임상을 통하여 나름의 체계를 세울 수가 있었다. 물론 처음에는 형님과 필자보다 먼저 이 사혈을 접한 분들의 정보 공유도 한몫을 하였음은 부인할 수는 없다.

그 이후 제대로 된 책을 써서 세상에 알려야겠다는 생각은 늘 머릿속 숙제로 가지고는 있었으나 직장생활과 비즈니스 등의 바쁜 일상으로 뒷전으로 밀려나 있었다가 이제야 작정하고 길을 나서게 되었다.

이 책은 처음 사혈을 접하는 분들이나 실제로 사혈을 직접 접하면서도 도대체 어떻게 진행해야 할지 막연함을 느끼는 분들에게 사혈의 이론적 배경과 사혈을 진행하면서 부딪히게 되는 각종 현상과 어려움 및 궁금증에 대하여 상세한 설명을 하였다. 특히 질병에 대한 사혈적 측면에서의 재해석을 통하여 질병에 대한 새로운 사고와 통찰력을 가질 수 있도록 하는데 그 든든한 초석이 될 것으로 믿어 의심치 않는다. 더불어 필자가 고안한 여러 가지 방법들은 사혈하면서 겪는 어려움을 해소하는 데 도움이 될 것으로 본다.

무엇보다도 이 책은 여러분 자신의 손으로 약과 병원으로부터 해방될 수 있는 새로운 길을 열어 드리기에 충분한 책이라 생각한다. 부부간이나 형제간 혹은 2명 이상이 모여 이 책을 중심으로 학습을 하거나 정보를 공유하며 사혈에 대한 내공을 쌓아 간다면 본인이나 가족 혹은 친지들이 겪고 있는 수많은 질병의 고통을 자신의 손으로 사라지게 할 수 있을 것이다. 결코 허언이 아니다. 용기 있는 자만이 누릴 수 있다. 시도하지도 않고 포기하지는 말기 바란다. 제대로 사혈을 이해하고 실행한다면 미치도록 사랑하게 될 것이다!!!

끝으로 이 책을 집필하는 동안 곁을 지켜 준 아내와 또 하나의 가족인 신승우 사장에게 깊은 감사를 드리고 싶다. 그리고 이 책이 세상에 나와 무사히 출생신고를 할 때까지 여러 가지 도움을 준 바른북스 대표님과 임직원분들에게도 고개 숙여 감사드린다.

목차

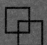

제1장 기초 과정

제2장 고급 과정

제3장 심화 과정

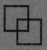

제4장 질병 치유 사례

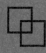

제5장 집필 후기

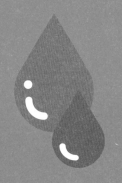

제1장

기초 과정

본 과정은 사혈의 원리와 그에 따른 주변 지식을 습득하고 인체에 대한 이해를 높임으로써 효율적으로 어혈을 제거하여 각종 질병을 치유하며, 사혈적 사고를 통한 수많은 질병에 대한 재해석과 질병 치유를 위한 통찰력을 제고하는 데 있다.

1. 개관

가. 사혈이란

사혈(瀉血)이란 부항을 이용하여 몸속의 어혈을 몸 밖으로 뽑아내는 작업을 말하는 것으로 광의적으로는 피를 뽑는 일련의 행위를 이르는 말이다. 현대 의학에서도 병의 유무를 확인하기 위한 검사를 위해서 사혈을 한다. 보통 채혈이라 하는데 여기에서의 채혈은 정맥혈의 혈액(피) 즉, 생혈을 채취하기 위함이지 질병의 치유를 목적으로 하는 것이 아니며, 부항을 이용한 사혈은 정맥혈이 아닌 모세혈관으로부터 피를 뽑는 것이며, 생혈이 아닌 어혈을 제거하기 위한 것으로 병원에서의 채혈과는 근본적으로 다르다 할 것이다. 사혈의 제대로 된 목적은 생혈(맑은 피 혹은 동맥과 정맥 내의 피)을 뽑는 것에 있는 것이 아니라 몸속에서 온갖 질병을 일으키는 원인이 되는 어혈을 제거하여 병을 치유하고자 하는 것이다. 부수적으로 일부 생혈이 나올 수는 있겠으나 몸속 깊은 곳에 있는 질병의 원인이 되는 어혈을 뽑아내는 것이고 어혈을 얼마나 효과적으로 뽑아내느냐에 시간과 고통을 적게 하느냐가 달려 있다 할 것이다. 지금부터 어혈이 무엇인지, 어혈의 생성 과정과 어혈을 효과적으로 제거하는 방법은 무엇인지 등 사혈에 의한 치유 원리 등에 대하여 하나하나 접근해 보자. 사혈은 아주 먼 고대로부터 그 뿌리를 두고 있으며 민간비방으로 전래되어 왔다. 고대 이집트 벽화에도 부항하는 장면이 있다 하니 그 역사의 유구성은 인정할 만하다

하겠다. 그러나 질병 치료의 한 방법으로써 구체적으로 문헌을 통해 연구해 온 것이 아닐뿐더러 현대 의학에 대한 과신이나 법률적인 문제로 관심이 있는 사람들을 중심으로 전통 의학이나 민간 의학 형태로 전해져 오고 있다. 그러다 보니 사혈 효과의 유무나 사혈의 위험성을 과대 포장하거나 무시하는 사람들도 있는 것도 사실이다. 이는 제대로 이론을 기반으로 하는 지침서가 별로 없었다는 데도 원인이 있을 것이며 생혈만 잔뜩 사혈하고 난 뒤 치료되기를 바라는 어리석음을 범하는 것에도 그 원인이 있다 할 것이다. 그러나 이 책을 자세히 학습하고 체험해 간다면 그동안 치료나 완치의 문제를 떠나 막연히 의존해 왔던 병원으로부터 자유로울 수 있다는 것과 자신의 손으로 나와 내 가족을 안전하면서도 병과 병원 그리고 약으로부터 해방시킬 수 있다는 사실을 알게 될 것이다. 이 책 한 권이 여러분을 그 세계로 안내하는 충실한 안내자가 될 것으로 확신한다. 이 책 한 권을 통하여 내 손으로 질병을 해결할 수 있다는 것이 얼마나 놀랍고 환상적인 일인가! 경험해 보라! 미치도록 사랑하게 될 것이다!!!

나. 사혈의 대상

사람은 부모로부터 생명을 받아 태어나는 순간부터 죽음에 이르기까지 각종 질병과 노화의 과정을 거친다. 몸에 작은 종기가 생긴다든지, 미열을 동반한다든지 까닭 모를 통증을 수반한 질병이 생긴다든지 아니면 소화가 잘되지 않는 등 작은 질병에서부터 고혈압, 저혈압, 신부전, 간부전, 추간판 탈출증(허리디스크), 협착증, 생리통, 당뇨병, 관절염, 심근경색, 자궁근종이나 자궁내막증, 아토피, 비염, 오십견, 뇌졸중(뇌출혈/뇌경색), 구안와사, 당뇨발(당뇨병성족부궤양), 녹내장 등 생활에 지장을 주거나 암과 같이 생명의 위협이 될 정도에 이르기까지 사람마다 성한 사람이 없다 할 정도로 대부분 한 가지 이상의 질병을 가지고 살아간다. 더구나 루프스병이나 루게릭병 등 이름도 생소한 불치병을 앓고 있는 사람들도 있다.

이러한 수많은 질병들 중에서 사혈을 통하여 치유될 수 있는 질병들에 대하여 알아보자. 질병을 크게 두 가지로 나눠 보면 1) 세균/바이러스에 의한 질병(감염성 질환)과 2) 대사성 질병(비감염성 질환)으로 나눌 수 있다. 세균에 의한 질병이란 콜레라, 장티푸스, 결핵 등 세균 감염에 의해 병이 생기는 것을 말하는 것이고 보통의 경우 항생제 주사나 약으로 치료를 하게 된다. 필요한 경우 전염의 위험성 때문에 격리 치료를 하기도 한다. 바이러스는 세균과는 달리 살아 있는 것이 아니고 숙주를 통하여 성장하고 사람 간 전염되는 것으로 치료제는 있으나 효과가 거의 없다. 설령 효과가 있는 약이 있다 해도 다음 해에는 변종이 일어나 과거의 약이 효과가 없는 경우가 허다하다. 그것은 바이러스의 용이한 변종성 때문이다. 예를 들면 대표적인 바이러스가 감기이다. 감기 바이러스는 종류가 수천 가지로 다양하기도 하지만 쉽게 변종을 일으키기 때문에 약으로 대응하여 치료하기가 무척이나 어렵고, 무릇 약이란 개발 단계를 거쳐 인체에 적용하는 임상생체실험을 거쳐 약으로 허가되어 시판까지 최소 거의 1년 이상의 개발 기간이 소요된다. 설사 치료 가능한 약이 개발되어도 적용 시점에는 이미 변종을 일으켜 해당 바이러스에 대한 약효가 없어지는 경우가 많아 치료가 용이하지 않게 된다. 항바이러스제를 개발하는 제약회사 입장에서 보면 잘못하면 개발비조차 건질 수 없는 하이리스크 사업일 수도 있는 것이다. 물론 개발 당시에는 빛을 발하지 못하다가 우연히 각광을 받는 약도 있다. 몇 년 전 메르스로 명명된 독감 바이러스가 해외 여행자를 통하여 국내에도 유입되어 사람들을 패닉 상태로 몰아넣었던 적이 있었다. 노인과 간 질환을 앓고 사람들을 중심으로 치사율이 높아 세계적인 유행을 겪고 있었던 당시 우리나라에도 유입되어 사람들이 극장이나 대중시설 이용을 꺼리는 등 국가적인 방역 체계마저 갈팡질팡 흔들렸으나 뚜렷한 약이 없어서 사망자가 발생하는 등 한동안 큰 혼란을 겪었는데 다른 나라도 대동소이한 상태였다. 그러나 다행히도 메르스에 대응할 수 있었던 치료제는 외국의 모 제약회사에서 수년 전에 이미 개발 완료되어 시중에 떠돌던 약이었다. 우리나라에서도 라이센스 생산으로 시중에 떠돌던 약인데 메르스 발병 당시에 대부분은 이미 약국 판매대에서 밀려나 창고에서 묵혀 있던 항바이러스제인 타미플루라는 감기약이었다. 이 약이 메르스에 효과가 있다는 것이 전해지자마자 약국에서 동이 난 사실을 기억할 것이다. 당연 제약사는 돈방석에 앉은 것은 불문가지일 것이다. 그런데 이듬해도 유행성 감기가 또 창궐하였는데 메르스의 다른 변종이라는 것이었다. 이렇듯 바이러스성 질병은 약으로 대응하기가 참으로 어려운 질병이다. 그러나 중요한 점은 면역성이 높은 사람은 보균자라 할지라도 환자로 쉽게 발전하지 않는다는 사실이며 사망에 이르는 사람들 대다수는 면역성이 떨어지는 노인 계층이나 간 질환자들이라는 것이다. "감기는 가만히 놔두면 보름이 걸리고, 병원 가면 2주 걸린다"는 말이 있지 않은가? 그런데도 우리나라 병원의 60%를 먹여 살리는 것이 감기 환자라고 하니 참 아이러니하기도 하다. 세균성이나 바이러스성 질병은 사혈과는 직접적 연관이 없으나 사혈을 통하여 면역성을 높인다면 보균자라 할지라도 환자로 발전할 가능성이 적다 할 것이니 간접적인 영향은 있다고 볼 수 있다. 실제로 필자도 사혈을 배우고 실천하는 과정에서 십수 년 동안 감기는 거의 걸려 본 적이 없다. 살짝 왔다가 간 적은 있으나 감기 환자로 발전한 사례는 없다. 물론 감기약도 먹어 본 적이 없다. 안타까운 사실은 감기 바이러스에는 항생제가 치료약이 아님에도 약국이나 병원에서조차 감기약으로 항생제를 처방하는 사례가 있다 하니 아연실색할 뿐이다. 항생제 남용에 따른 부작용을 굳이 강조하지 않아도 알겠지만 몸의 내성을 높여 다른 질병에 노출될 경우 더 높은 단위의 항생제가 아니면 치료가 어려운 상황에 놓이게 될 뿐 아니라 간독성으로 간이나 신장 등의 장기를 상하게 할 수도 있고 위장 등의 소화계통에도 영향을 미칠 수 있으며 나아가 슈퍼박테리아 출현의 일등 공신이기도 하다. 결론적으로 사혈 치료의 대상은 비감염성 질환인 대사성 질환이다. 대사성 질환들은 현대의학에서조차 발생 원인이나 치료 방법이 뚜렷이 제시되고 있지 않은 것이 대부분이다. 병원에서는 대부분의 대사성 질병에 대한 원인 규명에 있어서 위험인자를 들고 있다. 예를 들면 고혈압의 위험인자로 소금을 들고 있고 폐암의 위험인자로 담배를 꼽고 있다. 중요한 것은 소금이나 담배는 해당 질환을 악화시키는 요인일 뿐 주원인은 아니라는 점이다. 병원에서는 오랫동안 담배가 폐암의 주요 원인인 것처럼 말해 왔으나 평생 담배를 한 개비도 피운 적이 없어도 폐암에 걸린 많은 사람들이 나타나자 또다른 이유를 찾고 있다. 고혈압 환자의 경우에도 저염분 섭취로 인한 부작용이 적지 않으나 저염분 식사를 주장하고 있다. 이렇듯 과학이란 이름 아래 병원에서는 해당 질병의 발생 메커니즘보다는 늘상 그럴듯한 변명을 찾고 있다 하겠다. 그러면 고혈압은 왜 생기는 것일까? 자세한 것은 심화 과정의 고혈압 편에서 상세히 설명하기로 하겠다.

다. 혈액과 혈관

1) 혈액(피)의 역할

성경에도 "피는 생명이다"라고 쓰여 있다. 우리 인체에 있어서 피는 알파요 오메가라고 할 수 있다. 따라서 사혈요법에 있어서 혈액에 대하여 자세히 학습하는 것은 당연하다 할 것이다. 그렇다고 여기서 복잡하고 어려운 장기나 **뼈**의 영문 이름에서부터 몸속에서 일어나는 수만 가지의 엄청난 화학적 변화와 작용 등을 모두 알아야만 하는 것은 아니다. 그런 것은 현대 의학이 담당하고 있지만 그런 것을 굳이 알고 있다는 것과 병을 치료하는 것은 별개의 문제이다. 검사나 문진을 통하여 질병의 존재는 알 수 있으나 그 원인이나 발생 경로에 대하여 제대로 규명하고 있지 못하는 것이 의학계의 현실이다. "나는 의사이지만 제대로 고칠 수 있는 병이 없다"라고 한 용감한 의사의 고백을 기억한다. 이것이 현실이다.

우리 몸은 약 120조 개의 세포로 구성되어 있다. 머리카락에서부터 손발톱과 피부 그리고 뇌를 포함한 머리, 위와 대소장, 항문에 이르기까지의 소화기관과 폐와 심장 및 생식기관 등 각종 장기들과 인체의 골격을 이루고 있는 **뼈** 등도 모두 세포 덩어리 혹은 세포 집합체라고 보면 된다. 이러한 각각의 세포들은 생존과 번식 또는 성장과 기능 유지를 위해서는 산소와 영양(단백질, 지방, 탄수화물 등)을 필요로 하는데 소화기관을 거쳐 흡수된 영양분과 폐를 통하여 흡수된 산소를 혈액에 실어 심장의 펌프질로 순환력을 얻어 말단의 세포에까지 배달하게 된다. 이때 세포 속에서 노폐물(죽은 세포나 젖산, 이산화탄소 등)의 교환 작용이 이루어지게 되는데 이 과정이 모세혈관을 통하여 일어나게 된다. 생명 중추라고 하는 심장마저도 한시라도 피로부터 산소와 영양을 공급받지 못하면 심장세포가 죽게 되고 결국 사망에 이르게 되는데 이것이 심장마비(심근경색)인 것이다.

이것만이 아니다. 흥미로운 사실은 혈액이 다니는 길을 혈관이라 하는데 이 혈관마저도 혈관의 탄력을 유지하고 혈관 건강을 위해서는 혈관을 통하여 피를 공급받아야 하며 이를 혈관 속의 혈관(Vessel in Vessel)이라고 한다. 혈관을 구성하고 있는 것이 세포이고 혈관 자체가 세포 덩어리이니 당연히 피가 필요한 것이다. 우리 인체의 컨트롤 타워(Control Tower) 역할을 하는 두뇌에서 각 기관이나 신체 부위에 명령을 하달하는 호르몬(내분비계 물질) 역시 혈관 내로 분비되며 혈액을 통하여 표적기관에 전달된다. 이밖에도 혈액은 뇌의 명령에 따라 체온 유지나 수분 조절, 식욕, 수면 등 인체에서 일어나는 모든 일들에 관여하고 있다. 심지어는 신경조직도 혈액이 없으면 무용지물이다. 손가락에 고무줄로 칭칭 감아 피를 통하지 않게 하면 감각이 없어지지 않는가? 다시 말해 인체에서 일어나는 일 중 혈액을 제외하고 설명할 수 있는 일이란 단 한 가지도 없다는 사실이다. 따라서 피가 공급되지 않은 세포에서는 산소와 영양 공급과 노폐물의 제거가 안되어 세포의 대사와 분열과 증식에 문제가 생기게 되고 나아가 세포 집합체인 장기는 부전(不全) 상태에 빠지게 되는 것이 질병인 것이다. 부전 상태에 빠진 세포는 세포 집합체인 장기나 기관들의 기능을 부전 상태에 빠지게 하고(신부전, 간부전 등) 부전 상태에 빠진 세포 중 이상증식을 하는 것이 종양인데 이들 중 일부는 돌연변이성 이상증식을 멈추지 않고 계속하는 것이 암(악성종양)인 것이다. 결국 모든 질병이 피로부터 기인한다고 볼 수 있다. 즉, 세상의 모든 병명은 발생하는 부위와 증상 그리고 이름만 다를 뿐 본질적으로는 같다고 할 수 있을 것이다. 피 하나로 모든 질병을 설명할 수 있는 것이다.

2) 혈액의 구성

우리 몸속을 돌아다니는 혈액의 양은 자신의 몸무게의 약 8% 정도이다. 예를 들면 자신의 몸무게가 80kg이라면 혈액의 양은 6.4L(1g=1cc)이다. 이것은 사혈량 편에서 후술하겠으나 상당히 중요한 의미를 갖는다. 반드시 기억해 둬야 한다. 혈액은 혈구와 혈장으로 구성되어 있다. 혈구는 적혈구와 백혈구 및 혈소판으로 나뉜다. 적혈구는 조직세포에 산소와 영양을 운반하고 조직세포로부터 노폐물을 교환하는 역할을 수행하는데 그 크기는 0.6~0.8μm(미크론, 1μm=1/1,000mm)이다. 적혈구가 통과하는 모세혈관의 경우 크기가 약 0.8μm에서 2μm 정도라고 하니 적혈구가 모세혈관을 통과할 때는 이리 부딪히고 저리 부딪히며 좁은 관을 겨우 통과하는 정도다. 이러한 것은 적혈구가 세포 간에 산소와 영양분 등을 노폐물과 교환할 충분한 시간적 여유를 벌어 주는 의미도 있다 하겠다. 골수에서 한번 만들어진 적혈구는 평생을 사용하는 것은 아니다. 상·하복부 출혈 등의 내출혈이나 외출혈(코피/생리)로 인하여 혈액이 유출되는 것이 아니라면 보통 약 120일 정도 우리 몸속에서 활동하다가 간과 비장(지라)에서 파기된다. 여기서 재미있는 사실 한 가지를 알아보자. 매일 화장실에서 해결해야 하는 우리의 변(똥)이 노란 이유를 아는가. 수명을 다한 적혈구는 간에서 빌리루빈과 철로 분해되는데 이때 빌리루빈이라는 효소를 빼내어 담즙(쓸개즙)을 만들고 이를 담낭에 보관하였다가 담도를 통해 십이지장에 분비된다. 담즙은 원래 짙은 청록색인데 수분이 더해져 옅어지면 점차 노란색으로 변하게 된다. 그래서 변이 황금색이 된다는 것이고 변의 색깔과 양태를 통하여 간과 장의 건강 상태도 가늠할 수 있는 것이다. 만일 담즙을 생산하지 못하거나 담낭이나 담도에 문제가 생겨 담즙을 분비하지 못한다면 변의 색상은 노란색이 아니라 하얀색에 가깝게 될 것이다. 이때 빌리루빈과 함께 분해된 철은 헤모글로빈의 재생산에 다시 쓰이게 된다. 적혈구의 역할 중 제일 중요한 점은 헤모글로빈의 산소 운반 능력(산소 포화도)인데 혈액의 건강 정도나 환경에 따라 그 운반 능력은 달라질 수 있다는 점이다. 노인의 적혈구 산소 운반 능력이 젊은 청년의 것에 비하여 떨어질 수도 있다는 점이다(현대 의학에서 명확히 구분된 것은 없으나 혈액에 대한 정리된 생각을 바탕으로 강한 확신이 든다). 실제로 노인의 적혈구를 현미경을 통해 본 적이 있는데 모양이 원형처럼 둥글지 않고 모양이 깨어진 것이 다량 발견되는 사례로 보아 이렇게 상처받았거나 노화된 적혈구는 산소 운반 능력이 떨어지지 않나 추측된다. 헤모글로빈은 산소보다는 일산화탄소와 잘 결합하는데 연탄가스에서 나오는 일산화탄소에 노출되면 헤모글로빈은 산소 대신에 일산화탄소를 실어 나르게 되며, 이로 인하여 뇌세포는 산소 부족 상태에 빠지고 재빨리 산소를 공급해 주지 않으면 사람은 사망하게 되는 것이다. 정상적 환경에 있다 하더라도 혈액 내 헤모글로빈의 산소 포화도 즉, 산소 운반 능력은 혈액의 건강 정도의 척도라 할 수 있을 것이다. 기왕 나왔으니 빌리루빈에 대하여 좀 더 알아보면 간에서 파괴된 적혈구에서 나온 빌리루빈이 간부전으로 담즙을 만드는 데 사용하지 못하고 혈액 내에 다량 존재하게 되면 피부와 눈의 흰자가 노랗게 변하는 황달 증상을 일으키게 된다.

백혈구는 과립 형태로 적혈구와 같이 골수에서 만들어지나 일부는 비장과 림프샘에서도 만들어진다. 간과 비장(지라)에서 파괴되며 병원균이 몸속에 침입할 경우 이를 죽이는 식균작용을 한다. 이때 파이로젠이라는 물질을 분비하게 되는데 이 파이로젠은 간뇌의 시상하부를 자극하여 체온을 올리는 작용을 하게 된다. 체온이 올라가면 간에서 철분을 회수하여 혈중 내 철분 농도를 떨어트려 세균 활동을 억제하는 역할을 하게 된다. 따라서 미열일 경우 해열제를 먹이는 것은 우리 몸의 방어 기전(면역)을 방해하는 것이므로 바람직한 일이 아니라 할 수 있다. 병원균이 침입하여 백혈구가 몸속에서 포식하여 죽으면 비장과 림프샘에서 다시 백혈구를 생산하게 되는데 역으로 열이 나거나 백혈구 검사에서 백혈구 수가 증가하면 세균이 침입하였거나 몸속 어디인가에 염증이 발생한 것으로 볼 수 있다. 백혈구 관련하여 또 하나 알아 두어야 할 것은 제2의 혈액순환계라 할 수 있는 림프계이다. 모세혈관의 적혈구라고 한다면 림프계는 면역을 담당하는 백혈구의 길이라 보면 된다. 옛날 어른들이 사타구니 밑에 가래 토시가 생겼다며 몽우리가 잡히는 경우가 있는데 이는 림프샘이 염증을 일으킨 경우이다. 림프샘에서 만들어진 백혈구를 림프구라고 하며, 림프 관은 림프구가 다니는 길이라 보면 된다. 림프액은 상처가 나을 때 진물이 나오는데 세균의 감염을 1차적으로 막아 주는 역할도 한다. 조직액이라고도 한다. 사혈도 하다 보면 검은 어혈과 함께 진물이 굉장히 많이 나오는 것을 보게 되는데 그 실체와 원인에 대하여는 사혈량 측정과 측정 방법 편에서 자세히 설명하겠다.

다음으로 혈소판에 대하여 알아보자. 혈소판은 혈액 응고인자를 포함하고 있어 혈액이 체외로 나왔을 때 혈액을 응고시킨다. 혈액이 체내에 있을 때는 왜 응고 현상이 일어나지 않을까? 그것은 간에서 항응고 물질인 헤파린이 혈관 내로 분비되어 혈액 응고를 막고 있기 때문이다. 헤파린과 같은 성질의 항응고 물질은 소변에서도 나오는데 유로키나제(Urokinase)라는 물질이다. 고속도로 남자 화장실에서 소변을 모으는 통을 본 적이 있을 것이다. 우리의 소변 속에 있는 유로키나제를 얻기 위함이다. 유로키나제는 니트로글리세린과 같은 혈전 용해제의 일종으로 병원에서 뇌경색이나 심근경색,

혈관폐색전증 환자에게 주사약으로 처방된다. 혈소판은 90일 정도 활동하다가 적혈구와 같이 간과 비장에서 파괴된다.

혈장은 대부분 액체 성분으로 수분과 단백질 탄수화물 등 각종 영양소가 포함되어 있다. 우리가 잘 아는 바와 같이 원심분리기에 넣어 돌리면 혈구는 밑으로 가라앉고 위로는 노르스름한 액체가 위로 뜨는데 이것이 바로 혈장이다. 우리 혈액량의 약 55%가 혈장으로 구성되어 있고 PH7.5 정도의 중성에 가까운 약알칼리성에 속한다. 그리고 혈액의 염분 농도 0.9%이다. 사람마다 차이가 있을 수는 있으나 이에 대하여는 고혈압과 저혈압 편에서 별도로 설명하고자 한다.

3) 혈액의 생성 과정(조혈 과정)

혈액은 골수의 조혈모세포에서 만들어진다. 신장에서는 조혈 호르몬인 에리트로포이에틴(Erythropoietin)이 분비하여 골수의 조혈모세포에서 혈액을 만들도록 한다. 신장 기능이 나쁠 경우 조혈 호르몬이 분비되지 않게 되거나 적게 분비되어 혈액이 잘 만들어지지 않음은 불문가지이다. 신부전증에 걸린 사람은 만성 빈혈에 시달리게 되는데 이러한 이유 때문이다. 조혈 작용을 하는 골수는 소아기 때에는 뼈 전체에서 피가 만들어지다가 나이가 들수록 흉골, 척추뼈, 골반, 팔다리 등 주로 큰 뼈를 중심으로 만들어진다. 송아지 뼈를 단면으로 잘라 보면 뼈 중앙이 피가 맺혀 있는 것을 볼 수 있는데 이를 적골이라 하며 피를 생산하는 뼈임을 알 수 있다. 반면에 늙은 황소의 뼈를 잘라 보면 피는 보이지 않고 누렇게 변해 있는 모습을 볼 수 있는데 이를 황골이라 하며 이미 피를 만드는 조혈세포가 소멸된 상태여서 피를 만들 수 없는 뼈임을 알 수 있다. 사람도 마찬가지이다. 신체 활동이 왕성한 사람의 경우 인체가 하루에 생산하는 혈액의 양은 약 40cc 정도로 소주잔 한잔 정도인 것으로 알려져 있다. 그러나 나이가 들수록 조혈량은 감소하고 인체 환경에 따라서 천차만별이니 사혈하는 간격(term)을 결정하는 데 환자의 조혈 능력을 파악하는 것은 그 무엇보다 중요하다 하겠다. 자세한 사항은 사혈 간격 편에서 설명한다. 골수에서 피를 만들기 위해서는 신장에서의 조혈 호르몬 이외에도 철분과 단백질 등의 영양소가 필요하고 소장으로부터 흡수된다. 혈액의 생성을 원활히 하기 위해서는 신장과 골수 그리고 소화기관, 특히 소장과 대장이 건강해야 한다는 것이다. 이를 위해서는 무엇보다 우선적으로 사혈을 통해서 조혈과 관련된 장기의 기능을 높여 놓아야만 하는 것이다. 몸속 도처에 산재해 있는 어혈을 제거하기 위해서는 뽑아낸 양만큼의 피를 생산하는 조혈의 기초를 튼튼히 해야만 지속적으로 사혈을 진행할 수가 있는 것이다. 그렇지 못할 경우 피 부족 현상이 발생하여 사혈을 중단하거나 오랫동안 진행을 못 할 수도 있기 때문이다.

　여기에서 혈액 생성과 관련하여 누구도 이에 대한 관심이나 여기에 대하여 언급한 것을 본 적이 없는 중요한 것을 말하고자 한다. 조혈에 있어서의 간의 역할이다. 여태까지 문헌을 찾아보았으나 위에 언급한 바와 같이 조혈에 관여하는 장기로는 골수와 신장 및 소장이고 조혈에 필요한 영양소는 철분과 단백질 그리고 비타민A, 비타민B1/B2 등으로써 빈혈의 주 원인으로 영양소 결핍에서 찾는 것이 대부분이었다. 빈혈이 있는 사람이 빈혈이 없는 사람보다 무엇을 덜 섭취하여 빈혈이 발생하였다는 식이다. 한 자료를 소개하면, 영양성 빈혈 진단을 받은 남성 노인은 감자, 콩, 버섯을, 여성 노인은 감자, 과일, 육류, 계란, 수산물을 영양성 빈혈이 없는 노인에 비해 덜 섭취하는 것으로 나타났다 하였다. 더구나 영양성 빈혈

노인은 전반적으로 음식 섭취가 적은 탓인지 비만율은 낮았다고 언급되어 있었다. 과연 그럴까. 그러면 그런 영양소를 주었다면 빈혈 상태를 벗어났을까? 실제로 철분제를 몇 년씩 계속 복용했고 계란과 육류, 회, 과일은 너무 좋아해서 누구보다 자주 먹었는데도 빈혈은 해소되지 않았다. 철분제로 인한 변비로 몇 년째 고생만 하고 있었다. 비슷한 결론은 비만은 오지 않더라는 것뿐이었다. 이 논제의 결론은 대부분의 빈혈은 섭취하는 영양소의 부족이 아니라는 것이다. 그러면 도대체 빈혈이 오거나 해소되지 않는 이유는 무엇일까? 신장 기능과 소장 기능이 부전한 경우는 여기서는 논외로 하고 조혈에 있어서의 간의 역할에 국한하여 설명하고자 한다. 고급 과정의 인체구조학에서 간에 대하여 언급할 기회가 있기는 하지만 조혈 기능에 있어서의 간의 역할에 대하여 살펴보고자 한다. 우선 간의 기능을 개략적으로 살펴보면, 혈액의 보관과 용도 폐기된 혈액의 파괴 및 빌리루빈으로 담즙을 만드는 등의 분리된 효소의 재활용 및 탄수화물대사, 단백질대사, 지방대사, 비타민대사, 무기질대사 등과 해독 작용 및 살균 작용을 하는 것으로 알려져 있다.

여기에서 주목하여야 할 점은 두 가지가 있다. 첫 번째는 용도 폐기된 혈액의 파괴에서 얻어진 빌리루빈은 담즙을 만드는 데 재활용하는데, 그렇게 얻어진 철분은 어떻게 재활용할까다. 파괴된 혈구를 통하여 얻어진 철분을 피를 통하여 다시 골수로 보내어 피를 만드는 데 기여만 할까? 다시 말해 간이 피를 직접 생산하지는 않을까 하는 의문이다. 기존의 연구 자료에 의하면 간과 같이 용도 폐기된 혈구를 파괴하는 비장은 백혈구를 생산하고 제한적인 경우에 적혈구도 생산하는 것으로 보고되어 있는데 유독 간의 적혈구 생산과 관련한 연구 자료는 없었다. 비장은 간과 더불어 정화(filtering)기관 중 하나이고 간의 기능과 많은 부분이 겹치고 유사하다. 우리 인체에서 운동이나 긴급한 상황에 처할 경우에 골근육에 되도록 많은 혈액을 보내거나 혈액이 부족할 경우 간과 비장에 보관하고 있던 혈액을 쥐어짜 혈액을 공급하게 된다. 이때 간에 보관되어 있던 혈액이 과연 골수에서 조혈되어 간에서 보관해 왔던 혈액인가 하는 의문점이다. 간에서 폐기된 적혈구로부터 얻어진 철분을 가지고 만든 혈액이 아닐까 하는 의문이다. 분명 파괴된 혈구로부터 얻은 철분으로 다른 적혈구 생성에 일정 부분 역할을 하고 있을 수도 있다는 점이다. 그 의문의 출발점은 간 기능이 부전한 사람은 아무리 조혈에 관련한 식품이나 철분제를 먹어도 빈혈이 개선되지 않는다는 점 때문이다. 지금 당장은 이 부분을 단정적으로 확정하기 어려운 문제이니 풀어야 할 숙제로 남겨 두고 다른 부분에 있어서의 조혈과 빈혈에 있어서 간의 역할에 대하여 살펴보자.

두 번째로 간의 역할 중 단백질대사, 비타민대사 등에 대하여 주목하여 보자. 일반적으로 섭취한 음식물로부터 가수 분해된 영양소는 소장에서 흡수하여 혈액(소장 융모 모세혈관에서 정맥혈) 속으로 들어오게 된다. 정맥 혈관 내의 영양소는 간문맥을 통하여 이웃하여 있는 간의 모세혈관으로 들어간다(일반적으로는 혈액은 동맥에서 모세혈관으로 다시 정맥 순으로 흘러가게 되나 소장의 정맥혈에서 인근의 간의 모세혈관으로 거꾸로 들어가는 인체의 유일한 곳). 간에서 단백질대사와 비타민대사 등 조혈에 필요한 영양소인 철분 이외의 단백질대사와 비타민대사 등도 이루어지는 곳이라는 점이다. 여기서 한 가지 짚고 넘어가야 할 것이 있다. 우리가 입으로 계란이나 콩, 육류, 어류 등을 통해서 단백질을 흡수한다고 해서 그 단백질을 우리 인체에서 그대로 단백질로 이용하는 것이 아니라는 점이다. 예를 들어 설명하겠다. 소고기를 먹으면 소고기 단백질을 먹게 되는데 소의 단백질을 그대로 인체의 단백질로 그대로 이용하는 것이 아니라 흡수한 소의 단백질을 필수 아미노산 등으로 분해하고 인체에서 필요한 단백질로 다시 합성한다는 점이다. 흡수된 소고기 단백질을 분해하고 합성하는 역할을 간에서 수행하는 것이다. 간이 나쁜 사람이 소간이 좋다고 소간을 먹는다고 해서 간이 좋아지지 않는 것이다. 간에는 간, 눈에는 눈 등 이런 식의 대체적 방식이 맞지 않는 것이다. 여기에 초점을 맞춰 생각해 보자. 소장에서 흡수되어 조혈에 필요한 영양소인 단백질이나 기타 영양소가 간 기능이 부전하면 어떻게 될까 하는 점이다. 당연히 단백질대사가 잘 이뤄지지 않을 것이요 탄수화물대사나 비타민대사 등 인체에 필요한 영양소의 대사가 일어나지 않을 것이라는 점은 명확하다. 즉, 철분 이외의 조혈에 필요한 영양소의 대사가 일어나지 않는다는 점이다. 이해를 돕기 위해 또 한 가지 예를 들어 보자. 간이 나쁜 사람은 손톱 발톱이 건강하지 못하다. 손톱이 갈라지기도 하고 손톱이 엷어지기도 한다. 이것은 간 기능이 부전하여 단백질대사가 원활하지 못하였기에 일어나는 현상이다. 단백질을 섭취가 부족하여 일어나는 일이 아니라 단백질대사가 되지 않아 일어나는 일인 것이다. 속된 말로 먹는다고 살로 가지 않았다는 얘기다. 탄수화물대사도 안되니 비만도 없을 수밖에 없다. 설령 철분이 시금치나 육류 등을 통하여 충분히 섭취되었다 하더라도 또는 비타민제 등을 충분히 섭취하였다 하더라도 간부전으로 단백질대사나 비타민대사 등이 원활히 이루어지지 않았다면 조혈에 필요한 영양소의 부족 현상이 나타날 수밖에 없고, 따라서 조혈량의 부족을 가져오게 되며, 연쇄적 현상으로 빈혈이 개선되지 않는다는 것이다. 앞서 언급한 대로 실제로 빈혈은 특별한 경우 외에는 영양소의 부족한 섭취에 있지 않다는 결론이다. 요즘같이 영양의 과잉이 문제되는 시대에 맞지 않는 추측일 뿐이다. 먹지 못해 영양소의 결핍이 오는 것이 아니라 영양소를 대사하는 기관인 간의 기능 부전에서 오는 현상이고 그에 따라 연쇄적으로 발생한 것이 빈혈이라는 것이다. 위에서 언급한 간의 조혈에 대한 직접적 관련 여부와 더불어 다른 조혈 영양소에 대한 대사의 기능 저하로 빈혈에 직접적으로 영향을 끼치고 있다는 것이다. 사혈을 진행함에 있어서 피 부족 현상을 막기 위해 사혈의 우선순위(priority)를 결정하는 데 있어서도 정말 중요한 점이 아닐 수 없다. 여기 조혈에 관한 내용은 이 책을 어느 정도 학습하고 난 뒤에 복습과 반추하는 의미에서 다시 한번 읽어 보고 묵상해 보기 바란다.

4) 혈관과 혈액의 순환 및 정화 과정

가) 혈관의 종류와 역할

혈액이 다니는 길이 혈관이다. 혈관은 동맥과 정맥 그리고 모세혈관으로 분류된다. 동맥과 정맥은 정형적 핏줄의 형태를 갖추고 있으나 모세혈관은 비정형적 형태로써 마치 스펀지에 구멍이 난 것처럼 숭숭 뚫려 세포와 세포 사이를 누비면서 다니고 있고 그 구멍 사이로 혈액을 실어 나른다. 우리 몸의 수많은 세포 하나하나와 직접 접촉하고 산소와 영양을 전달하고 노폐물을 교환하는 것은 동맥이나 정맥이 아닌 바로 모세혈관이다. 근데 모세혈관은 굵기가 0.8~2μm 이하밖에 안 되어 육안이 아닌 현미경으로나 보아야 할 정도이고, 굉장히 발달했다는 작금의 CT(컴퓨터 단층 촬영)나 MRI(자기 공명 촬영 장치) 같은 최첨단 의학 기기조차 모세혈관을 촬영할 수가 없다. 촬영이 안 되니 진단을 할 수 없고 진단이 안 되니 치료의 방법이 없는 것이다. 몸속에 깔린 모세혈관의 길이는 12만km가 넘는다고 한다. 지구를 세 바퀴를 돌아도 남는 길이가 우리 몸속에 깔려 120조 개의 세포들에게 산소와 영양을 공급하고 있다고 하니 인간의 몸은 참으로 오묘한 창조물이 아닌가! 동맥은 피하지방 아래 몸속 깊은 곳에 위치해 있다. 이는 동맥 혈관의 굵기가 굵기도 하지만 심장의 압력을 직접 받는 터라 상처를 입거나 절단될 경우 혈액이 순식간에 혈관 밖으로 뿜어져 나오므로 순식간에 혈액 부족에 따른 쇼크사를 당하게 되니 하나님이 인간을 창조할 때 이런 위험을 가능한 피할 수 있도록 몸속 깊은 곳에 숨겨 놓았다. 정맥은 몸속에도 있지만 우리 피부 가까이에도 있어 손이나 다리 등에서 눈으로 확인할 수 있다. 즉, 눈으로 볼 수 있을 정도로 드러나 있는 혈관은 100% 정맥 혈관이다. 정맥 혈관과 동맥 혈관은 절단되면 인위적으로 연결해 주지 않으면 안 되며, 만약 일정 부분 소실되면 재생이 안 된다(주삿바늘을 찔러 작은 구멍을 내어도 지혈을 시키면 구멍은 메워지며, 수술을 위해 절단을 할 경우 바늘로 접합을 해주면 연결은 된다). 그러나 모세혈관은 일정 부분 재생이 된다. 조직의 일부가 소실되어 모세혈관이 막히고 끊어져도 주변 부위에 다른 모세혈관에 의하여 피가 공급되면 저절로 소실 부분이 재생되거나 우회 혈관을 만든다. 사실 너무 가늘고 눈에 보이지도 않아 인위적으로 연결할 수도 없으니 얼마나 다행스러운 일인가. 중요한 것은 동맥과 모세혈관 그리고 정맥은 서로 연결되어 있다는 불문가지의 사실이다. 이는 사혈과 질병의 치유 원리에 있어서 지극히 평범하지만 중요한 의미를 가지고 있다. 가정하여 본다면 심장의 대동맥의 끝을 잡고 당긴다면 말단까지의 혈관이 한 가닥처럼 줄줄 따라 나올 수 있지 않을까? 왜냐하면 혈액은 순환하여야 하고 그렇기 위해서는 혈관이 사통팔달로 뚫려 있어야 하며 연결되어 있어야 하기 때문이다. 사실 동맥과 정맥은 혈관 자체가 굵기 때문에 잘 막히지 않는다. 강폭이 넓고 깊다면 그리고 유속마저 빠르다면 부유물이 가라앉지 않고 떠내려가는 이치와 같다. 그러나 우리가 익히 알고 있는 사실 중 죽상판에 의한 동맥경화가 있으며, 특히 심장의 관상동맥이 막힐 경우 심근경색 즉, 심장마비를 일으키게 되는데 그 원인은 무엇이고 치료는 어떻게 하고 있을까? 병원에서는 심근경색 환자의 경우 초기 응급치료로 환자에게 혈전 용해제(니트로글리세린 등)를 투여하고 스프링 코일같이 생긴 스텐트라는 것을 가지고 혈관 확장을 하게 된다. 일명 스텐트 시술이라고 하는 카테터 수술이다. 근데 이러한 시술이 근본적 치료가 될 수 있을까? 아니라는 점이다. 동맥보다 먼저 동맥에 연결되어 있는 심장의 모세혈관에 쓰레기(어혈)가 쌓여 있어 일정 수준 이상 막혀 혈류가 느려지자 그다음으로 관상동맥이 막히기 시작하는 것이고 점차 악화되어 한계점을 넘어서자 심장의 통증을 느끼게 되는 것이다. 스텐트 시술로 관상동맥을 일시적으로 확장시켜 응급처치를 해놓았으나 모세혈관의 막힌 부분은 막힌 채로 그대로 있다는 사실이다. 동맥은 굵고 눈으로 볼 수 있으니 확장술로 해결할 수 있겠지만 가늘어 눈으로 볼 수도 없는 모세혈관 내의 쓰레기는 치울 수 없기 때문이다. 그래서 스텐트 시술 후 짧게는 수개월 혹은 2~3년 내에 재협착이 일어나 꼼짝없이 사망에 이르게 되는 사람이 부지기수인 것이다. 심화 과정의 심근경색 편에서 자세히 후술하겠으나 간략히 설명하면 심장의 모세혈관이 어떤 이유에서건 막히게 되면 동맥 혈관의 피는 모세혈관으로 들어갈 수가 없고 모세혈관으로부터 산소와 영양이 풍부한 혈액을 공급받지 못한 심장의 조직세포는 죽게 되는데 이를 괴사라 한다. 심장의 모세혈관으로부터 이 쓰레기들을 치워 혈액을 흐르게 해주면 심장의 모세혈관뿐만 아니라 동맥에 쌓였던 쓰레기마저 혈류가 빨라져 본래의 순화 과정에 의해 치워지고 심장 기능을 되찾게 되는 것이다. 심화 과정의 심근경색 편에서 설명하겠다(좀 더 엄격히 말하면 심장의 관상동맥이 막혀 심장의 압박이나 통증이 오는 것이 아니라 심장을 둘러싸고 있는 모세혈관으로 연결된 심장세포에 혈액이 제대로 공급되지 않음으로써 심장조직세포의 통증을 유발하고 일정 시간

내에 혈류를 소통하는 조치를 취하지 않을 경우 불가역적 괴사가 일어나게 된다. 불가역적 괴사의 부분도 고급 과정의 심장 편에서 자세히 다루겠다).

나) 혈액의 순환과 정화 과정

이 장을 학습하기 전에 한 가지 질문을 던지고자 한다. 스스로 대답을 하고 난 뒤 자신이 한 답과 이 장의 나) 혈액의 순환과 정화 과정을 읽고 난 뒤에 내린 대답이 같은지를 확인해 보라. 예로부터 인간은 장수에 대한 욕망과 그 비밀을 풀기 위해 수 없는 노력을 해왔다. 중국을 통일했던 진시황은 불로초를 찾기 위해 중국 대륙을 이 잡듯이 뒤졌다고 했을 만큼 장수에 대한 관심은 동서고금을 불문하고 높았다. 일설에 의하면 모 재벌 기업 J 회장은 20대 여자의 피를 넣어 회춘을 노렸다는 말도 있었다. 여기서 문제를 내겠다. 나이 든 사람에게 몸속의 피를 몽땅 뽑아내고 전부 20대 초반의 젊은 피로 교체를 한다면 회춘하거나 질병에 걸리지 않을까 하는 질문이다. 이 장의 말미에 답을 해보기 바라고 답이 떠오르지 않는다면 다시 한번 이 장을 읽든지 아니면 묵상을 해보기 바란다.

본론으로 돌아가서, 우리 몸속의 혈액은 쉬지 않고 밤낮없이 세포나 장기조직 등에 돌아다니며 산소와 영양을 나눠 주고 노폐물을 받아 나온다. 혈액순환에 방해를 받거나 차단될 경우에는 세포는 물론이거니와 장기도 부전에 이르게 된다. 그러나 언제나 똑같은 속도로 몸 전체를 순환하는 것은 아니다. 뛰고 운동할 때나 긴장할 때는 부신에서 아드레날린 호르몬이 나와 심장박동도 빠르게 하고 혈관을 수축시켜 혈류의 흐름을 빠르게도 한다. 당연히 혈액의 혈류량은 많아지게 된다. 반면에 수면을 취하거나 편안한 상태에서는 순환 혈류량을 적게 하여 각각의 장기들을 쉬게 한다. 이는 자율신경에 의하여 조절되는 것이다.

혈액의 순환에 대하여 살펴보면, 심장의 좌심실에시 뿜어져 나온 혈액은 대동맥을 거쳐 소동맥과 세동맥으로 가지를 쳐서 몸속 곳곳으로 나뉘어 흘러간다. 세동맥은 모세혈관으로 연결되어 있고 세포를 거친 모세혈관 내의 혈액들은 흘러나와 정맥혈로 모여 신장에서는 요산과 요소(암모니아) 등이 사구체와 세뇨관에서 걸러져 소변으로 배출하고 간에서는 세포에서 대사의 결과로 나오는 피로 물질인 젖산이나 여러 가지 독성들을 필터링(정화 과정)하고 중간에 간문맥을 통하여 소장으로부터 영양분을 흡수하여 상대정맥에 연결된 심장의 우심방으로 되돌아간다. 이러한 전체 과정을 혈액의 대순환이라 한다. 그리고 상대정맥을 통하여 심장의 우심방으로 들어온 혈액이 우심실을 거쳐 허파동맥을 통해 허파에서 산소를 얻고 다시 허파정맥을 거쳐 좌심방에 들어오고 다시 좌심실에 넘어가게 된다. 이를 혈액의 소순환 또는 폐순환이라고 한다. 좌심실에 들어온 혈액은 간이나 신장을 통과하여 정화 과정을 마치고 소장으로부터 영양을, 폐로부터 산소를 듬뿍 싣고 들어와 있는 상태이며 심장박동으로 대동맥을 통하여 뿜어져 나와 다시 몸속 세포들에게 산소와 영양을 공급할 준비를 마친 깨끗하고 건강한 혈액이라 하겠다.

혈액의 정화 작용은 위에서 언급한 바와 같이 간과 신장의 기능에 의한 것 이외에도 비장에서의 적혈구 파괴라든지 땀으로 배출하는 것, 폐장에서 산소와 이산화탄소를 교환하는 것, 기능과 수명을 다한 세포를 폐기하고 자기 복제를 통한 새로운 세포로 대체하는 등도 모두가 인체의 정화 과정에 속한다 하겠다. 만일 간과 신장 등의 정화기관들이 제대로 작동하지 않거나 모세혈관과 세포들 간의 정화 기능이 제대로 작동하지 않는다면, 우리 인체의 대사 과정에서 생기는 각종의 해로운 독성 물질들이 혈액 속에 남아 혈액의 오염을 일으키게 되고 결국은 혈액의 순환 과정에서 다른 장기들을 부전 상태에 빠트리거나 다양한 질병을 일으키게 되는 것이다.

결론적으로 말해 장기 및 조직이 건강성을 유지하려면 몸속의 정화 작용을 하는 장기가 제대로 작동되어야 하며 혈액의 순환에 있어 그 흐름에 막힘이 없어야 한다는 것이다. 혈액의 순환에 문제가 생기든지 아니면 정화 작용을 하는 기관 즉, 장기에서 문제가 생기게 되면 크고 작은 질병에서부터 생명을 위협하는 암에 이르기까지 각종 병이 생기게 되는 것이다. 조혈기관에서 새로이 생성된 혈액일지라도 정화 관련 장기들이 부전할 경우 우리 몸을 몇 바퀴만 돌아도 각종 독소들이 정화되지 못하여 얼마 가지 않아 혈액은 망가지게 되고 결국은 어혈화하는 과정을 거치게 되는 것이다.

병원에서는 혈액의 순환 즉, 혈류를 방해하는 것으로 어혈이 아닌 지방을 들고 있다. 크게 지방을 나누면 포화지방과 불포화지방을 들 수 있다. 포화지방이란 실온에 놓아 두었을 때 굳는 지방을 말하는 것으로 소고기의 지방이 대표적이다. 포화지방을 먹었을 때 우리 혈액 속에서는 체온 때문에 고형화되지는 않지만 끈적거리게 되고 이것이 피의 흐름을 방해한다는 것이다. 그런데 소고기에는 몸에 이롭지 않은 지방 외에 양질의 단백질이 있고 맛도 있기에 소고기의 유혹을 뿌리치기도 어렵다. 불포화지방은 실온에 두어도 굳지 않지 않는 지방을 말한다. 대부분의 생선 기름이나 식물 기름이 그러하다. 인체에서 지방도 에너지원의 하나이고 소고기든 생선이든 섭생의 과정에서 필연적으로 먹을 수밖에 없지만 지방에 따라 몸에 유익한 것도 있고 불익한 것도 있다. 같은 동물성이라 할지라도 실온에서 굳지 않는 오리의 기름은 불포화지방에 속하여 심근경색 환자라 하더라도 오리고기는 먹어도 된다고 알려져 있다. 문제는 최근에 알려진 트랜스지방이다. 당초에는 불포화지방이었으나 조리 과정이나 대사 과정에서 포화지방으로 바뀌는 것이다. 예를 들면 튀김류의 음식이다. 불포화지방에 해당되는 식물성 기름에다 재료를 넣고 열을 가하여 튀길 경우 튀김은 식물성 기름과 함께 몸속으로 들어가면 불포화지방이었던 기름이 마치 포화성 지방처럼 행동하며 피를 끈적이게 만들어 혈류를 방해한다는 것이다. 살아가면서 일일이 가려 가며 따져 가며 먹고 사는 것이 힘들지 않은가. 그냥 참고로만 하자. 혈류의 속도를 방해하는 것이 지방뿐일까. 문제는 병원에서는 모세혈관이 막혀 혈류의 속도가 느려지는 것에 대하여는 거의 고려하지도, 인지하지도 못하고 있다는 점이다. 설령 강물 속에 부유물이나 찌꺼기가 있다고 해도 유속이 빠르다면 가라앉지 않고 흘러내려 갈 것이다. 같은 이치이다. 혈액 내 지방이 있다 하더라도 핏길(혈관)이 열려 있어 혈류가 빠르다면 별다른 문제 없이 흘러갈 것이다.

다음으로 중성지방이 있다. 중성지방이란 체내에서 합성되는 지방의 일종이다. 간에서 포도당의 일부를 중성지방으로 바꿔 보관하는데 혈관 내 포도당이 부족할 경우 에너지원으로 다시 전환해 사용하기도 한다. 혈액 내 중성지방의 형태로 필요 이상으로 많이 있게 되면 고지혈증이 되고 이는 간 기능 저하 때문에 온다고 보면 된다. 알코올도 체내에서 에너지원인 중성지방으로 바뀌어 간에 저장되어 상습적일 경우 간의 중성지방이 쌓이게 되어 간경화로 연결되는 것으로 알려져 있다. 상습적, 반복적인 과음은 하지 않는 것이 좋다. EPA, DHA 등의 오메가3지방산은 혈액 내의 중성지방 수치를 낮추고 혈액의 순환에 도움이 되는 것으로 알려져 있다. 이에 대하여는 심화 과정 편에서 자세히 알아보기로 하자.

5) 혈액과 신경과의 관계

자율신경 등 신경에 관해서는 인체구조학 편에서 자세히 설명하겠으나 여기서는 피와 신경과의 연관성에 국한하여 설명하고자 한다. 병원에서는 마치 신경이 통증을 가지고 있는 것처럼 말한다. 추간판탈출증이나 협착증의 경우 허리 척추 신경이 디스크에 눌려서 통증이 생긴다고 한다. 더욱 재미있는 것은 좌골신경통인데 알고 보면 참으로 개그스러운 병명이다. 신경이란 무릇 전깃줄과 같아서 자극이나 통증을 전달하는 역할을 할 뿐이지 신경 그 자체가 통증을 가지고 있지는 않다는 사실이다. 전선한 가닥이 있다고 하자 전선이란 전기적 성질을 통과시켜야만 전깃줄이지 않은가? 만일 전깃줄로 집 옥상에서 빨래를 널 때 사용한다면 그것은 전깃줄이 아닌 빨랫줄일 뿐이다. 신경에 자극을 주지 않는다면 신경에 대한 존재 자체를 인식하지 못한다. 신경이 구부러지고 또는 눌려서 통증을 느낀다고 한다면 신경이 잘려져 나가면 평생 아파야 하지 않겠는가? 예를 들어 사고로 손목이 절단되었다고 가정하자. 그러면 평생 그 사람은 잘려 나간 부분에 통증을 느끼며 살아갈까? 그렇지 않다. 물론 일정 기간 마치 손목이 그대로 붙어 있는 것처럼 없어진 손목에서 통증 비슷한 것을 느낀다는 경우도 있는데 이를 가상 통증이라고 한다. 이것은 절단에 따른 착각에 의한 통증이지 신경 자체의 통증은 아니다. 전기가 통하고 있는 전깃줄을 구부리거나 누른다고 전기가 통하지 않는가? 한 가지 더 예를 들어 보자. 충치가 생기거나 치주염이 발생하여 통증이 생기면 치과에서는 신경차단술을 사용하여 치료를 한다. 신경을 끊어 버려 통증이 대뇌에 전달하는 통로를 차단해 버리는 것이다. 그렇다고 통증을 일으킨 원인이 제거된 것일까? 전혀 그렇지 않다는 것이다. 통증의 주요 원인인 충치나 치주염은 그대로 있다. 다시 말해 신경이란 해당 부위의 통증이나 자극을 대뇌에 전달하는 역할을 할 뿐이지 그 자체가 구부러진다거나 끊어진다고 해서 통증이 생기는 것이 아니라는 것이다. 간단히 말하면 통증은 허리가 아픈 것처럼 느껴지지만 실상은 신경을 통하여 통증의 정보가 머리에 전달되어 머리가 느끼는 것이지 해당 부위(허리)가 느끼는 것이 아니다. 또 다른 중요한 점은 피가 없이는 신경도 무용지물이라는 점이다. 손에 고무줄이나 노끈으로 꽁꽁 감아 손가락의 혈류를 막아 어떠한 느낌이 있는지 보라. 고무줄이나 노끈으로 완벽하게 혈류를 막지는 못하더라도 손을 만져도, 살짝 깨물어도 감각이 없어지게 된다는 것을 알 것이다. 신경은 피가 없으면 마치 전기적 성질이 없는 전깃줄은 빨랫줄과 같이 그 기능을 제대로 수행하지 못한다는 사실이다. 그렇다면 허리디스크와 협착증 또는 좌골신경통을 앓고 있는 사람은 왜 통증을 느끼는 것일까? 이것의 해답을 얻기 위해서는 후술되는 조직의 경화 편과 해당 질병 편을 학습하면 이해할 수 있으리라 생각된다. 병원에서는 신경에 의해 통증이 일어난다는 생각 때문에 그 자체로 합리성이 결여되어 있을 뿐 아니라 다른 신경과의 문제를 설명하는 데 있어서 여러 가지로 개념적 충돌이 일어나는 상황을 만나고 있다.

6) 어혈에 관하여

가) 어혈의 양태와 구조

과연 어혈은 무엇이고 기존 혈액과 어떤 차이가 있는 것이고 어디에 있는 것일까? 그리고 왜 어혈이 문제가 되는 것일까? 어혈이란 한마디로 피의 역할을 제대로 수행하지 못하는 피를 말한다. 앞서 언급한 바와 같이 피는 우리 몸에서 일어나는 모든 과정과 현상에 관여하지 않는 부분이 단 한 가지도 없다. 산소와 영양의 공급에서부터 체온 조절과 수면, 식욕, 성욕 등 그리고 각 장기의 제대로 된 기능에 이르기까지 수 없는 모든 과정에 피가 관여되어 있다. 이러한 피의 기능을 제대로 수행하지 못하는 피를 어혈이라고 통칭하며 보통 모세혈관에 박혀 모세혈관의 혈류를 방해하는 피를 말한다. 반면에 어혈이 아닌 피 즉, 정상적인 피는 생혈이라고 보면 된다. 우선 어혈의 양태부터 살펴보자. 일반적으로 피는 선홍색을 띠며 몸 밖으로 나와 일정 시간이 지나면 혈액 내의 혈소판의 응고 작용으로 피는 굳어지게 된다. 어혈의 경우는 부항 사혈로 몸 밖으로 나오자마자 바로 굳어지게 되는데 이때 사혈되어 나오는 과정에서 추출되어 나오는 모양과 색상에 따라서 구분되고 어혈과 함께 진물과 물집이 생기기도 하며 거품도 나온다. 피의 본래의 선홍색을 띠면서도 반질반질 윤기가 나기도 하며 질긴 형태(질긴 어혈)를 띠기도 하고 젤리처럼 흐물거리는 것에서부터 피의 색상이 검은 먹물 같은 것도 있다(검은 어혈). 일반적으로 생혈은 피부에서 빠져나오면 물처럼 주르륵 흘러내린다. 그런데 상태가 나쁜 어혈 대부분은 잘 흘러내리지 않는다. 생혈과는 점도(끈적거림의 정도)부터가 다르다. 사침자리에서 뽑혀 나오면서 흘러내리지도 않은 채 굳어져서 마치 부항컵 속에서 소똥이나 탑처럼 쌓이는 형태를 볼 수 있다. 물론 이런 어혈들은 잘 나오지 않는다. 그냥 부항컵을 붙여 음압을 건다고 나오질 않는다(필자가 몸속 깊은 곳이나 경화가 많이 진행된 곳으로부터 잘 나오지 않는 어혈을 효과적으로 뽑아내는 방법을 고안하였는데 이를 공개할 예정이며 NP 편에서 설명하도록 하겠다). 그리고 어혈은 움직이는 어혈도 있고 고정되어 움직이지 않는 어혈이 있다. 움직이는 어혈이란 피의 순환 과정에 따라서 움직이는 어혈을 말한다. 사람들이 근육 통증이 있을 때 담이 들었다라고 하는데 파스를 붙인다든지, 아니면 그대로 며칠 방치해 두면 통증이 사라지는 경우가 있다. 이 경우는 어혈이라도 정상적인 순환 과정에 의하여 흘러나와 정화 과정에서 처리되거나 다른 부위로 이동하였을 경우에 해당한다. 누구나 한 번쯤은 담이 움직이는 것을 경험한 적이 있을 것이다. 이렇게 담이라고 표현한 것이 바로 어혈인 것이다. 한번 어혈이 된 혈액은 다시 정상적 혈액으로 돌아올 수 있을까? 그렇지 않다고 본다. 물론 정상적 순환 과정을 통하여 모세혈관을 빠져나온 어혈은 간과 비장에서 파괴되고 시간이 지나면 우리 몸에서 파괴된 혈액만큼 골수에서 생산되나, 일부는 다른 부분의 모세혈관을 전전하며 혈류를 방해할 것으로 생각된다. 예를 들어 어깨 부분(견정혈)이 아픈 적이 있을 것이다. 주무른다든지 파스를 부친다든지 해서 수일간 지나면 통증이 해소되기도 하지만 그대로 통증을 수반한 채 지속적으로 아픈 것을 경험한 적이 있을 것이다. 대부분의 경우는 파스나 마사지를 해서 사라진다 해도 얼마 지나지 않아 또 통증이 발생한다. 그래서 마사지를 받은 사람은 때가 되면 마사지를 받아야 살 수 있는 것이다. 따라서 한번 어혈은 영원한 어혈이라고 봄이 좋을 것이다. 대부분의 질병을 일으키는 어혈은 거의 고정되어 움직이지 않는 어혈이다. 이 고정되어 있는 어혈은 거의 예외 없이 통증을 수반한다. 우리 몸은 통증을 통하여 어혈의 존재를 알린다. 이런 몸속 신호를 무시하거나 신호에 대하여 무지하거나 무시할 경우 해당 부위의 경화도를 높여 가면서 점점 더 큰 병으로 나아감은 불문가지라 할 것이다. 때론 부항컵 속으로 빠져나오는 어혈을 보고 나서 말하기를 혈액이 몸 밖으로 나오면 당연히 응고가 되니 어혈은 존재하지 않는다고 주장하는 사람도 있겠으나 어혈은 실제로 사혈을 해보면 색상이나 사혈로 나오는 어혈의 모습에서 확연히 정상적인 혈액(생혈)과는 다르다는 것을 누구라도 확인할 수 있다. 생혈은 쉽게 나오지만 어혈은 잘 나오지 않는다. 어떤 경우에는 사침을 아무리 해도 침을 찌른 곳에서만 좁쌀 크기 만큼의 새까만 어혈이 나올 뿐 생혈이 나오지 않는 경우도 있다, 이러한 어혈이 있는 곳에는 거의 예외 없이 진물이 많이 나오고 거품마저 나온다. 이런 여러 종류의 어혈로도 환부의 상태를 판단할수가 있다. 즉, 어혈의 양태가 환부의 상태를 판단하는 바로미터가 될 수있다. 진물과 거품에 관하여는 상담 기록지 기입 방법 편에서 학습하기로하자. 다만 어혈도 피의 일부분이다. 몸속에 존재하는 피(몸무게의 약 8%)의일부이다. 문제가 되고 질병을 일으키는 어혈은 동맥 혈관이나 정맥 혈관내에 있는 어혈이 아니라 각 세포와 직접 접촉을 하며 산소와 영양을 공급하는 모세혈관에 있는 어혈이며 이 어혈이 모세혈관을 막아 혈류를 방해하고 정상적인 세포의 분열이나 증식 및 대사 과정을 방해하여 세포나장기를 부전 상태에 빠지게 만드는 것이다. 다시 말해 어떤 과정에서 못쓰게 된 피일지라도 모세혈관을 빠져나와 정상적인 정화 과정을 거친다면 이 과정에서 파괴되거나 폐기되고 우리 인체의 항상성(恒常性) 기전에의하여 파괴된 양만큼의 새로운 피가 만들어지게 되나 어혈이 포함된 혈액의 총혈량은 유지한 채 모세혈관에 박혀 있어 문제가 되는 것이며 각종질병을 일으키게 되는 것이다. 이러한 어혈이 포함된 피들은 설령 동맥과모세혈관, 정맥을 무사히 순환하더라도 정화 과정에서 파괴되거나 처리되지 않는다면 산소와 영양 포화도가 낮아 피로감이나 빈혈을 일으키거나 영양 불균형을 야기하는 원인이 될 수 있다. 재미있는 사실은 한방과는 달리 병원(양의)에서는 어혈의 존재를 인식하지 못하고 있다는 것이다.질병이 생기는 원인을 규명하는 방법론적 측면을 살펴보면 정상적 상태와 질병 발생 후의 상태를 혈액이나 조직검사를 통한 화학적 비교 분석이나 유전자나 세포 등을 비교 분석하는 데서 그 원인을 찾고 있고 다른 상태가 발견되거나 50% 이상의 비교 우위적 분석 결과가 나오면 유의미한결과 혹은 확신에 가까운 표본으로 삼는다. 모세혈관 혈류가 원활하지 못하거나 거의 소통되지 못하여 각종 질병이 발생하는 원천적이고도 간단한 원인을 간과하고 있다는 점이다.

　다음으로 중요한 어혈의 특징은 어혈은 온도를 가지고 있지 않다는 것이다. 피의 중요한 역할 중 하나는 체온인데 피가 통하지 않는 곳은 체온을 느낄 수가 없고 차갑다. 모세혈관이 막혀 피 자체가 통하지 않으면 당연히 막힌 부위의 체온은 차갑기도 하지만 어혈 자체도 온도를 갖고 있지 않다. 모세혈관의 차단 정도에 따라 다르다 하겠으나 모세혈관이 100% 가까이 차단되면 괴사가 일어난다. 당뇨발 즉, 당뇨병성족부궤양의 경우가 그러하다. 모세혈관의 차단 정도가 임계점을 넘게 되면 통증과 냉증부터 생긴다. 염증도 수반하게 되고 생긴 염증은 쉽게 치료되지 않는다. 심지어는 표피 부분의 체온은 별로 차갑지 않았다 하더라도 몸속 깊은 곳의 어혈을 뽑아낸 다음 사혈자리에 손을 대어 보면 차가운 것을 알 수 있다. 어혈의 이러한 특성 때문에 수족냉증이나 통증이 있는 어깨 부분을 만져 보면 신체의 다른 부위보다 온도가 낮게 되고 어혈을 제거하여 혈류를 소통하게 하면 정상 체온으로 돌아온다. 수족냉증의 경우는 말단 부위로서 심장의 문제도 있을 수 있는데 그에 관하여는 심장 편에서 설명하겠다.

　마지막으로 어혈의 구조(매트릭스, matrix)에 대하여 살펴보자. 실제로 사혈을 해보면 처음부터 생혈 없이 어혈부터 나오는 경우도 있으나 대부분의 경우 소량이든 아니면 1부항 전체가 생혈이 나오든지 어느 정도의 생혈이 나오게 된다. 그 이후 계속 사혈을 할 경우 어혈이 나오게 되는데 2부항, 3부항을 거치며 어혈이 나오다가 갑자기 생혈이 툭 하며 터져 나오는 경우도 있다. 이때 보통 어혈이 다 빠진 줄 착각하기 쉬운데 그렇지 않다는 것이다. 물론 이때 사혈을 중단하여야 하는지 아니면 계속 진행하여야 하는지 여부는 기존 사혈한 혈액의 양이 추가로 사혈을 해도 되는지 여부에 따라 판단하여야 한다(추가 어혈 존재 확인 방법은 NP 편에서 설명하며 적절 사혈량에 대하여는 사혈 간격과 횟수 편에 후술되어 있다). 많은 경우 다시 사혈할 경우 어혈 뒤에 생혈이 나왔다가 다시 어혈이 나온다. 어혈은 생혈-어혈-생혈-어혈의 구조로써 다층적이란 것을 알 수 있다. 이것은 피부로부터 피하지방 이하 장기에 이르기까지 인체의 조직은 다양한 층을 이루고 있고 이에 따라서 여러 층의 혈관층이 있기에 이러한 현상이 생긴 것으로 보인다. 물론 한 번에 몸속 깊은 곳의 어혈을 뽑아낼 수도 없고 잘 뽑히지도 않는다. 더구나 나이가 들어 조직의 경화 정도가 심화되었거나 위나 복부같이 조직이 두꺼운 부위일수록 어혈을 뽑아내기가 훨씬 어렵다. 그래서 이를 어혈의 구조가 다층적이라는 의미에서 매트릭스라 이름하였다. 어혈매트릭스는 종으로만 형성되어 있는 것이 아니다. 해당 부위에 부항을 얹어 음압(-)을 걸면 해당 부위가 아닌 반대편이라든지 상당한 거리가 있는 부위까지 횡적으로 울림(당김) 현상을 느끼게 되는데 이는 모세혈관이 서로 연결되어 있기 때문이다. 즉, 어혈의 매트릭스는 모세혈관을 따라서 종과 횡적으로 연결되어 있다는 것을 알 수 있다. 이것은 사혈요법에 있어서 중요한 의미를 가진다. 어느 일정 부위의 통증이나 증상으로 사혈을 하는데 다른 부위에 울림이나 당김 현상을 느낄 경우 서로 연관성이 있다는 것을 의미하며 해당 부분을 어혈을 제거하면 다른 부위의 울림이나 당김 현상이 일정부분 해소되기도 하나 울림 현상이 있는 부위 역시 사혈 대상이 된다는 것을 잊지 말아야 한다. 예를 들면 머리 꼭지 부분의 백회혈이라 하는 곳을 사혈해 보면 눈 주변이나 머리 뒷부분 혹은 목까지 당김이나 울림 현상이 발생하는 것을 볼 수 있다. 반대로 목을 사혈해도 머리 부분이나 심지어는 눈 주변까지 당김 현상을 느낄 때도 있다. 등에 통증이 있는데 앞부분에 거의 대칭적인 부분에 통증이나 울림 증상이 나타나기도 한다. 이 경우 단순히 근육 부분이 아닌 장기 위치와 같을 경우 예의 주시할 필요가 있다 하겠다.

나) 어혈이 생기는 원인

인체 내에서 어혈이 생기는 원인이 무엇인지에 대하여는 명확히 밝혀진 것은 없다. 다만 오랫동안 피에 대하여 묵상해 오고 연구해 온 결과로 두 가지로 요약할 수 있을 것으로 본다. 하나는 외부적 요인으로 조리 과정에서 발생하거나 식생활에서 오는 각종 오염 물질 즉, 야채류 등의 음식물을 섭취하는 과정에서 오는 잔류 농약이나 다이옥신, 알데히드클로로포름 같은 환경 호르몬의 체내 유입, 먹이사슬의 꼭짓점에 있는 인간의 생물학적 위치상 동물을 섭취함으로써 오는 2차적, 3차적 오염 등을 들 수가 있을 것이다. 또 하나는 인체 내부적 요인으로 인체가 대사의 과정에서 발생하는 세포 찌꺼기나 젖산, 이산화탄소, 요산, 요소 등의 노폐물들을 정화를 시켜 혈액을 깨끗한 상태로 유지하여야 하는데 혈액의 정화에 관련한 신장이나 간 등의 장기가 기능 부전에 빠짐에 따라 노폐물들이 혈관 내에 남아 있게 되어 혈액이 오염되어 어혈이 되는 것이다. 이 외에 스트레스도 주요한 원인 중의 하나이지 않을까 추측된다. 왜냐하면 스트레스성 직업군에 속하거나 정신적 스트레스 환경에 많이 노출되는 사람 즉, 사업 실패나 인간관계 속에서 갈등을 많이 느끼는 사람들이 당뇨, 고혈압, 암 등의 질병에 걸리는 사람이 많은 것과 요즘은 병원에서도 암의 주요 원인 중 하나로서 스트레스를 강조하고 있기 때문이다. 어쨌든 이렇게 오염된 혈액은 모세혈관을 통과하지 못할 정도로의 체적(부피)을 갖게 됨으로써 결국 모세혈관을 빠져나오지 못하고 모세혈관을 막게 되어 질병을 일으키는 어혈이 된다고 할 것이다. 어혈에 있어서 또 하나의 중요한 점은 나이가 들어갈수록 어혈의 생성이 많아지고 생성 속도 또한 빨라지는 것이 아닌가 하는 점이다. 그래서 각종 퇴행성이라는 이름으로 생기는 병명이 늘어 가는 것으로 보인다. 실제로 사혈을 통한 치유를 하는 과정에도 어혈은 꾸준하게 생기며 사혈에 대한 여러 가지 제약으로 인하여 사혈로 어혈을 제거하는 속도보다 몸속에서 어혈이 생성되는 속도가 나이가 들어갈수록 빨라진다는 것이다. 물론 몸의 내외적 환경에 따라 차이는 있을 수 있다. 따라서 몸속 어혈을 모두 제거하겠다는 욕심보다는 주요 장기를 살리고 각종 통증을 없게 하여 생명을 유지하고 일상의 생활에 불편하지 않은 수준에서 사혈을 진행하는 것이 좋으리라 본다. 어혈의 생기는 원인에 대한 좀 더 깊은 학습은 심화 학습 편의 암의 발생과 치유 편에서 좀 더 깊이 다뤄 보자.

다) 어혈의 위치

어혈은 피부(표피/진피/피하지방) 가까이의 모세혈관에 존재할 수도 있고, 위나 대장, 신장같이 몸속 깊은 곳의 장기의 모세혈관에 존재할 수도 있다. 피부 가까이의 근육 부위에 있는 어혈은 비교적 사혈하기가 쉬울 수 있으나 몸속 깊은 곳에 존재하는 신장이나 췌장 등의 어혈을 뽑아내어 제거하는 것은 그리 쉬운 작업은 아니다. 특히 췌장(이자)의 경우는 몸통 앞면에서 보면 위의 뒤편이면서, 십이지장 옆이고, 몸 뒤편에서 보면 신장 뒤편 사이에 위치해 있어 췌장 사혈이란 것이 경험상으로도 어려운 작업이다(다른 사혈에서 엉뚱한 췌장 위치에 사혈자리를 잡는 경우도 허다하다. 중요한 문제이므로 인체구조학 편에서 상세히 설명하겠다). 사혈 대상으로써의 어혈은 몸 전체에 존재한다고 해도 과언이 아니다. 그렇다고 해서 몸 전체를 사혈할 수는 없다. 통증 즉, 자각 증상이 있는 곳이 우선 대상이 될 것이다. 후술되는 통증 편에서 언급한 바와 같이 가려움이나 울림 등 다양한 형태의 통증이 있는 곳이 바로 어혈이 있는 곳이 되는 것이다. 그리고 사혈의 우선순위도 있다. 이에 대하여는 기본(기초)사혈 편에서 설명하기로 한다.

7) 면역에 대하여

세균이 우리 몸속에 침입하면 우리 몸은 백혈구를 동원하여 섬멸에 나선다. 이때 우리 몸은 물리친 세균(항원)에 대한 기억소자(항체)를 가지게 되고 다시 같은 세균이 침입할 경우에는 병에 잘 걸리지 않게 되는데 이를 면역이라 한다. 사전적 의미에서의 면역이다. 장티푸스나 콜레라 예방접종을 한 적이 있을 것이다. 예방주사란 소량의 반쯤 죽은 장티푸스균이나 콜레라균을 인위적으로 인체에 투입하여 인체로 하여금 항체를 만들게 하여 다시 장티푸스나 콜레라에 걸리지 않게 하는 것이다. 백신주사라고도 한다. 세균과는 달리 바이러스는 거의 면역이 되지 않는데 이유는 앞서 설명한 바와 같이 바이러스의 용이한 변종 성향 때문이다. 처음 바이러스가 침입하여 항체가 형성되었다 하더라도 똑같은 바이러스가 아닌 변종을 일으킨 바이러스가 침입하였을 때는 앞서 만들어진 바이러스 항체는 소용이 없기 때문이다. 그래서 감기는 면역이 잘되지 않는다. 그래서 감기 같은 바이러스는 예방접종이 힘든 것이다. 우리가 익히 알고 있는 바이러스 중 면역성을 잃게 하는 바이러스도 있다. 이 바이러스를 HIV(Human Immunodeficiency Virus)라고 하는데 후천성면역결핍증이다. 주로 성행위나 수혈을 통해 전염되는 것으로 알려져 있다. 이 바이러스에 감염되면 면역 체계가 기능을 상실하게 되어 세균이나 바이러스에 취약하게 되고 저항력이 떨어져 감기나 폐렴에도 생명을 잃게 되는데 현재까지 뚜렷한 치료약이 없어 인류 최악의, 최후의 병이라고까지 일컬어지고 있다.

요즘은 면역이란 말을 넓은 의미로 사용한다. 면역이란 말을 세균이나 바이러스에 대한 방어뿐만 아니라 비감염성 질환 즉, 대사성 질환의 경우에도 폭넓게 사용하고 있다. 당뇨나 고혈압 등 대사성 질환자의 경우 면역에 취약한 편인데 그 이유는 피가 맑지 않고 혈액순환이 잘되지 않아 세균성 혹은 바이러스성 질병에 잘 걸리게 된다. 결국 이러한 환자들의 면역성이 낮다는 것은 어쩌면 당연하다 할 것이다. 우리 몸에는 웬만한 항생제보다 뛰어난 방어 능력을 가진 백혈구라는 방어 기전을 가지고 있다. 피가 깨끗하고 혈액순환이 잘되면 병에 쉽게 걸리지도 않고 걸린 병도 낫는다는 것이다. 피가 깨끗한 상태를 유지하기 위해서는 폐나 간, 신장, 비장 등의 장기의 기능과 골수 기능 등 여러 가지의 정화 과정이 제대로 작동하여야 하고, 혈액순환이 잘 되려면 동맥과 정맥 특히 모세혈관이 열려 있어야 한다는 것이다. (엄격히 말하면 이것은 자연치유력을 의미하는 것이며, 본래의 면역의 개념과는 의미가 다소의 차이가 있으나 혼용하여 사용하고 있다) 이러한 것들이 결국 우리 몸의 방어 기전을 높여 대사성 질환뿐만 아니라 세균이나 바이러스에 대하여도 직간접적 방어 효과를 가진다 하겠다.

따라서 우리 몸의 정화에 관련한 주된 장기인 간과 신장을 평소에 사혈을 통하여 기능을 높여 놓는다면 바이러스나 세균 등에 전염은 될 수 있으나 환자로 발전하는 것을 막거나 빠른 시간 내에 정상으로 회복을 할 수 있을 것이다.

2. 사혈의 치유 원리와 기전

가. 질병 발생의 원인과 치유 원리

인간을 포함한 동물은 생명 유지를 위하여 먹이 활동이나 섭생 활동을 하여 필요한 영양소를 섭취하지 않으면 안 된다. 그 과정에서 오수나 오염 물질을 배출하게 되는데 이러한 것들이 강과 하천을 통하여 바다로 흘러 들어가게 된다. 만일 오염 물질들이 정화되지 않은 채 그대로 하천과 강, 바다로 흘러간다면 강과 바다는 어떻게 될까? 얼마 가지 않아 오염 물질로 뒤덮일 것이고 인간이 살 수 없는 환경으로 바뀔 것이다. 그러나 다행히도 강과 바다로 흘러들어 온 오염수나 물질들은 일정 부분 박테리아에 의해 분해되거나 플랑크톤의 먹이가 되는 정화의 과정을 거친다. 이것이 위대한 자연의 복원력이자 자연의 힘인 것이다. 이를 자연의 정화 작용이라고 한다. 이렇듯 인간의 몸도 자연의 일부이며 자연과 닮아 있다 하겠다. 인간의 몸에도 정화 능력과 복원 능력이 있다. 상처가 나면 상처를 낫게 하는 자연 치유력에서부터 세균이나 바이러스의 공격에 대응하는 방어 기전이나 우리 몸의 대사 과정에서 발생하는 독성 물질을 간이나 신장, 비장 등 각각의 장기에서 순화 내지는 배출하여 없애 버리는 정화 과정이 바로 그것이다. 다만 자연에서의 오염 물질이나 독성 등이 정화 능력의 한계점을 넘게 되면 하천은 오염되어 물고기 등 수중 동식물이 살 수 없는 생태계가 되듯이 인체 역시 같은 이치로 각종 질병에 걸리게 되는 것이다.

구체적으로 사람이 질병에 걸리는 경로와 이유에 대하여 살펴보자. 첫 번째는 질병에 걸리는 것도 피의 역할이요 걸리지 않도록 우리 몸을 지켜주는 것도 피의 역할이라는 것이다. 만일 칼 등의 날카로운 것에 손을 베었다고 한다면 병원에 갈 것이다. 병원에서는 베인 자리를 소독하여 꿰매고 항생제를 줄 것이다. 그러면 꿰매고 항생제를 먹어서 나은 것일까? 꿰맨 것은 지혈의 의미와 벌어진 상처를 봉합하는 심미적 측면의 역할을 하는 것이고 항생제는 상처 부위의 감염을 막기 위해 먹는 것이지 상처의 회복이라는 본질적 의미는 아니라는 점이다. 상처의 회복이라는 치료의 본질적인 행위는 우리 인체 스스로가 하는 것이다. 여기서 다시 가정하여 보자. 상처 부위가 혈액 공급 즉, 혈액순환이 잘 이루어지지 않고 있다면 꿰맨 상처가 나을까 하는 점이다. 답은 명쾌하다. 잘 낫지 않거나 아물지 않으며 당뇨발처럼 거의 극단적으로 혈액순환이 차단이 되어 있을 경우는 전혀 낫지 않고 오히려 짓무르고 썩어 간다는 것이다. 아무리 약을 투입해도 낫지 않는 이유는 뭘까. 복용약은 소화기관을 통해서 흡수되기는 한다. 하지만 약성을 소화기관으로부터 병소(病所, 상처 부위)에 실어 나르는 역할을 담당하고 있는 것이 혈액이며, 혈액을 통하여 병소에 도달하는데, 당뇨발처럼 극단적으로 혈액(모세혈관)이 차단된 부위에는 약성을 포함하고 있는 혈액이 도달하지 못하는 것이다. 그러면 국부주사를 통해 병소에 약을 투여하는 방식은 어떨까 하는 점이다. 이 방법 역시 혈액의 흐름이 없다면 되지 않는 방법이다. 혈액의 흐름이 없다면 주사기를 눌러도 주사약이 들어가지 않기 때문이다. 복용약이든 국부주사이든, 아무리 우수한 항생제나 항암제 등 세상의 모든 약도 모두 혈액의 역할이 없이는 할 수 있는 일이 없다는 것이다. 더구나 상처를 꿰매게 해주거나 아물게 해주는 약은 없다. 항생제는 세균의 감염을 막고 있을 뿐이다. 풍부한 영양과 산소의 공급이라는 혈액의 역할을 통하여 건강한 세포가 상처를 아물게 하는 역할을 담당하고 있는 것이다.

두 번째는 피의 길인 혈관이 뚫려 있어야 한다는 것이다. 앞서 언급한 바와 같이 우리 인체의 모든 세포 조직들은 피에 의해서 살아 움직이고 작동을 한다. 즉, 뇌와 위, 대소장과 신장과 간 그리고 뼈 등 모든 장기와 조직들은 피에 의해서 산소와 영양을 공급받아 그 각각의 생명과 기능을 유지하는 것이다. 따라서 이러한 하나하나의 세포 덩어리인 각 조직의 건강성을 유지하려면 우선 피가 깨끗해야 하고 깨끗한 피가 세포까지 전달하는 길이 뚫려 있어야 함이 당연하다. 혈관 중 동맥은 굵기도 하지만 심장의 압력이 높아 잘 막히지 않는다. 관상동맥처럼 동맥이 막히는 경우도 있지만 그것은 이미 동맥에 연결되어 있는 모세혈관이 상당 부분 막혀 있기 때문에 발생하는 것이다. 정맥은 가늘고 긴 모세혈관을 빠져나온 상태여서 심장의 압력은 많이 소실된 상태이기는 하나 굵기 때문에 잘 막히지 않는다. 그리고 동맥과 정맥은 혈액을 모세혈관에 전달하는 역할을 하거나 모세혈관의 혈액을 받아 다시 순환 과정을 거쳐 모세혈관과 세포나 조직과의 대사 과정에서 발생한 각종 찌꺼기나 독성들을 정화 과정으로 연결하는 역할을 할 뿐이지 세포와의 직접적인 접촉은 없다. 이에 반하여 모세혈관은 세포와 직접적인 접촉을 할 뿐 아니라 너무 가늘고 길기 때문에 잘 막힌다. 모세혈관을 막는 피는 다름 아닌 피로서의 역할을 하지 못하는 어혈이라는 것이 문제인 것이다. 모세혈관의 일부가 막힌다고 바로 병증을 나타내는 것은 아니지만 어느 정도 막혀 한계점을 넘게 되면 통증 등의 전조 증상을 일으키게 되고 방치할 경우 세포나 조직에 산소와 영양분의 공급과 해당 세포와 조직에서 발생한 각종 쓰레기들이 치워지지 않게 되고 결국 장기의 경우에는 부전 상태에 빠지게 된다. 이것이 우리가 인식하게 되는 1차적 질병인 것이고 질병 발생의 경로인 것이다. 이러한 1차적 질병에 이어 연쇄적으로 질병을 일으키기도 한다. 대부분의 정화 관련 장기들에 질병이 생기면 다른 장기 혹은 부위에 질병이 발생하는데 예를 들면 신장 기능에 문제가 생기면 발에 통풍이 오는 것과 같은 이치이다. 결론적으로 모든 질병은 어혈에 의한 모세혈관의 병이란 사실이다. 두렵고 두려운 암이나 노화마저도 이러한 발생 원리에 기초한다 할 것이다. 노화에 대하여 간략히 언급하자면 노화도 질병의 카테고리에 있다는 것이다. 뚜렷한 노화의 증상으로 쉽게 인식할 수 있는 부분이 피부이다. 노화의 증상으로는 피부가 거칠어지고 두꺼워져 탄력을 잃게 되고 얼굴과 목 주변에는 주름이 생긴다. 표피세포만 간략히 살펴보자. 표피세포는 기저층, 유극층, 가시층, 과립층, 각질 등 종이 한 장 두께의 5개 층으로 구성되어 있어 제일 밑에서부터 세포분열 즉, 생성과 소멸의 과정을 거쳐 각질(때)로 떨어져 나온다. 나이가 들든지 어떠한 이유로 피부로 공급되는 모세혈관의 핏길이 막히게 되면 이러한 세포분열과 생성의 과정이 느리게 되거나 어렵게 되어 주름이 지거나 피부가 두꺼워지는 등의 노화 현상이 생기는 것이다. 때가 잘 나오는 어린아이의 피부와는 달리 노화된 피부는 각질이 잘 나오지 않는다. 표피세포의 기능이 퇴화되거나 느려져서 나타나는 현상이며 이러한 노화 현상도 모세혈관의 건강성 저하에 기인한다 할 것이다.

세 번째는 신장과 폐장, 간과 비장 등 정화 작용하는 장기들의 건강성 문제이다. 모세혈관이 뚫려 있다 하더라도 정화 작용을 하는 기관 등의 부전 현상으로 피 자체가 깨끗하지 못할 경우에도 결과적으로는 세포나 조직에 적절한 산소와 공급을 할 수 없게 되어 모세혈관이 막힌 것과 동일한 결과 즉, 표피층에서 세포분열이 불가능하게 되거나 늦춰지게 되고 대사 과정이 어렵게 되어 노화의 과정을 거치게 된다고 볼 수 있다. 물론 한꺼번에 막히는 것은 아니고 부분적이고 서서히 막히게 되므로 질병으로 인식하지 못할 정도로 보이기도 한다. 부분적이고 일시적으로 한계점을 넘어서는 정도의 어혈이 피부 쪽의 모세혈관을 막는다면 통증이나 가려움을 유발할 것이다(각종 피부병이나 아토피의 경우 해당). 그러면 이 사혈요법으로 노화를 막아 낼 수 있을까? 여러 가지 제약 때문에 이 사혈요법을 통해서도 완벽히 노화를 막아 낼 수는 없다 할 것이나 이 방법을 통해서도 일정 부분 노화를 늦출 수는 있다 할 것이다(신장이나 간 등을 사혈하면 피부가 몰라보게 개선되는 것을 확인할 수 있다). 피가 깨끗하기 위해서는 우리 인체의 정화 작용을 하는 간이나 신장 등이 건강해야 하는데 이러한 장기들이 건강하기 위해서는 당연히 장기들을 둘러싸고 있는 모세혈관이 뚫려 있어 장기들도 깨끗한 피를 원활하게 공급받아야 제대로 기능할 수 있음은 물론이다. 근육 부위의 모세혈관이 막히는 것은 어느 정도 인내한다 할지라도 장기의 모세혈관이 막히는 것은 특히 신장이나 간 등의 정화 작용을 하는 장기들의 부전은 해당 장기의 부전도 문제지만 혈액 내에 요산이나 요소, 젖산 등의 피로 물질 등 잔류로 인하여 인체의 다른 부분이나 장기에도 심각한 문제를 유발하게 된다는 것이다.

위에서 살펴본 바와 같이 사람이 질병에 걸리지 않고 건강하려면 정화 작용을 하는 장기들이 제대로 작동하여 혈액을 정화시켜 깨끗한 상태를 유지하여야 하고, 이러한 장기들을 포함한 모든 세포와 조직들에게 깨끗한 혈액이 공급할 수 있는 핏길이 열려 있어야 한다는 것이 대명제인 것이다. 질병은 정화 과정상 피가 정화되지 않은 채 오염된 상태로 혈관을 타고 돌거나 모세혈관이 막혀 발생하게 되는 것을 알았다면 결국 정화 작용에 관계하는 장기들의 모세혈관 내의 어혈을 제거하여 혈액을 소통하게 되면 부전에 빠져 있던 세포 등이 활성화되어 결국 세포는 재생되고 장기나 조직들은 제대로 기능하게 되어 질병이 치유되게 되는 것을 이해할 수 있을 것이다. 물론 어혈을 제거한다고 바로 치유되는 것은 아니다. 조직이 활성화되려면 시간은 걸린다. 통증을 일으키는 근육의 어혈은 제거하자마자 통증이 거의 사라지고 제대로 제거되지 못하였다 하더라도 2~3일 후에는 거의 사라진다. 제대로 어혈을 제거하면 질병은 시간의 문제이지 치유나 효과의 문제는 아니라는 점이다. 흔히 사혈 같은 종류의 민간 의학을 대체 의학이라고 한다. 항생제 등 각종 약과 수술로 치료하는 병원과는 달리 살아가면서 어쩔 수 없이 발생하는 몸속 쓰레기인 어혈만 제거해 주면 나머지는 인체 자체의 자연 치유의 과정을 거쳐 복원된다는 것이고, 항생제나 수술을 통해서가 아닌 어쩌면 쉽고도 인간 본연적으로 가지고 있는 체내 능력의 발현을 통한 치유이니 이것이 대체 의학이 아니라 어쩌면 본류 의학이라 칭하여도 과하지 않다는 생각이다.

나. 인체의 3대 기전

우리 인체는 강과 바다와 같이 정화 능력과 복원 능력이 있다고 언급한 바 있다. 이러한 능력을 가능하게 하는 우리 인체의 세 가지 메커니즘이 있는데 이에 대하여 살펴보고자 한다. 이 세 가지 기전은 길항성과 항상성과 보상성이다. 첫 번째 길항성에 대하여 알아보자. 길항성이란 주로 호르몬 등의 내분비계 물질의 분비나 신경에서 일어나는 상호작용을 일컫는다. 예를 들면 갑상선의 경우 부갑상선에서 칼시토닌이라는 호르몬을 분비하여 혈관 내에서 뼛속으로 칼슘이 흡수되도록 하는 데 반대로 혈관 내 칼슘양이 적게 되면 파라트로몬이라는 호르몬을 분비하여 뼈로부터 칼슘을 방출하게 만든다. 이와 같이 호르몬이 자석의 플러스(+)와 마이너스(-) 작용을 통하여 몸의 균형을 유지하게 되는데 이를 길항 작용이라 한다. 신경도 마찬가지이다. 우리가 화를 내거나 긴장하게 되면 호흡이 가빠지고 심장의 박동이 촉진되고 혈관이 수축되어 혈류량이 늘어나게 된다. 이는 부신에서 아드레날린이라는 호르몬이 분비되어 교감신경을 자극하게 되고 시간이 지나면 부교감신경이 항진되어 안정을 찾게 되는데 이 역시 길항 작용에 의한 것이라 볼 수 있다. 이렇듯 우리 몸은 길항 작용이 있어 균형을 맞춰 기능을 유지하게 만든다. 참고로 뼈에 대한 말이 나온 김에 좀 더 알아보면 뼛속 칼슘양이 적어지면 골다공증에 걸리게 되는데 이는 혈관 내 칼슘양이 적어져서 뼈로부터 칼슘을 뽑아 오게 됨으로써 뼈의 밀도가 낮아져서 나타나는 현상이다. 골밀도가 낮아진 뼈에서는 당연히 피를 만들지도 못할뿐더러 골절의 위험이 있게 된다. 나이가 들면 나타나는 현상이다. 근데 치료한답시고 칼슘제만 처방하고 먹어댄다. 과연 치료될 수 있을까. 쉽지 않다. 이유는 칼슘이 소장으로부터 핏속으로 흡수되기 위해서는 우선 비타민D가 있어야 하고 소장 등 소화 기능이 제대로 작동하여야 하고 부갑상선의 호르몬 분비 기능 또한 작동하여야 하며, 또 한 가지 중요한 것이 있는데 뇌의 뇌하수체 후엽에서 분비하는 갑상선 자극 호르몬이 제대로 분비되어야 한다는 점이다. 뇌하수체 후엽의 갑상선 자극 호르몬에 의해 갑상선에서 각종 호르몬을 분비할 수 있게 되는 것이다. 바꿔 말하면 소장 기능, 갑상선, 뇌의 뇌하수체 기능까지 제대로 작동하지 않으면 안 되는 것이고 이 중 하나라도 제대로 작동하지 않는다면 칼슘제만 복용한다고 해서 골다공증이 고쳐지지 않는다. 소장 기능이 떨어지면 칼슘 자체를 흡수하지 못할 것이고, 갑상선에서 호르몬을 분비하지 않는다면 혈관 내에서 뼈로 칼슘을 흡수하지 못하며, 뇌하수체에서 갑상선 자극 호르몬을 분비하지 않으면 갑상선 호르몬이 분비되지 않는다는 사실이다. 마치 체인(chain)과 같이 엮여 있다. 병원에서 검사를 통하여 골다공증이라고 진단은 할 수 있다. 병원에서는 이를 단순히 노화 현상으로만 설명하고 있는 것이 현실이다. 한 가지 병명이라도 병이 일어나는 원천적 경로는 두세 가지로 다양하다는 점을 기억해야만 한다. 왜냐하면 병에 대한 깊은 통찰력을 얻기 위함이다. 두 번째로 항상성에 대하여 알아보자. 항상성이란 위에서 언급한 신장에서 요소와 요산을 배설하는 것이나 간의 피로 물질이나 각종 독성에 대한 정화 작용도 항상성에 관련된 것으로 볼 수 있으며 우리 몸의 체온 유지나 혈액의 농도나 일정한 혈액량의 유지, 혈액이나 체액의 수소이온농도나 세포 간의 삼투압 유지 등이 이에 속한다. 우리 인체는 이 항상성을 통하여 일정 수준으로 유지되는 것이다. 혈액의 경우를 예를 들어 보자. 혈액의 양은 몸무게의 8%이다. 만일 사혈이나 각종 내외출혈로 혈액의 총량이 줄어들게 되면 신장에서는 조혈 호르몬을 내고 소장에서는 단백질을 비롯한 철분을 흡수하여 골수에서 피를 만들게 되어 부족한 혈액량만큼 만들어 내게 된다. 물론 용도 폐기된 피가 간과 비장에서 끊임없이 파괴되므로 생리, 코피 등의 외출혈 즉, 비정상적으로 부족해진 혈액량을 채우기 위해서가 아니더라도 골수에서는 끊임없이 피를 만들어 내고 있다고 해도 과언이 아닐 것이다. 다만 피를 만드는 데 즉, 조혈이 되기 위해서는 간, 신장과 소장 그리고 골수의 조혈 기능이 제대로 작동하여야 함은 물론이다. 이 중 한 가지라도 작동하지 않으면 조혈이 잘 이루어지지 않는다. 암튼 우리 몸은 부족한 피의 양만큼 생산하기 위해 작동하게 되고 일정한 수준을 유지하려 하는데 이러한 기전을 항상성이라고 한다. 항상성에 대한 이해를 좀 더 높이기 위해 신장의 경우를 들어 보자. 신장은 단백질대사의 산물인 암모니아의 전구체라 할 수 있는 요소와 요산을 배출한다. 혈액은 중성에 가까운 약알칼리성인데 만일 신장 기능이 부전하여 요소와 요산을 배출하지 못한다면 혈액은 약알칼리성에서 산성으로 변하게 되고 혈액 내의 요산과 요소는 각 부분에 침착되어 통풍이나 각종 장기들을 부전에 빠지게 하고 피부병을 비롯한 여러 가지 질병을 일으키는 것이다. 한마디로 신장과 간 등의 정화 과정상의 장기는 우리 몸의 항상성 유지의 보루라 할 수 있다. 세 번째 기전으로 보상성이다. 보상성은 의미적으로 우리 인체가 부족해진 부분을 채워져 일정 수준에서 유지한다는 면에서는 항상성과 비슷하다고 볼 수 있다. 그러나 항상성과 조금 다른 면이 있다. 항상성은 부족해진 부분을 같은 수준으로 채워 일정 균형을 유지하는 것인 반면에 보상성은 부족해진 부분을 비슷하거나 다른 기능으로 보완해 채운다는 점이다. 이해를 돕기 위해 예를 들어 설명하는 편이 좋을 것 같다. 시각을 잃은 맹인의 경우 점자를 읽기 위해서는 손가락 끝의 촉각이 뛰어나게 되는데 물론 많은 훈련을 통해서도 가능하게 되는 것이라 할 수도 있지만 손가락의 촉점이 늘어났기 때문인 것으로 밝혀져 있다. 이처럼 한 가지 기능을 잃게 되면 대체할 수 있는 비슷한 다른 기능이 발달되고 개발되는 것이 우리 몸의 보상성의 기전 때문이라 할 수 있다. 한 가지 더 다른 예를 들어 보자. 만일 간에 질병이 생겨 일부를 제거하게 되면 간은 재생을 하여 원상태로 복구된다. 물론 일정 부분만 재생된다. 재생에도 한계는 있다. 간만큼 재생되는 장기도 또 없다고 보면 된다. 그러나 잘려 나간 부분만큼만 재생된다. 더 이상 커지지 않는다. 자신의 원래의 모양만큼 모양대로 재생되는 것이다. 이 또한 인체 기전 중 보상성에 해당한다 할 것이다.

3. 통증이란

가. 통증의 개념

 일반적으로 통증(pain)이란 두통이나 치통, 생리통처럼 아픔(ache)을 말한다. 그러나 사혈에서는 통증의 일반적 개념을 벗어나야 한다고 본다. 통증을 우리 인체가 보내는 신호로 재해석하고 그 범위를 넓혀야 한다는 것이다. 우리 몸이 보내는 신호라는 것은 우리 몸이 질병의 전조 증상으로 나타내는 모든 표시를 말한다. 즉, 통증은 기본적 의미의 아픔을 비롯하여 경련이나 가려움, 마비(쥐), 빈혈, 어지러움, 탈모, 안구가 뻑뻑해지거나 입에 침이 마르거나, 찌릿찌릿함이나 송곳으로 찌르는 듯함, 피로감, 부종 등 인체가 보내는 모든 신호를 통칭한다 말할 수 있다. 빈혈이나 탈모의 경우 그 자체가 질병이 아니냐고 반문할 수도 있을 것이다. 빈혈의 경우 빈혈의 발생과 임상적 분류 편에서 상세히 설명하겠으나 피의 부족으로만 보는 병원에서는 빈혈 자체를 질병으로 간주할 수 있을 것이나 피의 부족으로만 빈혈이 발생하는 것이 아니라 여러 가지 다른 요인에서 발생하고 이때 빈혈은 다른 질병의 존재를 알리는 역할을 담당하게 되는데 이러한 의미에서 빈혈도 우리 인체가 보내는 신호라는 의미에서 통증의 범주에 속한다 할 것이다. 결론적 의미에서 통증이란 우리 인체가 보내는 일련의 신호를 말하며, 이러한 신호는 결국 질병이 몸속에 존재하고 있음을 알리고 있는 것이다. 탈모의 경우도 마찬가지로 하나의 질병으로 말할 수 있을 것이다. 탈모 그 자체로만 본다면 질병이 맞다. 그러나 탈모가 일어나게 된 이면 즉, 머리 표피 쪽의 혈류가 막혀 산소와 영양의 공급이 제대로 되지 않아 탈모가 일어나게 되는데 두피의 혈류가 막혀 들어가고 있다는 것은 머릿속에 있는 뇌나 이목구비의 모세혈관 또한 막혀 가고 있는 것을 반증하게 되는 것이므로 하나의 신호로 받아들일 수 있는 것이다. 우리가 통증을 이처럼 개념적으로 확장해서 사고해야 하는 이유는 명백하다. 이러한 신호가 있는 경우 해당 부위의 모세혈관에 어혈이 존재해 있어 혈류가 원활하지 않다는 의미이며 이를 제거해야만 하기 때문이다. 물론 한 가지 신호가 한 가지 부위에만 국한되어 일어나는 것은 아니다. 한 가지 신호라 하더라도 경로상 여러 가지 부위에 질병이 존재해 있을 수도 있다. 그것은 위에서 언급한 바 있으므로 잘 읽어 보면 이해가 될 것으로 본다.

나. 통증과 신경의 관계

5) 혈액과 신경과의 관계 편에서 언급한 바와 같이 신경은 통증을 머리에 전달하는 역할을 하는 것에 불과할 뿐 신경 그 자체가 통증을 가지고 있지 않다는 점이다. 그리고 신경은 피가 존재하지 하지 않는 곳에서는 무용지물이라는 점이다. 병원에서는 마치 신경이 통증을 가지고 있는 것처럼 말한다. 신경이 구부러지고 눌리면 통증이 일어난다는 것이다. 즉, 신경과 통증을 동일시하는 것이다. 이 자체가 심각한 오류일 뿐만 아니라 병을 진단하고 치료하는 과정과 결과에서도 심각한 2차적 오류와 굴절을 가져오고 있다. 통증은 명시적으로나 수치로도 표시할 수 있는 성질의 것도 아니고 기계적으로 진단할 수도 없기 때문에 순전히 환자의 문진을 통

하여 통증의 존재를 알 수 있을 뿐이다. 그들로서는 더 이상 달리 설명할 길이 없기 때문인 것으로도 보인다. 예를 들어 추간판탈출증의 경우를 보자. A 씨가 어느 날 아침에 일어나 보니 갑자기 허리에 통증을 느끼고 병원을 찾았다. 의사의 지시에 따라 CT를 찍었더니 사진을 보여 주며 추간판탈출증이라 진단하고 삐져나온 디스크를 가리키며 "이 추간판(디스크)이 튀어나와 신경을 누르고 있는 것이 보이시죠? 이것 때문에 통증을 느끼는 것이니 수술을 해야 합니다"라고 말한다. 여기서 주목해 보자. 과연 디스크가 신경을 누르고 있어서 환자가 통증을 느낀 걸까? A 씨의 척추 사진은 경화가 상당히 진행된 상태로 디스크가 삐져나와 있는 것은 사진상으로도 확인할 수 있다. 그러나 신경을 눌러서 통증이 생기는 것인지 여부는 실상 사진상으로 알 수 없으나 환자가 통증을 호소하고 있고 디스크가 나와 있으니 그렇게 유추하여 진단한 것이다. 한번 따져 보자. 환자가 어느 날 아침에 통증을 느끼고 병원을 찾았는데 디스크가 그날 아침에 갑자기 튀어나온 것일까. 그래서 통증을 느낀 것일까. 아니라는 점이다. 허리의 경화는 하루아침에 이루어지는 것이 아니며, 오래전부터 진행되어 왔음을 사진으로도 확인할 수 있다. 연령대별로 척추 사진을 찍어 보면 척추 경화도가 달라 사진만 보고도 전문의는 사진상의 환자의 연령대를 추측할 수 있을 정도다. 20대인지 60대의 척추인지를 사진상으로도 구분 가능할 정도인 것이다. 이렇듯 척추의 경화도는 나이가 들면서 서서히 진행되는 것이지 하루아침에 경화가 진행되는 것은 아니라는 점이다. 본시 추간판은 척추 연골로서 허리에 가해지는 압력과 마찰 등의 스트레스에 견뎌 주는 역할을 한다. 그러므로 연골은 끊임없이 조금씩 닳기도 하지만 혈액이 제대로 공급되면 재생되기도 한다. 그리고 뜀박질 등으로 수직 압력이 가해지면 눌림 압력에 의해 옆으로 삐져 나가 압력을 완화해 주고 다시 원상태로 돌아온다. 물론 피가 원활히 공급되어 척추 연골과 연골을 잡아 주는 부위의 탄력성을 유지하고 있을 때의 경우이다. 그러나 혈액 공급이 차단되기 시작하면(어혈로 척추 부위의 모세혈관이 막혔기 때문이다) 경화가 시작된다. 경화의 정도는 혈액의 차단 정도에 따라 다르다. 즉, 시간이 걸린다는 의미이다. 경화가 상당히 진행되어 감으로써 디스크를 잡아 주는 부분이 탄력성을 잃게 되고 어느 순간부터 튀어 나간 디스크가 제자리로 돌아오지 못하고 튀어 나간 상태로 자리하고 만다. 통증이 온 그 날 아침에 갑자기 디스크가 빠져나와 제자리로 돌아가지 못한 것이 아니라는 것이다. 그러면 통증은 왜 온 것일까? 통증은 어혈로 인하여 모세혈관이 막히기 시작하고(경화) 한계점에 이르자 통증이 온 것이다. 그 과정에서 해당 척추 부위의 디스크를 잡아 주는 부위는 탄력성을 잃게 되고 제자리로 돌아오지 못한 상태인 것이다. 시간적 계열상으로 보면 통증보다는 훨씬 이전에 디스크가 나와 제자리로 돌아가지 못하고 있던 상태라는 의미이다. 60세 정도인 사람이 사진을 찍으면 대부분 척추가 경화된 사진을 확인할 수 있을 것이다. 물론 디스크가 일정 부분 나와 있는데 통증이 없는 사람, 디스크가 튀어나와 있지 않은데 통증을 느끼는 사람도 있을 것이다. 위의 5) 혈액과 신경 편에서 언급한 바와 같이 신경이 구부러지거나 눌려서 통증이 오는 것이 아니라 통증은 어혈로 인하여 모세혈관의 혈액 차단도가 일정 수준 이상 높아지면(즉 경화도가 높아지면) 우리 몸이 보내는 신호가 바로 통증이라는 점이다. 결과적으로 경화도가 높아져서 통증이 온 것이고 현상적으로 디스크가 튀어나온 것이 보일 뿐이라는 점이다. 이렇듯 진단의 오류는 치료의 왜곡을 가져온다. 디스크 감압술이나 제거 또는 경화 부분에 대한 여러 가지 수술을 하지만 완치라는 표현을 사용하지 못하고 근치 혹은 관리라는 표현을 사용하고 있다. 수술 후에도 통증이 재발하기 때문이다. 추간판탈출증과 협착증 등은 해당 심화 과정 질병 편에서 다시 살펴보기로 하자. 그러면 왜 하지 마비나 하지 통증이 오는 것일까. 이 역시 해당 질병 편에서 살펴보기로 하자.

4. 경화(硬化)에 대하여

경화(硬化)란 우리 인체의 조직이 굳어 가는 현상을 말한다. 더 정확히 말하면 세포가 혈액을 제대로 공급받지 못해 죽어 간다는 것이다. 이해를 돕기 위하여 피부조직에 국한하여 말하면 발뒤꿈치에 붙어 있는 각질은 딱딱하게 굳어 떼어 내더라도 통증이나 감각이 없다. 이는 우리 몸에 붙어 있으나 살아 있는 조직이 아니기 때문이다. 발뒤꿈치 조직세포에 피가 극단적으로 차단되었기 때문이다. 떼어져 나온 각질은 최고도로 경화된 조직인 것이다. 우리 인체의 모든 조직들은 혈액의 공급 정도에 따라 경화의 정도가 심화된다. 경화의 정도가 심화될수록 즉, 혈액 차단 정도가 높아질수록 경화도가 높아져 조직은 굳어지게 되고 감각도 무디어진다. 신경이 없어진 것이 아니라 피의 흐름이 적어지거나 막혀서 무디어지거나 감각 기능을 하지 못하게 되는 것이다. 사혈에서는 경화의 개념이 중요하다. 세포나 조직에 혈액이 차단되는 주요 원인이 어혈이고 이로 인하여 세포나 조직에 산소와 영양의 공급이 차단되어 세포나 조직은 점차 경화되어 가기 때문이다. 경화의 정도에 따라 해당 부위의 혈액 차단도를 가늠할 수 있을 뿐 아니라 실제로 경화된 조직을 사혈을 해보면 어혈을 추출하기가 매우 힘든 것을 알 수 있다. 물론 발뒤꿈치처럼 극단적으로 혈액이 차단된 상태의 조직을 제외하면 나이가 들수록 피부를 포함한 대부분의 조직이 경화가 진행되고 있다는 점이고 주로 장기나 주요 혈자리 근처의 경화된 조직이 우리의 관심사이다. 결국 노화가 많이 진행된 조직이거나 연령대가 높을수록 경화도가 높게 나타난다. 이런 부위에 사침을 해보면 마치 나무판자 위에 사침을 하는 느낌이고 사침을 받는 사람도 침을 찌르는 것인지 잘 느끼지 못할 정도이며, 어떤 사람은 사침을 하니 시원하다고까지 말하는 사람도 있다. 이런 조직은 부항을 건다고 해서 어혈은 물론이고 심지어는 생혈조차 나오지 않는다. 이럴 때는 NP와 마중물 효과 편에서 설명하겠지만 조직의 뭉쳐져 있는 부분(경화된 부분)을 마사지(주무르기)를 해주면서 NP 방법을 사용하기를 2~3회 반복한다면 점차 어혈량이 증가해 가는 것을 확인할 수 있을 것이다.

경화된 부분은 사혈을 하면 어떻게 될까? 당연히 활성화된다. 물론 시간은 필요하다. 어혈로 막힌 모세혈관에서 어혈을 제거하여 깨끗한 피를 통하게 해주면 경화된 부분의 다 죽어 가던 세포가 다시 살아나고 재생되어 제 일을 다 하게 된다. 경화되어 굳어진 부분이 부들부들해진다. 필자의 경우 발목에 어릴 적부터 양말의 목 부분에 있는 고무 때문에 고무가 닿는 부분이 늘 간지러워 많이도 긁었다. 그런 탓에 그 부분은 두꺼운 딱지처럼 피부가 변해 두껍고 색상도 거무튀튀하게 보였다. 꼬집거나 날카로운 것으로 긁거나 찔러도 거의 감각이 없었고 사혈 전까지는 수시로 가려웠다. 사혈을 시작한 이후로 가려울 때마다 사혈을 하였고 그때마다 여지없이 먹물 같은 검은 어혈이 나왔다. NP를 하니 더 많은 검은 어혈이 나왔다. 그 이후 1~2년이 지났을까. 잊고 지내다 우연히 발목을 보니 꺼칠하고 거무스름했던 피부가 부드러워진 상태였다. 당연히 가렵지도 않았으니 잊고 지냈던 터였다. 피부 색상도 주변 피부와 비슷하게 거의 돌아온 상태였다. 경화된 부분의 사혈 효과인 것이다. 경화된 부위가 몸속일지라도 사혈을 하면 똑같은 현상이 일어날 것으로 보면 된다. 우리 인체가 스스로 되돌려 놓은 것이다. 피는 알파요 오메가인 것이다. 현대 의학이 그럴 수 있을까. 피부 이식 외에는 방법이 없을 것이다.

5. 사혈 방법

가. 사혈 방법

사혈하는 방법은 사혈자리(사혈점)에 사침으로 피부에 상처(구멍)를 내어 부항을 얹고 음압(-)을 걸어 몸속 깊이 존재하고 있는 어혈을 몸 밖으로 뽑아내면 된다. 중요한 점은 부항 사혈은 정맥을 통하여 어혈을 뽑는 것이 아니라 모세혈관을 통하여 어혈을 뽑는다는 것이다. 정맥혈과 모세혈관을 구분하는 방법은 사침을 하였을 때 피가 수도꼭지나 분수대같이 퐁퐁 나온다는 느낌이 들면 거의 예외 없이 정맥 혈관에 상처를 낸 것으로 보면 된다. 정맥 혈관이다 싶으면 꼭 눌러 지혈을 시킨 뒤 그 자리를 피해서 다시 사침하면 된다. 이렇게 나온 정맥혈은 생혈로서 부항컵에 거의 다 차도록 혈액이 굳지 않는다. 보통 다리나 손등에서 눈으로 보이는 것은 전부 정맥 혈관이다. 보통 사람들이 말하는 실핏줄이라고 하는 것도 100% 정맥혈이라 보면 된다. 모세혈관은 너무 가늘고 작아 눈으로 보이지 않는다(자세한 사항은 혈액/혈관/어혈 편에서 다룬다). 그리고 모세혈관에서 나오는 혈액의 양태는 스멀스멀 배어 나온다는 기분이 들 정도로 천천히 나온다. 모래사장에서 모래를 파놓고 들여다보면 물이 나오는 구멍은 안 보이는데 물이 스멀스멀 고이는 것을 볼 수 있을 것이다. 이때 모래 하나하나가 세포이고 물길은 안보이지만 그 사이를 물이 빠져나와 물이 고이는 것을 연상하면 이해가 쉬울 것이다. 한두 번 정도 사혈을 진행하고 뽑혀 나오는 형태를 보다 보면 충분히 구분할 수 있을 것이다. 동맥은 걱정할 필요가 없다. 동맥은 몸속 깊은 곳에 위치해 있기 때문에 사침이 전혀 미치지도 않고 눈에 보일 만큼 피부 위로 드러나 있지 않기 때문이다. 사혈을 하다 보면 첫 부항에서 정맥혈이 아닌데도 생혈이 제법 나오는 경우가 있다. 효과적인 사혈은 사침 수를 줄이면서 생혈 손실을 최대한 적게 하고 어혈을 최대한 많이 뽑아내는 것이다. 왜냐하면 불가피하게 나온 생혈만큼 어혈을 뽑을 기회가 그만큼 줄어든다는 것이며, 사혈로 부족한 혈액을 인체가 다시 만들어 내기 위해서는 일정한 시간과 영양 그리고 장기의 조혈 기능이 보장되어야 하기 때문이다. 사혈 도중 생혈인지 어혈인지를 알아보려면 중간중간 부항을 흔들어 보거나 탁탁 손끝으로 쳐 보면 확인할수가 있다. 생혈을 줄이고 어혈을 보다 효과적으로 뽑아내기 위한 사혈방법은 NP(No Puncture)와 마중물 효과 편에서 별도로 후술하겠다. 사혈을 진행하다 보면 진물이 나오기도 하고 물집이 생기기도 하며 심지어는 사침 구멍에서 거품이 나오기도 한다. 진물, 물집, 거품이 생기는 이유에 대하여는 나중에 알아보기로 하고 물집이 생길 경우 이쑤시개로 물집을 터트리고 진행하는 것이 좋다. 터트리지 않고 진행할 경우 점점 더 물집이 커져 결국에는 살갗(피부)이 벗겨지는 범위가 넓어지게 되고 나중에는 물질 내에 어혈이 들어차 처리가 곤란해지는 수도 있다. 이쑤시개를 이용하여 물집을 터트릴 때는 이쑤시개를 피부 각도와 수평을 이루면서 찔러야한다. 그렇지 않으면 이쑤시개가 피부를 찔러 아프기 때문이다.

나. 사혈 회차와 부항 횟수에 대한 정함

사혈을 진행할 때와 사혈 결과를 기록하고 이를 표현할 때 차수와 횟수에 대한 정함이 없으면 말을 하거나 기록할 때에 상당히 혼선을 가져오게 되므로 이를 방지하는 차원에서 언급해 두고자 한다. 물론 다른 책이나 사람에 따라서 달리 표현할 수도 있겠으나 이 책을 읽고 학습하고자 하는 분들에게 나름의 기준을 제시하고자 한다.

① 사혈을 10일 간격으로 할 때 회차당 표현을 1회차, (10일 간격) 2회차, (10일 간격) 3회차 등으로 표현한다.

② 1회차의 사혈을 실시할 때 (혹은 10일 간격 후의 2회차, 3회차 등 계속 사혈을 실시할 때) 회차당 5~8회의 부항을 걸게 된다. 1회의 기준을 부항컵을 열어 사혈로 빠져나온 어혈을 휴지로 닦아 낼 때의 기준으로 보면 된다. 이런 경우 기록과 표현은 1부항, 2부항, 3~8부항으로 표기 또는 부르기로 한다. 좀 더 학습하여 내려가면 NP 방법을 공부하게 되는데 이때 역시 몇 번의 NP를 하든지 상관없이 부항컵을 내려 어혈을 닦아 내는 기준으로 부항 횟수를 1부항, 2부항, 3부항 등으로 기록하면 된다.

③ 다른 사혈에 보면 여러 개의 부항컵을 사용하는 것을 보았는데 그렇게 할 수도 없고, 그렇게 할 필요도 없다. 제대로 어혈제거가 되지 않는 건부항이나 약간의 어혈이나 생혈을 뽑는 정도의 근육통의 사혈이라면 모를까 몸속 깊은 장기의 사혈을 위해서는 5cm 부항컵을 2개 이하로만 사용해야 한다.

다. 사혈 반응과 임상적 분류

1) 사혈 중 반응과 임상적 분류

사혈을 하면서 부항컵 속으로 뽑혀 나오는 혈액의 형태를 살펴보자. 생혈일 경우는 나오는 속도가 빠르다. 즉, 부항컵 내에서 바닥에서부터 차오르는 속도가 빠르고 한동안 시간이 경과하여도 굳지 않는다. 어혈일 경우에는 생혈과는 달리 뽑혀 나오는 속도가 느리고(점도가 다르다) 나오자마자 굳어지게 되는데 점도상 순두부 형태의 어혈이 있고(일반적 형태의 어혈) 생혈처럼 선홍색을 띠나 질기고 반짝반짝 빛나는 형태의 어혈도 있고, 혈액의 색상이 검고 덩어리지거나 선홍색의 중간중간 섞여서 추출되기도 한다. 그 외에도 진물이 나오고 물집도 생기며 심지어는 거품이 나오기도 한다.

하나씩 살펴보자. 우선 어혈의 종류와 부가적으로 추출되는 진물 등에 대해 구분하는 이유는 부항 횟수를 더해 갈 때마다 사혈 부위의 상태를 기록지에 적절하게 기록하고자 하는 것이며 이를 통하여 사혈 부위의 상태를 가늠하고자 하는 것이다. 이는 기록지에 사용하는 기준이 되는 용어로써 기록지에 기재하게 되며, 차후에도 기록지만 읽어 보면 사혈 부위의 상태와 진행 정도를 한눈에 파악할 수 있게 한다는 측면에서 중요하다 할 것이다.

가) 점도별/색상별 어혈 구분

① 일반 어혈: 순두부 형태로 마치 젤리 같으며, 색상은 선홍색을 띤다.

② 질긴 어혈: 색상은 선홍색이나 반짝거릴 정도로 탄력성 있는 고무줄

같이 보이며 이쑤시개로 위로 들어 보면 어혈이 끊어지지 않고 통째로 들릴 정도로 질기다. 경험상 질긴 어혈이 나오는 경우는 제법 큰 통증을 수반한다. 물론 일반 어혈보다는 시간적으로 형성된 시간이 길다고 볼 수 있다.

③ 검은 어혈: 혈액의 색상이 검고 추출되어 나오는 속도가 아주 느려 수 없는 NP를 반복하여야만 뽑을 수 있을 정도로 점도가 상당하여 뽑아 내기가 어렵다. 마치 소똥이나 탑처럼 쌓여 올라가는 것을 볼 수가 있다. 때로는 선홍색을 띤 어혈과 섞여 부분적으로 추출되기도 한다. 검은 어혈은 말할 필요도 없이 어혈로 변한 지 시간적으로 상당히 오래 기간에 걸쳐 형성된 것이라 볼 수 있고 검은 어혈이 추출된 부위는 경화도가 높다고 볼 수 있다. 통증 수준도 상당히 높다 할 것이다. 깊은 부위에서 추출할 경우가 대부분이지만 어떤 경우에는 그리 깊지 않은 부위에서도 부분적으로 추출되기도 한다(부항컵에서 닦은 휴지 위에서 살펴보면 일반 어혈인 것 같으면서 군데군데 검은 어혈을 볼 수가 있다).

나) 진물과 물집

진물과 물집의 근본적 차이는 없다. 물집은 피부에 사침 구멍이 없는 곳에서 나와 진피층과 괴리되면서 표피 피부가 부풀고 물집 내에는 진물이 들어차 있는 것이다. 물집의 피부를 터트리면 진물이 나온다. 그러면 진물은 대체 무엇이며, 왜 생기는 것일까. 일부에서는 진물을 폐수라고 말하기도 하는데 폐수가 우리 몸에 있다는 것이 말이 되는가. 어혈을 쓰레기라고 표현하는 것에 대하여는 공감을 하며 필자도 사용하고 있다. 그렇다고 해서 진물을 폐수라고 표현하는 것에는 동의할 수 없다. 진물은 대체 왜 생기는 것일까. 좀 더 합리적이고 논리적인 이유를 찾아보자. 우리 몸에는 세포가 있고 세포 간의 삼투압을 유지하고 체내 대사를 진행하기 위한 장소로써 낮은 농도의 소금물로 되어 있는 것이 있다. 이것이 체액 또는 조직액이다. 이 조직액은 세균을 방어하는 역할도 수행하고 있다. 그러면 이러한 조직액이 부분적으로 증가하고 모여 있는 이유는 무엇일까? 세포 사이에 체액은 모세혈관으로부터 산소와 영양을 받고 이산화탄소 등의 찌꺼기와 교환하는 장소인데 모세혈관이 막히게 되면서 막히게 된 부분의 세포에서는 교환이 일어나지 않게 되고 이산화탄소 등의 찌꺼기가 남아 있게 되고 이는 결국 세포와 혈액의 PH 농도를 약알칼리성(약PH7.5)에서 산성화로 가져가게 되며, 이때 우리 몸의 항상성의 기전이 작동하여 이를 중화시키는 노력을 하게 되고 이 과정에서 주변의 물을 끌어모으게 되는 것이고 이것을 진물인 것으로 보는 것이 타당하다 할 것이다. 이 원리는 신장 기능 저하에 따른 하지부종이나 간경화 경우 복수가 차는 원리도 동일하다고 볼 수 있다. 이 부분에 대해서는 해당 질병 편에서 다시 살펴보자. 물론 상태가 어느 정도 나쁘고 시간의 경과가 없으면 진물은 나오지 않는다. 젤리 같은 어혈은 나오지만 진물은 추출되지 않는다. 어떤 이들은 부항컵에 나온 진물이 혈액에서 혈장이 분리되어 나온 것이 아니냐고 반문할 수도 있다. 단언컨대 일반적으로 추출된 혈액은 원심분리기에 넣고 돌리지 않는 이상 혈구와 혈장이 분리되지는 않는다. 생혈을 뽑아서 비커 등의 컵에 그대로 두어 보라. 시간의 경과로 수분이 증발해서 말라붙으면 붙었지 혈구와 혈장이 분리되지는 않는다. 그러므로 부항컵에 보인 진물은 혈구와 혈장이 분리되어 나온 것이 아니라는 사실이다. 물론 혈액 중 혈장은 세포의 조직액과 서로 섞여 교환이 이루어지게 된다. 그렇다고 부항컵 밖으로 뽑혀 나온 진물이 혈장이 분리된 것이라고는 볼 수 없다 할 것이다. 사혈을 진행하면서 부항컵으로 뽑혀 나온 진물은 바로 어혈과 분리되어 부항컵 내의 상단 부분에 떠 있게 된다. 이 때 어혈층과 진물층이 바로 나뉘고, 사혈을 진행하면서 진물이 나오고 있 음을 바로 눈으로도 확인할 수 있다.

참고로 표피층의 일부가 파괴되면 표피층의 제일 밑의 세포인 기저층 으로부터 세포가 분열과 생성의 과정을 거쳐 올라오며 일부의 표피층을 복원해 내게 되나 표피층 밑의 진피층까지 상처를 입었을 경우는 다시 표 피층이 복원되지 않는다. 그래서 주위 피부와는 다른 흉터가 남게 되는 것이다. 사혈을 하게 되면 물집 등으로 인하여 표피층이 상처를 받게 될 수도 있으나 시간이 지남에 따라 흉터 없이 반드시 복원되니 염려할 바는 없다. 다만 복원에 이르기까지의 시간은 해당 부위의 혈류량이 어느 정도 개선되었느냐에 달려 있을 것이다.

다) 거품에 대하여

부항컵을 올려놓고 사혈을 진행하다 보면 사침 구멍 위에 개구리알처 럼 솟아 올라오는 거품을 볼 수 있다. 거품 덩어리가 점차 커지며 사침 구 멍 위로 우글우글 모인 채 올라온다. 간혹 부항컵과 피부와의 사이에 간 격(틈)이 있어 제대로 음압이 안 걸리는 경우에 거품이 생기기도 하는데 이 경우는 부항컵 테두리 부분에서 넓은 범위로 생기고 거품의 크기도 커 서 사혈 구멍에서 나오는 거품과는 확연히 구분되며 오인하지 말아야 한 다. 이때의 거품은 부항컵 내의 음압의 손실을 가져오게 되므로(바람이 새는 것) 이 경우에는 크림 등을 이용하여 공간을 채워서 음압의 손실을 메우면 된다. 이것은 피부가 건조하거나 굴곡진 부위로 인하여 피부와 부항컵이 밀착이 되지 않아 발생하기도 한다. 되돌아가서 사침 구멍에서 거품(몸속에서 나오는 거품)이 나오는 원인은 무엇일까. 일단 혈액의 차단도는 가장 높은 것으로 보이며 시간적으로도 상당 시간이 경과된 것으로 보인다. 우선 거품 발생 원인을 살펴보면 앞서 진물이 나오는 이유에서 설명하였지만 모세혈관과 세포 간의 이산화탄소와 산소의 교환에 주목해 볼 필요가 있다. 모세혈관이 막혀 산소와 이산화탄소의 교환이 불가능해지면 세포와 조직에 이산화탄소가 제거되지 않고 그대로 남아 있게 되고 이렇게 축적된 이산화탄소가 세포뿐 아니라 조직의 산성화를 일으키게 되고 이로 인하여 모여든 수분 즉, 조직액(체액)과 이산화탄소가 반응하여 탄산이 되어 공기 거품이 발생한 것으로 보인다. 혈액 내의 가스도 같은 이치라 볼 수 있을 것이다. 약한 탄산을 이용한 탄산수 청량음료도 같은 이치이다. 이러한 거품은 조직액의 증가와 맞물려 있으므로 거품이 나오는 곳은 나오지 않는 곳보다 모세혈관의 차단도 즉, 혈액의 차단도가 훨씬 높아진 상태이고 시간적으로도 훨씬 경과한 상태라 보아야 할 것이다. 거품이 나올 경우 해당 부위의 상태를 표시하고 있는 것이므로 거품도 당연히 상담지에 기록되어야 할 중요한 요소 중 하나이다.

기왕 언급한 김에 혈액가스에 대하여 알아보자. 혈액 내에도 가스가 발생하는데 이 역시 혈액 내의 이산화탄소가 물과 반응하여 탄산이 되는 것이다. 대부분의 이산화탄소나 탄산가스는 폐에서 방출되나 혈액 내에 남아 있게 될 경우 PH가 낮아져 산독증(酸毒症)을 일으키기도 한다.

2) 사혈 중/후 임상별 반응

가) 사혈 직후 제반 반응
사혈 직후 사혈 부위에는 사혈침 자국이나 물집이 터진 부분에는 피부

가 벗겨진 부분도 있고 특히 검은 어혈이 빠져나온 부위에는 검은(거무튀튀)
색상을 띤 채 있기도 하다. 옅은 검은색으로 변한 사혈 부위는 일정 간격
이 지난 다음 회차의 사혈 시점 정도에 이르면 대부분 원래의 피부색으로
돌아와 있다. 만일 사혈일로부터 일주일 이상 경과 후 사혈 부위에 가려
움이나 각질이 일어나듯 일어나는 형태를 취하는 경우 혹은 검어진 피부
가 상처는 나은 상태이지만 피부색은 옅은 검은색으로 변한 채 원래의 피
부색으로 돌아오지 않았다면 해당 사혈자리의 어혈이 제대로 다 뽑혀 나
오지 않았음을 의미한다. 물론 더 이상 사혈을 진행하지 않는 경우라 할
지라도 오랜 시간이 경과하면 변한 피부색은 다시 원래의 피부색으로 돌
아온다. 사혈 직후 반응 중 중요하게 체크하여야 할 사항이 있다. 사혈 직
후부터 3~4일간 정도의 기간 동안 평소보다 사혈 이후 피로감을 더 느낀
다고 생각되는지, 혹은 빈혈감을 느낀 적은 없는지, 다른 명현(瞑眩) 반응
은 없는지 등에 대하여 반드시 확인해야 한다. 매회 차 사혈을 진행하기
전에 전 회차의 사혈을 진행한 후 대상자가 느낀 것(특히 사혈 직후 3~4일 이내
반응)을 체크하여 상담지에 기록하여야 하며 회차를 더해 갈수록 그 변화
추이를 확인하여야 한다. 사혈 직후의 피로감 혹은 빈혈감은 3~4일이 경
과하면 거의 소멸된다. 이는 부족한 상태였던 피가 시간의 경과로 일부
조혈되어 보충되었기 때문이다. 이는 대상자의 조혈 능력 등의 상태를 파
악하기 위함이지 걱정할 일은 아니다.

　또 다른 형태의 사혈 직후 반응으로는 사혈 직후에 사혈 부위 주변에
마치 얼얼한 기분이 들고 마치 피가 통하는 않는 듯한 느낌이 들 때가 있
다. 이는 주위의 어혈이 끌려 나오다 멈춘 상태에서 주변의 조직을 막아
생기는 현상으로 만일 사혈할 사혈량의 여분이 있다면 사혈하여 주변의
어혈을 제거하면 그런 증상은 없어지며 만일 여분의 사혈량이 없다면 그

냥 두어도 큰 문제가 없으며 며칠 후에는 자연스럽게 풀린다. 큰 문제가 생기는 것은 아니다. 다음 회차까지 풀리지 않는다면 그 얼얼한 부위부터 사혈하면 된다. 보통의 경우는 어혈이 깊이보다는 횡적으로 어혈이 형성되었을 경우이고 주로 경화가 넓은 부위에 상당히 진행된 사람에 나타나는 현상이다.

다음으로 사혈 직후 사혈 부위에 대한 감염의 염려에 대하여 생각해 보자. 많은 분들이 감염 가능성에 대하여 걱정하는 것을 보았다. 단적으로 말해 전혀 걱정하지 말라는 것이다. 단순히 상처를 입었다면 그 부위를 통하여 감염의 위험은 높아질 수 있다고 생각한다. 그러나 사혈 부위는 단순히 상처를 낸 것이 아니라 해당 부위의 모세혈관으로부터 어혈을 제거한 상태라 모세혈관이 열려 혈류량이 증가한 상태이고 오히려 상처 부위에 혈류량이 많아진 만큼 훨씬 많은 백혈구가 모여들어 각종 병원균을 막아 주니 걱정할 필요가 없다. 이론적으로나 여태까지 십수 년 동안의 사혈 경험을 통해서나 감염된 사실이 전무하다. 사혈하기 전 해당 부위에 어혈로 인한 모세혈관의 차단도가 높아 경화가 상단 부분 진행되어 있는 상태라면 손을 대보면 체온을 느낄 수가 없고 오히려 차갑다는 느낌이 든다. 이런 부위에 사혈을 진행하고 난 직후에는 여전히 차가움을 느끼지만 20~30분 후에 손을 대어 보라. 차갑던 피부에서 따뜻한 체온을 느낄 수 있다. 피가 통하기 때문에 체온을 느낄 수가 있는 것이다. 물론 사혈 전에 따뜻한 체온을 느꼈으나 사혈 직후 해당 부위에 손을 대보면 차가운 느낌이 있을 때도 있다. 정확하게는 어혈이 나온 사혈자리는 모두 차갑다. 왜냐하면 어혈은 온도를 가지고 있지 않기 때문이다. 혈류가 좋아진 부분에는 당연히 상처도 빨리 낫는다. 근데 제대로 사혈을 하지 못하였거나 어혈이 많은 관계로 1회차로 그만두지 못하고 2회차, 3회차 계속 진행하여야 할 정도라면 즉, 경화도가 높아진 상태라면 상처도 치유되는 것도 일주일 이상 소요되는 경우도 있다. 즉, 가려움이 있거나, 각질처럼 일어나거나, 피부 색상이 원래대로 돌아오지 않거나, 사혈 상처가 쉬이 낫질 않으면 해당 부위의 어혈이 아직 많이 남아 있고 혈액순환이 아직도 원활하지 않음을 의미하며 사혈을 더 진행해야 한다는 것이다. 사침과 사혈로 인한 피부의 상처를 빠르게 회복하는 데 집 안에 있는 알로에를 발라 주면 도움이 된다. 알로에는 피부 진정 효과와 재생 효과가 뛰어나기 때문이다.

나) 사혈 중 반응에 대한 대처

사혈을 진행하다 보면 갑자기 대상자가 목이 말라 하는 경우가 있다. 주로 1회차, 2회차 때보다는 5~8회차 이상 정도 혹은 그 이후에라도 나타날 수 있다. 주로 수차에 걸쳐 진행되었을 때 나타나거나 당해 차수의 사혈량이 많아서 일어나기도 한다. 목이 마르다고 느끼는 것은 뇌의 작용이자 혈액 내의 염분 농도가 높아졌거나 수분이 부족하게 되면 뇌의 시상하부에서 갈증을 느끼도록 대뇌를 자극하여 일어나는 행동 반응인 것이다. 사혈을 수차 진행해 왔고 당해 차수의 부항 수를 늘려감에 따라 순간 부족 혈액량이 증가함으로써 갈증을 느꼈을 가능성이 있다(피 부족 현상 편/적정 사혈량 편 참조). 혈액의 55%가 혈장이며 혈장의 대부분은 단백질 등의 영양소를 제외하면 수분인 것이다. 이렇듯 대상자가 목이 말라 할 경우는 사혈을 멈추고 소금이 조금 들어간(혈액의 염분 농도 0.9%에 맞춰 주면 좋겠지만 그냥 약간 짭짤하다는 정도면 된다) 물을 마시게 하면 바로 갈증과 함께 해소되니 염려할 필요는 없다. 다만, 그동안 사혈을 진행해 오며 기록해 왔던 상담지를 살펴보고 적정 사혈량의 측정이 적절하였는지의 여부와 절대적이지는 않으나 그에 따른 사혈 간격을 조절할 필요가 있을 수도 있다는 점을 기억해야 한다.

다) 사혈 후 치유 반응

일반적으로 장기가 아닌 몸의 근육 부분에 어혈이 있어 통증을 일으킨 경우는 제대로 사혈을 진행하였다면 통증은 거의 사라지거나 2~3일 경과 후에는 대부분 소멸한다. 해당 부위의 어혈이 제거되면 통증은 소멸되겠지만 혈류의 소통을 막은 어혈 때문에 그동안 진행되어 왔던 경화는 다시 원래의 상태로 회복하는 데 일정 시간이 걸린다는 점이다. 복원에 시간이 걸린다는 의미이다. 예를 들면 신장과 간의 예를 들어 보자. 신장의 경우는 사혈 간격을 고려하면 3개월 정도는 걸린다. 물론 사혈을 진행하면서 회복되기도 하고 경화 정도 즉, 부전 정도에 따라 다르겠지만 완전히 회복되는 데 6개월이 걸린 경우도 있다. 신장 사혈을 하면 며칠 후부터는 소변량이 종전보다 많아지고 맑아지며, 평소 느끼는 피로도보다 훨씬 개운한 느낌을 가지기도 한다. 치유 반응이긴 하다. 간의 경우는 신장의 경우보다 조금 빨리 온다. 그만큼 간이 신장보다 빨리 반응한다고 볼 수 있다. 간 사혈을 제대로 진행하였을 경우 1개월 정도면 치유 반응을 가질 수 있다. 변비 등이 있는 대상자의 소장, 대장 사혈을 진행하면 복부의 경우에는 피하지방이 두꺼워 사혈이 어렵지만 제대로 한다면(특히 NP 방법을 이용하면) 얼마 지나지 않아 쾌변과 황금색에 가까운 변을 볼 수 있다. 물론 몸속에서 진행된 경화도에 따라, 사혈의 진전에 따라(사혈 경험에 따라) 치유 반응이 늦을 수도, 빠를 수도 있을 것이다. 치유 반응의 시간에 대하여는 일괄적으로 단정하기는 어렵다. 그러나 사혈을 진행한 이상은 적든 많든 정도의 차이는 있으나 반드시 인체는 치유의 과정에 들어간다는 사실이다.

3) 1회차 사혈 후 재사혈에 대하여

해당 부위에 몇 회차까지 진행하여야 할까 하는 점이다. 1회차 사혈 후 2회차 사혈을 진행하여 보면 처음에는 생혈이 나오다가 다시 어혈이 나오는 경우가 있고 2회차임에도 불구하고 마치 1회차처럼 다시 어혈부터 나오는 경우가 있다. 두 경우 모두 해수욕장 모래 구멍을 파면 옆의 모래가 무너져 들어오듯 생혈이든 어혈이든 빈 공간에 들어와 채워지게 된다. 해당 부위의 경화도에 따라 다를 수는 있겠으나 대부분의 경우는 후자와 같이 어혈이 추출된다. 어혈이 빈 공간에 들어와 채운 것이다. 이 경우 2회차에는 어혈이라도 젤리처럼 진하지 않은 어혈일 때가 많다. 이는 다시 흘러들어 온 어혈이기 때문이다. 다시 흘러들어 온 어혈을 빼내고 나서 NP 방법을 이용하여 다시 1회차에서 뽑아내지 못한 어혈을 제거하면 된다. 때로는 1회차보다는 2회차에서 어혈이 많이 나오는 경우도 있다. 필자의 오랜 경험으로 보면 얕은 부위의 근육통의 경우에는 NP 방법을 잘 이용한다면 거의 1회차에서 마무리해도 통증은 사라진다. 그 외를 제외하고는 대부분 최소한 2회차까지는 진행하였다. 깊은 장기 부위에 따라서는 3회차까지 진행할 수도 있다.

다음으로 1회차든 2회차든 사혈하고 난 이후 다시는 사혈을 할 필요는 생기지 않는가이다. 근육통의 경우는 반드시 그 자리에 사혈을 필요로 한다고는 볼 수 없다. 하지만 혈액은 끊임없이 우리 몸 전체를 돌고 돈다. 어혈 또한 계속 만들어지고 있다. 그러니 어혈이 추출된 자리에 어혈이 다시 흘러들어 와 통증을 일으킬 가능성은 있다. 특히 사혈로 활성화된 장기조직에 침착하여 다시 장기의 부전을 일으킬 수도 있다. 물론 경화가 되고 장기부전을 일으키기까지는 1년이든 2년이든 아니면 그 이상이든 시간의 간격이 있을 수도 있으나 이는 전적으로 몸에 가하는 스트레스나 식생활을 포함한 어혈이 형성될 수 있는 제반 환경에 얼마나 노출되느냐에 달려 있다 하겠다. 그리고 필자가 직접 몸의 반응을 통해 느끼지만 연령이 높아질수록 몸속 어혈의 발생이 많아지는 것을 알 수 있으며, 머리와 어깨 주변 부위와 신장 등 정화 작용과 관련한 부위의 재사혈의 빈도는 높아지는 것으로 추정된다. 사혈로 어혈을 100% 제거할 수는 없다. 부족한 혈액의 보충이라는 시간적 제약도 그러하지만 바쁜 일상 때문이라도 제대로 진행하지 못할 때가 많다. 그리고 우리 몸속에 어혈이 일정량은 존재해도 바로 질병을 일으키지도 않는다. 몸속의 모든 어혈을 제거해 버리겠다는 욕심보다는 오는 통증과 질병의 순서대로 차근차근 제거해 나간다면 병원에 가지 않고도 건강한 삶을 영위하는 데 전혀 문제가 없게 될 것이다. 단지 여기에서 강조하고 싶은 점은 우리 몸속 정화 작용을 하는 곳과 조혈 작용을 하는 장기의 기능에 대하여는 끊임없는 관심과 관찰을 계속해 나가야 한다는 점이다. 그리하면 질병이 자주 오지도 않을 뿐 아니라 오더라도 언제든지 피 부족을 느끼지 않고도 무리 없이 사혈을 진행할 수가 있기 때문이다.

라. 사혈하기 어려운 부위에 대한 사혈 방법

사혈을 진행하다 보면 남자보다는 여자가 사혈하기가 어려울 때가 많다. 여자라도 부위에 따라서 더 어려운 곳이 있다. 대표적인 곳이 가슴(유방)이다. 부항컵을 올리고 음압을 걸면 피부가 부항컵 속을 거의 꽉 메우다시피 하여 음압이 걸리지도 않고 설령 생혈이나 어혈이 추출되어 나와도 부항컵 꼭지 위로 빠져나오는 역류 현상마저 발생하게 된다. 어떤 여성은(정도의 차이는 있지만 남자도 그러한 경우가 있다) 복부의 피부도 너무 부드러워 거의 유방 사혈과 비슷한 경우도 있다. 사혈을 조금 진행하여 본 사람이라면 누구나 이런 고민에 빠져 본 경험이 있을 것이다. 그래서 필자도 거의 십 년 가까이 유방 사혈이나 피부가 부드러운 사람의 사혈을 하지 못하였다. 그러던 중 필자의 아내가 유방 쪽에 몽우리가 생겨 병증이 있음을 알고 고민과 연구 끝에 간단하면서도 문제를 해결할 수 있는 방법을 고안하게 된 것이다. 콜럼버스의 달걀과 같이 별로 어렵진 않다. 발상의 전환이 필요하였던 것이다. 생각에 생각을 더하고 해결하고자 하는 노력과 의지만 있었을 뿐이다. 이 역시 글만으로 설명하기가 쉽지는 않겠지만 해보겠다.

　우선 노란 고무줄과 5cm 부항컵이 필요하다. 고무줄은 탄력 때문에 일정 이상(나. 사혈량의 목측 방법에 나와 있는 A선 정도)으로 피부가 올라오지 못하게 역할하는 것이다. 그다음으로 이 노란 고무줄을 사혈 도중에 움직이지 않도록 부항컵에 고정시켜야 하는 문제가 생긴다. 이를 해결하기 위하여 5cm 부항컵의 동서남북(십자가 방향) 네 곳에 칼을 이용하여 홈을 파서 고무줄을 끼우는 것이다(아래 〈그림 5-1〉 참조). 이때 홈은 고무줄의 두께보다 적어야 한다는 것이다. 그렇다고 너무 적게 되면 노란 고무줄이 부항컵 테두리 위로 올라와서 노란 고무줄과 부항컵과의 틈이 발생해 음압의 손실을 가져오게 된다. 노란 고무줄 두께의 약 4/5(80~90%) 정도면 적절할 것이나 시행착오를 겪을 수도 있다. 다음으로 노란 고무줄을 사혈 도중에 움직이거나 벗겨지지 않도록 부항컵에 고정시키는 방법이다. 부항컵을 보면 부항컵 꼭지 부분에 고무로 된 부분이 있다. 이 부항컵 꼭지의 고무 부분과 홈에다 고무줄을 거는 것이다. 거는 방법은 우선 부항컵 테두리에 있는 홈의 한쪽 방향(한쪽의 홈에 끼웠으면 반대편의 홈에 끼운다)에 노란 고무줄을 끼우고 다음으로 부항컵 꼭지의 고무에 걸고 난 뒤 한 바퀴 돌려 꼰 다음 다시 반대편 부항컵 테두리 쪽으로 내려와 남은 두 개의 홈에 걸면 된다. 눈으로 그려지는가. 위의 설명과 함께 직접 부항컵의 홈을 파고 노란 고무줄로 〈그림 5-2〉와 같이 엮는 연습을 한두 번 해보면 그리 어렵지 않게 해낼 수 있으리라 본다. 많은 도움이 되었으면 한다. 고무줄의 소독은 끓는 물에 잠시 담갔다 꺼내면 된다.

다음으로 손가락 위나 발가락 위 혹은 항문 주위 등 등과 같이 좁고 협소한 곳의 사혈을 할 경우에는 일반적인 부항으로는 쉽지 않다. 그래서 시중에 특수 부항이라고 해서 판매하고 있는 것이 있는데(그림 참조) 이를 구입하여 사용하면 된다. 가격이 좀 비싸기도 하지만 처음 부항을 시작하는 사람은 굳이 구입을 추천하지는 않는다. 차츰 진행하면서 필요시에 구입을 고려하면 된다.

마. 생혈이 과다 추출되었을 때의 꿀팁

사혈을 진행하다 보면 1부항에서 부항컵 가득히 생혈이 나올 때가 있다. 상당히 당황스럽다. 왜냐하면 생혈일 경우는 부항컵에서 음압을 빼자마자 바로 이리저리 사방으로 흘러 그야말로 피 천지가 되어 버리기 때문이다. 필자는 지금도 이런 상황을 만나면 조금은 당황스럽긴 하다. 이때 사용할 수 있는 꿀팁 한 가지를 소개하고자 한다. 휴지를 자기 손을 가지고 6~8회(몇 겹의 휴지냐에 따라, 생혈량이 얼마냐에 따라 다르겠다)에 걸쳐 감고 손에서 빼내어 안쪽으로 반을 접어서 넣는다. 도넛 비슷한 모양이 되며 이를 부항 꼭지 위로 넣어 부항컵 테두리와 피부 부분을 감싸면 된다. 이렇게 되면 손으로 8회를 감았다면 두 배인 16회를 감은 효과를 내게 되는 것이다. 즉, 휴지도 절약하고 혈액을 흘리지도 않고 안전하게 닦아 낼 수 있다. 이

때 요령이 조금 필요한데 두 배의 휴지를 부항컵에 대었다 하더라도 부항컵을 급하게 열면 휴지가 생혈을 흡수할 시간적 여유가 없어 바로 흘러내리거나 쏟아지게 된다. 휴지를 부항컵 밑 부분과 피부에 밀착시키고 부항컵을 윗부분부터 살살 조금씩 열어 가며 휴지가 충분히 혈액을 받아들일 시간을 주어야 한다는 점이다. 그것도 부족하면 다른 휴지도 밑에 추가로 대어 주면 된다. 아니면 부항컵 위쪽 부분은 혈액이 묻지 않은 부분이 있다면 부항컵은 움직이지 말고 휴지만 빙글 돌려서 나머지 생혈을 제거해도 된다. 몇 번만 해보면 어렵지 않다. 3~4부항에서 생혈이 나와도 요령은 같다.

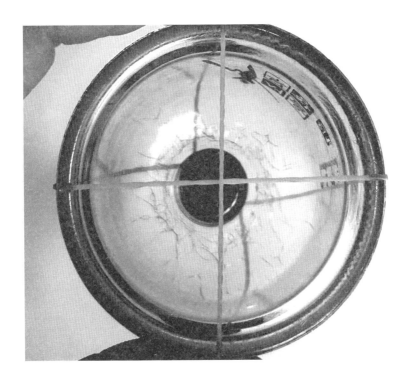

〈그림 5-1〉

부항컵 테두리의 홈과 노란 고무줄 형태

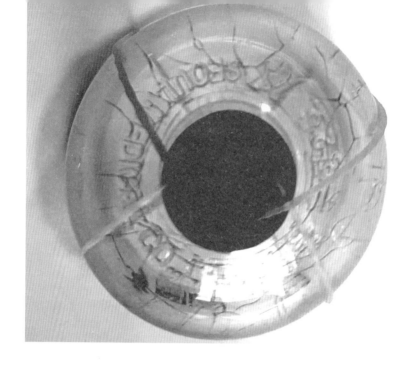

〈그림 5-2〉

부항컵 꼭지의 고무 부분과 노란 고무줄 형태

바. 조혈에 도움이 되는 행동

혈액을 만드는 일 즉, 조혈에는 조혈 기능에 관계하는 간, 신장이나 골수 및 소장 기능의 건강성도 담보되어야 하지만 철분이나 엽산 등의 조혈에 필요한 영양소가 부족하다면 조혈이 제대로 이루어지지 않는다. 대부분 영양소는 우리가 일상으로 섭취하는 음식물에 조금씩 포함되어 있어 편식이나 패스트푸드 중심의 식사만 하지 않는다면 그리 걱정할 일은 못 된다고 할 수 있다. 그런데 사혈 초기에 조혈기관이 부전할 경우나 기본 사혈로 조혈기관의 기능이 회복되어 가는 중에는 영양소가 충분하다고 해도 조혈이 제대로 이루어지지 않는다. 여기서는 영양학적 측면과 사혈을 진행하고 있을 때 주의할 점에 국한하여 설명하고자 한다. 조혈에 도움이 되는 행동에 대하여 설명하겠다. 첫 번째로 사혈 직후 2~3일 내에는 과격한 운동을 삼가야 할 필요가 있다. 사혈로 인하여 몸속의 혈액이 부족한 상태에서의 과격한 운동은 자칫 정도 이상의 빈혈감을 느끼거나 숨이 차는 현상을 체험할 수 있어 사혈에 대한 필요 이상의 불안감을 유발할 수도 있기 때문이다. 두 번째로 충분한 수면과 물을 마시면 좋을 것이다. 충분한 수면은 조혈의 첫 번째 요건이기 때문이다. 세 번째는 조혈에 도움이 되는 음식에 관심을 두고 일부러 먹는 것이 좋다. 무엇보다 철분은 시금치나 파슬리 등의 채소와 고기와 달걀노른자 등에 많이 함유되어 있는 것으로 알려져 있고 기타 엽산이나 비타민 등은 미역 등의 해산물이 좋다고 알려져 있다. 아침 한 끼 정도는 미역국과 함께 하면 좋을 듯하다. 단기적으로 조혈을 하여야 할 경우에는 철분제를 복용하는 것이 좋으나 철분제는 의사의 진단과 의사 처방전이 필요하므로 비용과 절차상 번거로움이 있다. 의사의 처방전 없이 약국에서 구입하면 의료보험 적용이 안되어 비싸다. 따로 철분제를 복용하면 변비와 푸른색의 변은 각오해야 한다. 물론 소대장 사혈로 기능이 제대로 작동되는 사람은 변비로 고생까지는 하지 않는다.

사. 사혈의 안전성에 대하여

병원에서 대체 의학이나 민간요법 등에 대하여 언급하면 대체로 감염 등의 위험성에 대하여 말하곤 한다. 병원에서 감염 등의 안전성을 논하는 것이 자신들의 입장에서는 당연한 것이라 할 수 있지만 자가당착적인 면 또한 없지 않다. 오래전 《중앙일보》에 다음과 같은 기사가 난 적이 있었다(《중앙일보》 기사 2012.11.14. 참조). 기사의 내용은 현재 병원이나 의원에서 자행되고 있는 의료 실태를 고발하는 르포 형태의 꽤나 긴 내용의 기사였다. 대략적인 고발 내용은 위내시경 검사에 관한 기사로써 하루에도 많게는 수십 명씩 검사를 실시하고 있는데 환자의 입과 식도를 통하여 위까지 앞부분에 달린 내시경과 새끼손가락 굵기의 줄을 내려보내 위 속을 들여다보며, 필요할 경우 조직을 떼 내기도 하며 검사를 실시하고 빼낸다. 문제는 그다음이다. 이렇게 환자의 입속에서 빼낸 앞부분 내시경과 줄을 과산화수소에 대충 쓰윽 닦고서 그다음 환자의 입속에 넣는다는 점이다. 내시경이 인입되어 있는 줄의 일부에 다른 환자의 위 속 찌꺼기가 끼어 있음은 당연하다. 환자와의 사이에 시간적 급박성 때문일까. 아니면 이것저것 다 따질 수 없다는 말인지는 모르겠으나 문제는 많은 수의 환자 속을 돌아다니다가 당일의 진료를 마친 이후라도 제대로 된 소독이나 청결 상태를 유지했어야 하는데 그렇지 않고 위내시경의 카메라 부분에 낀 찌꺼기가 오래전부터 쌓여 있던 묵은 찌꺼기처럼 보였으며 이것이 기자의 카메라에 고스란히 드러나 있었다. 이로 인하여 헬리코박터나 다른 감염성 질병에 오히려 노출될 수도 있음을 기자는 마지막으로 경고하고 있었다. 사실 필자도 사혈요법을 만나기 전부터 위염이 있어 거의 매년 위내시경 검사를 실시하고 있던 참이었는데 이 부분이 늘 찝찝해서 위내시경 검사를 할 때는 당일 아침에 예약을 해놓고도 염려가 되어 제일 먼저 검사를 하려고 병원문도 제대로 열기 전에 병원에 제일 먼저 나가 줄을 서려고 갔지만 한 번도 첫 번째로 검사를 한 적이 없었다. 꼭 필자보다 부지런한 사람이 있었다. 모두 필자와 같은 생각이었지 않았을까 싶다. 어디 이뿐일까. 항생제 처방에도 낫지 않는다는 슈퍼박테리아는 어떠한가. 병원이 원발성 혹은 종균 역할을 하고 있지는 않은가? 병을 고치려다 오히려 병을 옮기는 숙주 역할을 하고 있다는 점에 대하여는 현대 의학도 반성해야 할 점이다. 사혈에 있어서의 감염 가능성은 어떠한가. 사혈 도구의 소독 방법에 대하여 후술하겠지만 사혈의 도구는 크게 세 가지이다. 하나는 부항과 사침기인데 100도의 끓는 물에 사용한 도구를 넣고 20초에서 30초 정도를 담갔다 빼면 되고. 사침 바늘은 일회용으로 사용 후 버리니 재사용만 하지 않는다면 문제될 것이 없다. 이 세상의 어느 세균이나 바이러스도 과산화수소나 알코올에는 견딜 수 있으나 100도의 물에 10초 이상 견디지 못한다. 과연 어느 곳이 감염의 위험이 높은 것인가? 건강부회일 뿐이다.

　다음은 사혈은 안전한가 하는 질문에 대한 답을 하고자 한다. 우선 아래 세 가지로 요약할 수 있을 것이다. 첫 번째는 사혈 부위의 감염의 문제이다. 두 번째는 피 부족 현상이고 세 번째는 사침이 침처럼 과연 위험한가의 문제이다. 첫 번째 사혈한 부위에 대한 감염의 문제를 살펴보자. 우리 몸에는 웬만한 항생제보다 우수한 백혈구라는 방어 체계가 있다. 문제는 혈액순환이 제대로 이루어지지 않아 이 방어 체계가 무력화되고 있다는 점이다. 우리 몸은 끊임없이 안과 밖(피부)에서 세균 등이 침입하거나 상처를 입기도 하여 감염의 위험에 노출되곤 한다. 이때마다 피부는 1차적 방어선 역할을 담당하고(체액 속에 있는 소금의 역할) 이에 뚫리게 되면 다음으로 백혈구가 나타나 처리하게 된다. 그러나 모세혈관이 막혀 혈액순환이 되지 않으면 이러한 방어선이 무력화되어 종기나 염증이 발생하게 되는 것이다. 사혈을 하는 부위는 당연 사침과 물집 발생 등으로 인하여 피부에 상처를 입어 감염의 위험에 노출되는 것은 사실이나 사혈로 인하여 해당 부위의 모세혈관이 열려 혈액순환이 잘 이루어지게 되고 백혈구 역시 많아지게 되므로 감염의 위험은 없다 할 정도로 오히려 극감하게 된다. 피부에 종기가 많이 나거나 상처가 잘 낫지 않는 사람은 피가 맑지 않거나 해당 부위에 모세혈관이 막혀 혈액순환이 제대로 이루어지지 않고 있다고 보면 되는 것이다. 필자의 17여 년의 오랜 경험상 사혈로 인한 상처 부위에 대한 감염의 염려는 전혀 하지 않아도 된다고 본다. 다만 사용한 사혈 도구에 대한 소독은 철저히 하여야 할 것이며 다음 편에서 설명하기로 하며 한번 사용한 사침은 반드시 폐기하고 두 번 사용하지 말아야 한다.

다음으로 사혈로 인한 피 부족에 대한 염려에 대하여 살펴보자. 사혈은 생혈이든 어혈이든 혈액을 추출하게 된다. 적십자에서도 채혈 운동을 벌이고 있지만 피는 몸속에서 없어진 만큼 시간이 지나면 다시 생산하여 채워진다. 피는 생명이니 그에 대한 두려움과 아무리 좋은 것이라 할지라도 과유불급일 수 있으니 분명 조심하고 급하게 서둘러서는 안 될 일임은 분명하다. 그 중요성을 감안하여 8. 피 부족 현상 편에서 다시 상세히 설명하겠다.

세 번째로는 사침이 침처럼 과연 위험한가다. 우선 사침의 길이를 재보면, 3mm 이하이다. 침의 길이는 작은 것은 수지침(1mm 정도)에서부터 한의들이 사용하는 침은 약 5cm 되는 침부터 그 이상의 침도 있다. 그래서 침을 놓는 일에는 전문성이 필요하다고 한다. 피하지방 이하로 내려갈 수 있기 때문일 것이다. 사침의 실제 길이가 3mm이지만 사침기에 넣어 피부에 사침을 할 경우 실제 피부로 들어가는 부분은 2~2.5mm 정도일 것이다. 즉, 표피층과 표피층에 가까운 진피층의 일부까지는 들어갈 수 있지만 피하지방 밑으로는 절대 내려갈 수 없는 깊이인 것이다. 병원에서 흔히 말하는 중요 신경은 전부 피하지방 밑에 있으니 사침의 길이로는 진피층조차도 뚫지 못하니 안전한 것이다. 다시 말해 눈알을 찌르지 않는 이상 어디를 찔러도 무방하다는 말이다. 다만 찌르는 부위마다 느끼는 사침통의 크기는 다를 수 있다.

아. 사혈에 소요되는 시간

일반적인 방법으로 사혈을 진행할 경우 6~8회 부항에 소요되는 시간은 보통 40분에서 길어야 1시간 이내일 것이다. 이는 해당 부위의 경화도에 따라 다르긴 하겠으나 경화가 많이 진행된 대상자일수록 대부분 사혈 가능량도 채우지 못하고 회차당 사혈을 마쳐야 할 수도 있다. 그러나 후술되는 NP 방법을 이용하면 사침 횟수는 줄고 부항 수는 회차당 25회에서 많게는 30회 이상에 이르게 되어 사혈에 소요되는 시간은 최소 1시간 30분에서 거의 2시간 가까이에 이르게 될 것이다. NP 방법이 깊고 질긴 어혈의 추출에 탁월한 효과를 가지는 만큼 더 많은 시간과 더불어 노력이 수반되는 일인 것이다. 머리 사혈의 경우는 최소 2시간 30분 정도 걸린다. 필자는 머리를 깎지 않고 사혈하는 방법을 십수 년 전에 연구 개발하여 사용해 오고 있다. 좀 과장하여 말하면 지구상에서 최초로 개발하여 사용한 것이 아닌가 하는 생각이다. 물론 필자에게 배운 사람들을 중심으로 이제는 제법 많이 퍼졌으리라고 보지만 아직 이러한 방법이 존재하는 것조차 모르는 이가 대부분일 것이라 추정된다. 머리가 긴 여자도 머리를 깎지 않고 사혈이 가능하다. 이를 글로써 설명하는 것은 사혈량 목측(目測) 방법이나 NP 방법보다도 더 어려울 것으로 보인다. 기회가 되면 밝히겠다.

자. 사혈 도구 소독에 관하여

사혈을 진행한 이후 소독이 필요한 도구는 일회용인 사침을 제외하고 주로 재사용을 하여야 하는 것들이다. 사침기 앞부분과 부항컵이다. 이러한 도구들을 소독하는 방법은 펄펄 끓는 물에 약 20~30초 정도 담갔다가 빼내면 된다. 지구상의 병원균 중 과산화수소나 알코올에는 버틸 수 있는 세균은 있을지라도 100도의 끓는 물에 10초 이상 생존할 수 있는 세균은 아직 들어 본 바 없으니 어떤 소독 방법보다도 뛰어난 소독 방법이라 하겠다. 단지 소독 과정상 주의하여야 할 점이 있다. 오래 담가 놓으면 좋으리라는 생각에 오래 담가 놓을 경우 부항컵의 꼭지가 고무성 재질로 되어 있어 자칫 딱딱하게 경화되어 음압이 셀 수도 있고 플라스틱으로 되어 있는 부항컵에 균열이 와서 오래 사용을 할 수가 없게 된다. 사혈을 진행한 후 소독을 실시하기 전에 하여야 할 일이 한 가지가 있다. 사침기 앞부분과 안쪽 및 부항컵 내외의 부분을 물티슈로 1차적으로 닦아 주는 일이다. 마른 휴지로 닦아 낼 경우 깨끗이 닦이지도 않을뿐더러 눈에 보이지 않는 혈구와 혈장 부분이 남아 있을 수 있기 때문이다. 또 묻은 혈액이 뜨거운 물에 들어가면 응고되어 잘 닦이지도 않을뿐더러 보기에도 좋지 않다. 부항컵과 위의 고무 사이에도 혈액이 잘 끼므로 고무를 빼내어 물티슈로 청소한 뒤 소독하는 것도 좋은 방법이다. 부항컵의 꼭지 부분이나 사침기 앞부분의 뒷면 등 구석진 부분을 청소할 때는 핀셋을 이용하면 편리하다.

6. NP(No Puncture)와
마중물 효과

가. NP의 필요성

NP(No Puncture)란 문자 그대로 풀이하면 구멍이 없다는 것인데 사침을 않은 채 어혈을 뽑아낸다는 의미로 붙인 이름이다. 오랫동안 사혈을 진행해 오면서 연령이 들거나 경화 정도가 상당히 진행된 부위의 사혈을 해보았으나 어혈은커녕 생혈조차도 나오지 않아 힘만 들고 시간만 허비한 경험이 너무 많았다. 심지어는 중도에 사혈을 포기한 경우도 있었다. 어떻게 하면 원활히 어혈을 뽑을 수 있을까. 더구나 신장이나 복부 등 몸속 깊은 곳에 위치한 장기 사혈의 경우는 더욱더 어혈을 뽑아내기가 어려워 효과적이며 효율적으로 어혈을 뽑아낼 수 없을까 하는 고민을 수도 없이 해야만 했다. 사침만으로는 생혈이 생각보다 많이 나와 당황하기도 하지만 생혈 때문에 적정 사혈량을 넘어 설 우려로 제대로 어혈을 제거하기 전에 사혈을 더 이상 진행할 수 없었던 경우도 허다하였다. 부항컵 속에서 뽑혀 나오고 있는 진하고 검은 어혈들은 단순히 부항에다 음압을 건다고 순순히 나와 주지 않는다. 나오다 멈추는 것이었다. 그러던 중 연구 끝에 NP라는 방법을 찾게 되었고 오랜 기간 그 효과와 효율성을 확인하여 오늘 이 책에 소개하고자 한다. 처음 사혈을 접하는 분들뿐만 아니라 아마도 기존 사혈을 알고 시술하고 있는 분들조차도 이런 고민을 하였으리라 생각되며 NP가 많은 도움이 되리라 생각된다. 질병을 일으키는 어혈을 제대로 뽑지도 않고 치유의 유무를 논하는 것은 무지의 소산이요 어리석음에 다름 아니다 할 것이다. 다만 깊고 깊은 곳에 위치하고 있는 장기로부터 어혈을 추출하는 데는 NP가 효과적이기는 하나 손으로 음압을 걸었다 뺐다 하는 동작을 반복하기에는 무리가 있다. 손으로 하나 전동기로 하나 최대 음압 크기의 차이는 크지는 않다 할 것이나 손으로 반복하기에는 힘도 들고 많은 부담이 있기 때문이다.

나. NP의 효과

사혈을 위해 사침을 해야 하는데 보통 사람들이 사침통을 두려워하기도 하고 사혈 횟수를 더해 갈수록 통증이 증가하는 것에 대해 기피하는 것은 어쩔 수 없다. 그래서 가능한 사침 횟수를 줄이는 것이 좋은데 잘 나오지 않으면 사침 횟수를 오히려 늘이거나 꾹꾹 눌러서 사침하기도 한다. 통상 3구침으로 10~15번 정도까지 하기도 한다. 그러면 총 30개 이상의 구멍이 생기는 것이다. 이렇다 보니 생혈이 의외로 많이 나오는 것을 알 수 있을 것이다. 앞서 언급한 대로 대부분의 부위에서는 일정량의 생혈이 나오는 것을 알 수 있는데 불가피한 일이기는 하지만(때로는 부항컵 1~2회가 모두 생혈일 경우도 있다), 생혈을 뽑는 것은 그만큼 하루 사혈량 중 어혈을 뽑아낼 수 있는 기회를 상실하게 되는 것이다. 그러므로 사침 횟수와 생혈 추출량은 최대한 줄이면서 최대한의 어혈을 뽑아내어야 하는 것이다. 이를 위해 NP 방법을 이용한다면 가능하다. NP의 횟수를 점차적으로 늘려가게 되면 점점 더 몸속 깊은 곳에 있는 어혈까지 영향을 미치게 된다. 대부분의 장기가 몸속 깊은 곳에 있지 않은가. 사침하여 새로운 구멍에서 어혈을 뽑아내는 것이 아니라 똑같은 구멍에서 뽑아내게 되므로 횟수를 더하여 갈수록 점점 더 몸속 깊은 곳에 있는 어혈을 뽑아낼 수 있게 되는 것이다. 이뿐만 아니라 경화가 상당히 진행되어 사혈이 용이하지 않은 조직에 대하여도 이 NP 방법을 이용한다면 결국 경화의 주범인 상당량의 검은 어혈까지도 뽑아낼 수 있을 것이다. 단순히 사침하고 부항에 음압을 걸고 기다리는 것보다 훨씬 효과적이고 많은 어혈을 뽑아낼 수 있다. NP를 시작하는 시점이 부항컵에 음압을 걸어도 더 이상의 어혈이 올라오지 않고 멈추었을 때인데 NP를 시작하여 부항컵의 안을 들여다보면 NP를 실시할 때마다 쭉쭉 올라오는 모습을 볼 수가 있을 것이다. 다소 주관적이기는 하지만 최소 3~4배 이상의 효과는 있을 것으로 본다. 당연히 생혈량과 사침의 횟수는 줄일 수 있다. 위에서 잠시 언급한 바 있는 꾹꾹 눌러서 사침한다 하였는데 이 말은 해당 부위의 경화도가 높아 어혈이 잘 나오지 않을 때 NP 방법과 함께 사용하면 조금 더 효과적인 방법이다. 사침기를 피부 위에 놓고서 꾹 눌러서 사침기를 움직이지 않은 채 두 번 꽝꽝 사침기를 누르는 것이다. 실제로 해보면 조금 도움이 될 것이다.

다. NP의 방법과 마중물 효과

NP의 방법을 글로써 설명하는 것과 독자가 이를 글로써 이해하는 것도 실상은 쉽지 않을 것으로 보인다. 직접 행위로써 보여 주고 직접 보면서 익혀 가야 하는 부분이 많기 때문이다. 일견 쉬워 보이는 NP 방법을 필자에게 직접 보고 배운 사람들도 상당한 시간이 걸려서야 제대로 하는 것을 보았는데 암튼 최선을 다해 설명해 보겠다. 이해가 가지 않는 부분이 있다면 설명하는 대로 직접 사혈해 가면서 따라간다면 어느 정도 이해가 갈 것으로 짐작된다.

① 해당 부위에 통상 3구침으로 8~10회 이상 사침하던 것을 4~5회 정도로 줄여 사침한다. 1부항에서 생혈이 나오든지 생혈과 섞여 어혈이 나오든지 할 것이다. 부항컵 속의 피가 증가하고 있는지 아니면 멈추었는지를 확인한 후 멈추었다면 바로 부항을 떼고 부위를 닦아 낸다. 사실은 완전히 멈추었을 때보다는 완전히 멈추기 직전이 좋다. 그래서 NP는 타이밍이 중요하다. 하지만 이를 눈으로 확인하는 것은 경험이 좀 필요한 부분이다. 부항에는 그림이나 눈금이 있는데 이것을 이용하면 증가하는지 여부를 좀 더 쉽게 확인할 수 있고 부항컵 안의 사침자리에서 어혈이 나오는데 추출되는 모습을 보면 증가하는지, 감소하고 있는지, 멈추었는지를 확인할 수 있다. 몇 번의 훈련을 통해서 익숙해질 수 있다.

② 사침을 하지 말고 2부항을 올려 다시 음압(-)을 걸어 보라. 나오기를 멈추었던 생혈 혹은 어혈이 다시 나오기 시작한다. 이것이 NP이다. 지금부터가 중요하다. 2부항 중에 어혈이 조금씩 올라오는 것을 눈으로 확인할 수 있다. 힘들지만 피가 나오고 있는지 멈추었는지 계속 부항안을 들여다보면서 확인하고 있어야 한다. 어혈이 스물스물 올라오는 것을 확인할 수 있다. 그러다 나오는 속도가 느려지면서 드디어는 멈춘다. 멈추기 직전에 다시 부항컵을 열어 약 7~8초간 기다린다(2부항을 부항컵의 어혈을 휴지로 닦아 낸 다음 올릴 경우에는 별로도 7~8초를 추가로 기다릴 필요는 없다. 왜냐면 부항컵을 닦는 시간이 소요되었기 때문이다. 부항컵을 닦지 않고 바로 NP를 할 경우에만 7~8초 대기하였다가 다시 음압을 걸어 주면 된다). 너무 빨리 다시 부항컵을 올리는 것도 마중물 효과상 문제가 있고 그렇다고 너무 늦게 올리면 사혈한 구멍이 막혀 더 이상 사혈이

안되기 때문이다. 또한 NP 후에 어혈이 나오지 않고 멈추었는데도 부항컵을 열어 다시 NP해 주지 않는다면 사침 구멍은 막히게 되고 그렇게 되면 다시 사침을 해야 하기 때문이다. 그렇다고 굳이 시간을 재느라 시계를 들여다볼 필요는 없고 마음속으로 8까지 헤아리면 된다. 왜 7~8초간의 시간이 필요할까, 그리고 나오지 않던 어혈이 일정 시간 경과 후 다시 부항을 걸면 어떻게 다시 나올까? 해답은 마중물 효과 때문이다.

  잠시 마중물 효과에 대하여 살펴보고 넘어가자. 마중물이란 옛날 시골에 가면 지하수의 물을 끌어 올리는 펌프를 기억할 것이다. 이때 수 미터 아래에 있는 물을 지상으로 끌어 올리기 위해 바가지로 펌프 위에 붓는 물을 말한다. 이때 펌프로부터 물이 있는 지하 바닥까지의 파이프 전체 구간에 물을 채우는 것은 아니다. 중간 일부만 채워도 바닥과 중간 및 펌프 상단까지 압력을 유지하므로 펌프질의 압력으로 물을 길을 수가 있는 것이다. 펌프를 이용하여 우물의 물을 긷는 것과 대롱 같은 혈관에서 어혈을 뽑아내는 것이 유사하지 않은가? 사혈에 적용하여 설명하자면, 사침을 하고 부항을 걸면 피부 얇은 곳에서는 부항컵의 압력으로 인하여 대부분 부항컵 내의 둥근 부분과 수직으로 내려갈수록 얇은 부분에만 음압이 미치게 되며, 깊은 부분으로 갈수록 그 깊은 부분에 미치는 압력은 더욱 약해질 수밖에 없다. 더구나 질긴 어혈로 힘들게 나오는 어혈인 경우는 깊이 때문에 약해진 음압으로 인하여 더욱더 뽑아내기가 어렵다. 경화도가 높은 부위라면 더욱더 그러하다. 그리하여 부항컵을 일시적으로 열게 되면 부항컵 밖이나 깊이로 내려가는 주변의 생혈이나 어혈이 앞서 빠져나간 부위로 흘러들어와 어혈이 빠져나가 비워진 일부분을 채우게 되고(마치 해수욕장 모래사장에서 손으로 모래를 파내면 다시 그곳으로 모래가 흘러들어와 그곳을 메우는 현상과 같다), 이때 다시 음압을 걸어 주면 마치 우물의 마중물의 효과처

럼 깊은 곳의 어혈이 다시 빠져나오기 시작하는 것이다. 주의할 점은 부
항컵을 열 때 기존 뽑혀 올라온 어혈이 밖으로 쏟아지지 않는 범위 내에
서 부항컵을 완전히 열어 줘야 한다(음압이 거의 '0' 상태). 그래야 주변의 어혈
이나 생혈이 부항컵 압력이 미치는 범위 내로 들어오기 때문이다. 부항컵
을 열 때 부항컵 안에 어혈이 있다 하더라도 부항컵을 살살 열어 압력을
빼낸 뒤 그냥 피부 위에 부항컵을 힘들이지 않고 얹어 놓았다는 기분이
들 정도이면 된다. 강조하지만 부항컵 내의 어혈이 나오지 않을 정도여야
한다. 거의 표면장력에 의해 내용물이 쏟아지지 않을 정도이다. 어혈일
경우는 거의 굳어 있어 흘러나올 문제가 거의 있지 않지만 생혈일 경우는
옆으로 흘릴 염려가 있으므로 휴지로 닦아 낸 후 NP를 실시하는 것이 좋
다. 마중물 효과를 통한 NP 방법의 중요한 점은 사침 구멍이 막히기 전에
NP를 적절히 사용하여 지속적으로 사혈을 하여야 한다는 것이다. 실제로
필자는 보통 한번 사혈로 적어도 4~10회가량 가능하였으나 필자를 통해
배운 사람들은 평균 3~4회의 NP만 가능했으니 무엇을 시사하는지 알 수
있으리라 본다.

③ 3부항부터 계속 동일한 요령으로 반복하여 시행한다. 한번 사침으로
언제까지 NP를 계속할 수 있을까. 물론 어혈이 지속적으로 나온다면 계속
NP를 반복하여 시행해야 한다. NP를 멈추고 다시 사침을 하여야 할 때는
사혈 구멍에서 어혈이 아닌 진물이 나올 때이다. 제대로 NP를 하게 되면 앞
선 사침의 NP보다 뒤의 사침의 NP를 시행할수록 점점 더 어혈이 증가하는
것을 알 수 있다. 때로는 한 번의 사침에 NP를 더해 갈수록 오히려 어혈량
이 증가할 때도 있다. 한번 사침으로 적게는 3~4회 많게는 10회 정도도 NP
가 가능하다. 이렇게 NP를 진행하다 보면 진물뿐 아니라 사혈 구멍에서 마

치 개구리알 모양의 작은 거품들이 솟아 나오는 것을 볼 수 있다. 진물이나 거품 그리고 어혈의 양태는 해당 부위의 상태를 알 수 있는 바로미터가 되기에 그 중요성을 감안하여 따로 후술하기로 하겠다. NP를 고안하기 전에는 부항컵을 뗄 때마다 사침을 하였고 당일 사혈량을 채우고 나면 약 7~8회(1회당 사침 구멍 30~50개) 정도 어떤 때는 10회 이상이 되기도 하였으나 NP를 이용한 이후에는 거의 3~4회 사침만으로 당일 사혈량을 채울 수가 있었고 그만큼 사침통과 생혈량도 줄일 수 있었다.

④ 진물이 나오면서 좁쌀 두 배 크기 정도의 소량의 어혈이 나오거나 더 이상 어혈이 나오지 않을 때 부항컵을 비우고 다시 사침을 한 후 부항컵을 올려 음압을 가한다. ①~③번까지의 요령으로 반복한다.

지금부터는 부항컵을 열어 대기했다가 다시 부항컵을 붙이는 동작 간의 시간 간격에 대한 요령에 대하여 알아보자. NP를 하는 도중 부항컵을 열어 대기하는 시간을 7~8초 일률적으로 하는 것보다는 가끔 부항컵을 완전히 열었다가 다시 음압을 거는 시간의 간격을 3~4초간 기다렸다가 다시 부항을 올려 음압을 걸고 5~6초간 기다렸다가 다시 부항컵을 걸거나 완전히 이완하였다가 바로 다시 부항컵을 올려 음압을 건다든지 다양한 방법으로 해보면 그때마다 쭉쭉 올라오는 어혈을 확인할 수 있을 것이다. 진한 어혈일수록, 사침 구멍에서 빠져나오기 힘든 어혈일수록, NP 동작을 수차에 반복할 때마다 구멍을 빠져나오는 어혈을 보게 된다. 글로써 모두를 설명하기는 어렵지만 이런 요령으로 NP를 다양하게 하다 보면 익숙해지게 될 것이며 효과적인 NP 요령을 익히게 될 것이다. 이렇게 하다 보니 필자가 체험적으로 느끼는 가장 효과적 NP 방법은 사침 후 NP할 때 어혈이 나오고 있는 중이거나 나오지 않더라도 NP로 음압을 걸고 20~30초 이내에 무조건 다시 NP를 실시하는 것이다. 이런 식으로 반복하다 보면 3회차 사침 또는 4회차 사침할 때쯤이면 즉, 회차 수가 증가할 때마다 어혈량이 점차적으로 상당히 증가해 가는 것을 알 수 있다.

NP를 진행하면서 NP의 효과를 보다 높이는 방법이 또 한 가지가 있다. 바로 마사지(주무르기)이다. 부항컵을 떼어 어혈을 닦아 낸 뒤 휴지를 사혈 부위에 놓고 손바닥으로 넓게 문지르는 것이다. 그리하면 경화된 조직이 좀 더 풀려 사혈이 용이하게 되는 것을 알 수 있을 것이다. 다만 주의할 점은 수차의 NP로 물집이 생겨 터트렸을 경우 마사지할 때 휴지와 피부 간에 마찰이 생기지 않도록 하는 것이다. 휴지를 대고 지그시 눌러 해당 부위와 손바닥이 일체가 된 듯이 돌려야 한다는 것이다. 그리고 다시 부항컵을 올려 음압을 주면 된다. 이 마사지는 NP와 NP 사이에 해도 좋지만 수차의 NP 후 사침을 하기 전에 실시하여도 좋은 효과가 있다. 또 다른 방법 한 가지는 사침을 한 후 잠시 기다렸다가 피가 피부 위로 조금 배어 나오는 것을 확인하는 것이다. 이는 이전에 부항의 음압을 통해 빠져나간 공간에 혈액이 다시 들어와 차는 것을 조금 기다려 준다는 의미이고 조금 더 사혈량이 증가하는 것을 알게 될 것이다.

NP 효과를 계수적으로 확인해 보면 사침 한 번에 평균 5~7회의 NP를 실시하는데 5회만 실시하는 것으로 하고 사침 횟수는 4회를 잡아도 5×4=20 즉, 일반적 사혈 방법으로 20회의 부항 횟수와 같다 할 것이다. 일반 사혈 방법보다 훨씬 깊은 곳의 어혈을 뽑아내었음은 당연하다. 일반 사혈 방법으로 사침을 20회를 할 수도 없을뿐더러 그렇게 한다면 생혈로 인하여 당일 사혈 가능한 사혈량의 범위를 훨씬 벗어나게 될 것이다. 또한 일반적 사혈 방법보다 깊은 곳에서 진한 어혈을 제거한 효과를 가지고 있다.

다음으로 NP의 부정적 효과에 대하여 알아보자. 위에서 언급한 바와 같이 경화도가 높은 조직이나 깊은 곳에 위치한 장기에 대한 사혈적 효과는 뛰어난 반면에 안타깝게도 부정적 효과도 있다. NP는 쉽게 말해 부항컵을 붙였다 뗐다를 반복하는 것이다. 이렇다 보니 부항컵의 둥근 테두리 부분에 닿는 피부에 통증이 생긴다는 것이다. 나중에는 부항컵 둥근 주변의 살갗이 살짝 벗겨져 쓰라림을 느낄 수도 있다. NP를 지속하다 보면 부항컵 테두리를 제외하고도 NP를 하지 않는 경우보다 훨씬 많은 어혈과 함께 진물과 물집이 생긴다. 진물과 물집이 생긴다는 것은 사혈로 어혈을 뽑아낸다는 측면에서는 제대로 사혈을 진행하고 있는 것으로 보아도 좋을 것이나 물집을 터트리고 계속 진행하면서 사침을 할 경우 통증이 약간 더해진다는 점이다. 그러나 이렇듯 NP의 부정적 효과가 있을지라도 긍정적 효과가 크므로 당연히 진행하여야 한다. NP의 편익성이 상대적으로 높다는 것을 의미한다.

7. 명현 반응에 대하여

가. 명현(瞑眩) 반응이란

　명현 반응에서 瞑(명)은 '눈이 어둡다'라는 의미이고 眩(현) 역시 '어둡다' 라는 의미이다. 원래 한의에서 사용하던 말인데 한약을 복용하여 호전되는 과정에서 일시적으로 해당 부위의 증세가 나빠지거나 다른 부위의 나쁜 증세까지 나타나는 등의 예상하지 못한 반응이 나타나는 것을 말한다. 요즘은 이 단어가 의학계 이외에도 화장품이나 건강식품 등 많은 분야에서 통용되고 있다. 어떤 치료나 약의 복용을 통하여 일시적으로 나빠지거나 다른 부위의 나쁜 증상도 드러나게 되지만 호전되어 가는 과정에서 일어나는 일시적 현상으로만 이해한다면 오히려 한자로 어둡다는 뜻만 있는 명현(瞑眩)이 아니라 밝게 드러난다는 의미의 명현(明顯)이어야 하지 않을까 생각한다. 남의 비판은 다락방에서 하고 병은 알리라고 하였으니 명현 반응이 나타나는 것은 일면 반가워해야 하지 않을까 싶다.

나. 사혈에서의 명현 반응(明顯反應)

　굳이 사혈에서의 명현 반응에 대하여 따로 설명할 필요성을 느낀 이유에 대하여 살펴보자. 일단 사혈하는 것은 반드시 지켜야 할 부분 즉, 적절한 사혈량 이내의 사혈 등을 지켜서 사혈한다면 좋으면 좋았지 나쁠 것이 전혀 없다. 피는 다시 뽑아낸 양만큼, 피를 생산하는 장기가 건강하고 영양(철분 등)이 풍부하며 혈액 생성을 위한 시간이 주어진다면 다시 채워지기 때문이다. 앞서 언급한 바도 있지만 모든 질병은 피에 의한 모세혈관병으로 압축하여 말할 수 있다. 그리고 동맥을 통하여 들어온 모세혈관의 피는 정맥으로 나가 모인다. 그런데 동맥에서 이어진 모세혈관의 피가 어느 부위를 거친 뒤 어느 지점의 정맥 혈관으로 빠져나가는지 모른다는 점이다. 말이 조금은 어렵다. 이해하기도 어려울 것 같아 실례를 들어가며 설명하는 편이 나을 듯싶다. 일정 부위에 대하여 사혈을 해보면 해당 부위의 압통뿐만 아니라(위를 사혈하면 배 속의 위가 통증을 느끼는 것으로, 위가 나빠 음압을 걸면 위가 다소의 통증을 느끼는 것은 당연하다 할 것이다) 다른 부위에서 울림 현상이 나타난다. 예를 들면 어깨 견정혈 부분이나 목 부분을 사혈하면 뒷머리 쪽이나 머리 위쪽 부분에서 울림 현상이 나타난다. 심지어는 눈썹 위의 부분까지 울림 현상이 나타나기도 한다(음압을 풀면 울림 현상은 바로 소멸된다). 어깨 부위나 목을 사혈하기 전에는 뒷머리가 아프거나 머리 위쪽이 별로 아픈 기억이 없다면, 어깨와 머리는 제법 거리가 있는데도 왜 일체인 것처럼 연결되어 울림 현상이 나타나는 것일까. 왜 이런 현상이 있는 걸까. 피의 흐름상 어깨에서 있던 모세혈관이 머리까지 연결되어 있는 것은 아닐까. 그러면 동맥을 통하여 한 번 들어간 모세혈관의 피는 언제 어디서 정맥 혈관으로 나오는 것일까. 그 경로는 어디일까. 참으로 의문에 의문이 꼬리를 문다. 문헌에도 없고 과학적으로 밝혀진 바 없으니 묵상할 수밖에 없다. 몸의 기능 중에서 거의 손가락만 움직일 수 있었던 영국의 천체물리학자인 케임브리지대학의 스티븐 호킹 박사는 우주는 고사하고 집밖에도 다른 가족의 도움으로 겨우 드나드는 분인데 최고의 천체물리학자이지 않았던가. 오직 생각만으로 천체물리학의 비밀을 누구보다도 많이 풀

어냈던 분이다. 우리 몸도 우주를 닮았다 하고 천체물리학에 버금갈 정도로 어려우니 생각으로 함께 풀어 볼 숙제일 수밖에 없지 않겠는가. 물론 합리성과 논리성을 겸비해야 함은 당연하다. 일단 필자의 생각을 정리해 보겠다. 만일 한 부위와 원격의 다른 부위가 모세혈관으로 연결되어 있지 않다면 한쪽에서 음압을 건다고 다른 쪽이 반응하지는 않을 거라는 것이다. 긴 대롱에 물을 채워 입으로 바람을 분다면 대롱 끝부분에 있는 물이 나간다. 즉, 입의 압력이 대롱으로 연결된 끝에 압력이 미치게 되는 이치를 생각해 보면 쉽게 이해가 갈 것이다. 핏줄은 어차피 연결은 되어 있되 일정 부위의 모세혈관의 피가 굵은 정맥혈로 나갔다가 다른 부위의 모세혈관으로 들어갈 수도 없을뿐더러(피의 흐름상 역방향으로 압력이 미칠 수 없다. 신기하게도 간문맥 한 곳은 유일한 예외로 알려져 있다) 부항에 거는 압력만으로 원격 부분에 있는 곳에 울림 현상이 나타나는 것은 원격에 있을지라도 모세혈관이 서로 연결되어 있고 해당 부위와 떨어진 다른 부위까지 일부 혹은 전체가 막혀 있음을 의미한다고 생각된다. 이것은 어쩌면 병원에서 말하는 암의 전이를 설명할 수도 있는 단초가 될 수도 있다 하겠다. 원발성 암이 간암인 환자가 폐암으로 전이되거나 위암 환자가 대장암으로 전이되었다고 말하는 것을 의미한다. 질병 편에서 다시 언급하겠지만 참고로 필자는 이러한 점에서 암의 전이를 받아들이기 어렵다. 원발의 부위 외에 원격지의 다른 부위에도 종양이 존재하였으나 당시에는 후발의 부위에 있는 종양이 아직 크지 않아 검사로 발견해 내지 못하였거나 각종 항암제 치료와 방사선 치료 등에 의해 나빠진 피로 인하여 존재해 있으나 크기가 작아 발견하지 못했던 미성장 종양을 더욱 악화시켰거나 혹은 새로 생긴 종양일 수는 있겠으나, 원발의 암세포의 일부가 떨어져 나와 피를 통하여 다른 곳으로 이동하여 자리를 잡고 다른 정상세포를 암세포로 바꾸어 후발성 악성종양이 생겼다는 병원의 이론에 강한 의문을 가지고 있다. 본론으로 되돌아가서 일정 부위에 음압을 걸면 나타나는 다른 부위에서의 울림 현상이 있을 경우 그 부위에도 병증이 있음을 알려 주고 있다고 보아야 한다. 일종의 명현 반응이라고 보아야 한다. 숨어 있던 환부가 밝게 드러나는 것이다. 다른 형태의 명현 반응도 있다. 기본적으로 피의 흐름은 물의 흐름과 같아서 막힌 곳보다는 열려 있고 뚫린 곳으로 잘 흐르게 마련이다. 사혈을 하면 당장 몸속의 피가 정상적으로 생성되어 보충될 때까지는(통상 10~15일 이내) 적든 많든 정상 수준 이하의 혈액량을 지속하게 된다. 사혈한 곳은 통증이 감소되는 것은 물론이고 사혈로 막힌 곳을 뚫어 준만큼 혈류가 증가하게 되나 다른 부분의 막혀 있는 부위는 상대적으로 오히려 혈류가 줄어들게 되는 것이다. 오른쪽 무릎이 아파 사혈을 하였는데 어느 날 아프지 않던 왼쪽 무릎이 아픔을 느끼는 경우도 있다. 오른쪽 무릎이 아플 때 왼쪽 무릎에는 병증이 없었던 것일까. 그렇지 않다는 점이다. 드러나지 않았을 뿐이지 존재해 있었다는 점이다. 이 역시 일종의 명현 반응으로 보아야 할 것이다. 이 외에도 다른 부위에 사혈을 하였는데 심장박동이 평소보다 항진된다든지 하는 것도 있다. 물론 몸속에서 피가 부족하면 부족한 만큼 혈류량을 높이기 위해 자율신경에 의해 심장박동이 빨라진다고 볼 수 있으나 정상적인 범위 내에 있는 사람은 거의 느끼지 못할 정도이나 심장에 문제가 있는 사람은 사혈 후에 심장박동이 빨라지는 현상을 느끼는 수도 있다. 이 경우 심장에 문제가 있으며 심장을 사혈을 해야 하는 이유가 있음을 알게 되는 것이다. 결론적으로 사혈에서의 명현 반응은 숨겨진 병이 드러나는 것으로 치료의 이유를 찾는다는 차원에서는 오히려 반겨야 할 부분이지 않을까 싶다. 결코 어두운 부분이 아니라 밝게 드러난다는 것이 명현(明顯) 반응인 것이다.

8. 피 부족 현상

가. 피 부족 현상이란

사혈을 하면 생혈이든 어혈이든 필연적으로 추출하게 되는데 일정한 시간이 경과하면서 우리 인체는 일련의 조혈기전을 통하여 부족해진 혈액량만큼 다시 채우게 된다. 따라서 사혈하는 순간부터 인체가 부족한 혈액량만큼 만들어 채우는 순간까지는 정상적 수준 이하에서 지내게 된다. 그렇다고 위험하다는 것은 아니니 큰 염려하지 않아도 된다. 보통 1회차 사혈의 양은 적십자에서 1회 헌혈하는 수준 정도이다. 자세한 것은 적정 사혈량 편에서 설명하겠고 여기서는 피 부족 현상의 개념에 국한하여 설명하고자 한다. 문제는 질병을 고치고자 하는 사혈이 한 번으로 그칠 수 있는 것이 아니라 몇 번이고 반복해야 한다는 것이다. 물론 근육에 생겨 통증을 일으키는 어혈인 경우는 한 번의 사혈로도 족할 수 있다. 그러나 신장이나 간 등의 장기들은 몸속 깊은 곳에 있을 뿐 아니라 연령에 따라 경화도가 높아 한두 차례 사혈로는 어렵다. 신장 사혈만 제대로 하더라도 거의 10일 간격으로 8~9회차를 실시하여야 하므로 최소 3개월 이상이 소요되어야 한다. 여기에서 문제는 사람에 따라서는 즉, 연령별이나 남녀 성별 또는 현재의 몸 상태에 따라 조혈 능력이 천차만별이라 장기적으로 사혈을 진행할 경우 회차당 사혈량과 대상자의 조혈량을 잘 계산해야 한다는 점이다. 그렇지 않으면 피 부족 현상을 만나게 되어 사혈을 중단해

야 하는 시점에 이르게 될 수도 있다는 점이다. 피 부족 현상이 일어나게
되는 것을 계수적으로 설명하고자 한다.

예시

60세인 남성 A 씨를 사혈하는 데 1회차에서 사혈량 200cc를 하였다
고 가정하자. 그리고 10일 간격으로 2회차 3~6회차 등 계속 사혈하였
다고 가정하자. 그리고 이 A 씨의 10일간의 조혈량(조혈 능력)이 180cc
밖에 안 된다고 가정하자.

	피 부족분
1회차 200cc 사혈	-200cc
---10일 경과로 180cc 보충---	-20ccc
2회차 200cc 사혈	-220cc
---10일 경과로 180cc 보충---	-40cc
3회차 200cc 사혈	-240cc
---10일 경과로 180cc 보충---	-60cc
4회차 200cc 사혈	-260cc
---10일 경과로 180cc 보충---	-80cc
5회차 200cc 사혈	-280cc
---10일 경과로 180cc 보충---	-100cc
6회차 200cc 사혈	-300cc

위의 표는 적정 사혈량 편에서 자세히 설명하겠지만 이해도를 높이기 위하여 일단 사혈량을 200cc로 정하였고 계속 사혈을 진행하면서 조혈 능력과의 관계에서 나타날 수 있는 현상을 작위적으로 도식화한 것이라 할 수 있다. 그러나 여기서 짚고 넘어가야 할 것들이 있다. 우선 앞의 도표를 읽어 보자. 1회차 사혈로 피 부족분이 200cc이지만 10일간의 조혈량이 차수당 사혈량에 미치지 못하여 차수를 늘려 갈 때마다 부족분이 증가하게 되고 6회차에 이르면 순간의 피 부족량이 300cc에 이르게 됨을 알 수 있다. 즉, 6회차에서는 한 번에 300cc를 뽑은 결과를 가진다는 것이며, 회차를 늘릴수록 더욱더 격차를 벌어지게 될 것이다. 이때쯤이면 당연히 반응이 일어난다. 아니 사람에 따라서는 그전에도 피 부족 반응이 일어날 수 있다. 피 부족 반응이란 사혈 후 평소보다 피로감을 느낀다든지(이것은 아주 약한 초기의 반응에 해당), 약간 빈혈감을 느낀다든지, 얼굴이나 손바닥에 핏기가 없어 조금 창백해진다든지, 눈 밑을 뒤집어 보면 빨간 실핏줄이 적게 보인다든지 하는 것 등이다. 다소의 피로감이나 빈혈감을 느끼는 것은 큰 문제를 일으키지는 않는다. 중요한 것은 위의 A 씨 경우 적정 사혈량의 정함과 A 씨의 조혈 능력에 대한 파악을 제대로 하지 못했다는 점이다. 위의 예시보다 10일간의 조혈량이 10cc가 더 낮은 170cc밖에 안 된다면 6회차에서는 부족한 혈액량이 순간적으로 360cc가 될 수도 있다. 1회차의 부족량이 크면 클수록 마지막 회차 때의 순간 부족 혈액량은 커지게 되는 것이다. 물론 이것저것 따지지 않고 피 부족 현상이 나타나면 사혈을 중단하면 된다고 말할 수도 있다. 그렇게 말하면 학습하는 의미가 없지 않겠나 싶다. 대처할 수 있는 방법이 있다면 방법을 강구하여 지속적으로 사혈을 해갈 수 있도록 하는 것이 바람직하지 않을까 한다. 여기서 한 가지 의문을 가질 수 있다. 피는 생명이므로 의도적이든 사고든 과다출혈을 한다면 과다출혈에 의한 쇼크사를 당하게 될 것이다. 과연 얼마나 출혈을 할 경우에 이런 위험에 노출될까. 이에 대하여는 다음 장에서 살펴보자.

나. 과다 출혈로 인한 쇼크(shock)의 기준

사고가 나든지 의도적 행위로 인하여 출혈을 일으키든지 우리 인체의 혈액이 일정량 이상 부족해지면 쇼크(shock)가 오고 이로 인하여 사망에 이를 수 있다. 과연 우리 인체의 혈액 중 얼마만큼의 피가 부족하거나 소실되어야 사망에 이를까? 사람 몸무게 따라 혈액량이 다르므로 사람마다 쇼크에 이르는 출혈량은 다르다 할 것이다. 그러나 사람 목숨은 하나뿐이니 이를 위하여 임상은 실시할 수 없는 노릇이다. 교통사고 등 대부분의 사고로 인한 경우 대량 출혈에 의한 사망이란 말로써 마무리한다. 얼마만큼의 출혈이 있어야 대량 출혈인가? 몸무게 따라 출혈량의 기준이 다를 수밖에 없고 죽어 봐야 알 수가 있는 일이지만 비슷한 경험을 한 바 있는 필자의 예를 보아 추정해 보자. 10년 전의 일이다. 필자가 초등학교 동창생이 모이는 체육대회에 참가하여 경기 중 넘어져 허리와 엉덩이 부분을 크게 다친 일이 있었다. 당연히 허리와 엉덩이 등에 통증이 발생하여 곧장 집으로 택시를 타고 와 제자의 도움을 받아 사혈을 진행하였다. 당시 세 군데 이상에서 통증이 생겼고 사혈을 300cc 정도 실시하였고 이후에도 큰 통증은 다소 완화되었으나 통증이 계속되어 2일 정도 지난 뒤 또 사혈을 약 200cc 정도 실시하였다. 3~4일 후(간격은 확실하게 기억이 잘 나지 않음)에 한 차례 더 200cc 정도의 사혈을 진행하였다. 그리하여 통증은 거의 없어지고 전과 같이 움직일 수 있었는데 당시 왜 이리 짧은 시간에 자주 사혈을 진행하였는지 모르겠으나 어디까지 버틸 수 있는지 시험하고 싶은 생각도 한편으로는 있지 않았을까 하고 기억된다. 왜냐하면 늘 과다출혈에 의한 쇼크라는 출혈량이 궁금하였기 때문이다. 암튼 세 차례의 사혈 이후 몇 시간 지나지 않아 갑자기 옆으로 쓰러지면서 앞이 캄캄해지는 빈혈을 경험하였다. 보통의 빈혈감과는 달리 몸을 지탱하기 어려운 상태가 되었다. 물론 위험한 일로써 절대 그리해서는 안 될 일이다. 암튼 필자의 경험을 토대로 쇼크의 출혈량을 추측해 보자. 당시 필자의 몸무게는 85kg이었다. 그러면 당시 필자의 혈액량은 6.8L이다. 우선 세 차례의 총사혈량은 700cc이며 사혈 간격은 2차 때와 3차 때를 합하여 약 6일 정도의 간격을 가져갔으니 이 기간 동안 조혈량은 정확하게는 알 수 없으나 그때 당시의 연령을 고려하고 보수적으로 생각하여 1일간 조혈량을 20cc(1일 약 30cc를 기준으로 하되 체내의 정화 과정상 용도 폐기된 혈구의 파괴되는 양을 10cc로 감안하여 차감한 양)로 잡으면 120cc가 된다. 그러면 3회차 사혈 시점은 순간 부족 혈액량은 580cc가 될 것으로 추정된다. 이를 총혈량과 비교해 보면 580cc÷6,800cc=0.085(약 9%) 당시 필자가 출혈로 사망에 이른 것은 아니고 아직도 사망에 이르기는 혈액량의 여유가 있었다고 보아야 하지 않을까 싶다. 당시 필자가 경험을 통해 내린 결론은 사람 몸속에 존재하는 혈액의 총량에서 약 10~12% 이상이 순간 출혈할 경우 위험(쇼크)에 처할 수 있다는 것이었다. 필자의 경우 6.8L이니 그에 대한 10%는 680cc이고 12%는 812cc이다. 이는 순간 부족 혈액량이다. 사고나 의도적이 아니라면 이런 순간까지 갈 리가 없고 200~300cc를 사혈(대상자의 적정 사혈량)하고 10일에서 15일 이내에 충족되니 사혈 간격만 지킨다면 그리 걱정할 일은 아니다. 다만 왜 군이 이런 경험을 말하는가 하면 필연적으로 사혈도 출혈을 동반하므로 극한 상태의 출혈량에 대하여도 정확하지는 않지만 이에 대한 어느 정도의 감각은 있어야 하지 않을까 하는 동기의 발로인 것이다.

다음으로 생각해 보아야 할 점이 있다. 추측건대 필자의 경우는 순간적으로 700cc 이상(총혈량의 10% 이상)이 출혈된다면 분명 위험한 상태에 놓이게 될 수도 있을 것으로 본다. 순간 부족량에 이르게 되었을 때 무엇이 문제가 되어 쇼크사에 이르게 될까? 혈액량이 부족하게 되면 제일 먼저 혈관 내압 급속하게 떨어지고(혈압이 떨어지고) 그 결과 뇌로 가는 혈류량이 급감함에 따라 산소 공급이 순식간에 떨어짐으로써 얼마 지나지 않아 의식을 잃게 되고 위험한 상태로 들어가게 된다. 물론 초기의 심장에서는 자율신경에 의해 심장의 박동을 빠르게 하면서 혈류량을 늘리려 하지만 위에서 언급한 대로 순식간에 부족하게 되면 이러한 한계를 넘게 되고 오래 지나지 않아서 결국 산소 부족에 따라 뇌세포는 죽어 가게 될 것이다. 그런데 여기에서 궁금한 점은 순식간에 부족한 것이 아니라 차츰차츰 시차를 두어 가며 부족하였을 경우는 어떤 결과일까 하는 점이다. 우선 병원에서 피가 부족한지 여부를 검사하는 것부터 알아보면 채혈을 통해서 적혈구검사 혈색소 농도 헤마토크릿 검사 등을 통하여 빈혈 여부를 확인하고 있다. 그 외에도 백혈구 검사, 혈소판 검사 등이 있다. 당시 필자는 다른 필요에 의하여 빈혈 여부를 확인하기 위하여 병원에서 채혈을 하여 혈색소 농도에 대한 검사를 하였다. 정상수치는 남자 12~13 이상이 정상이며 여자의 경우는 10~12이다. 여자는 매월 생리 즉, 외출혈이 있음을 감안하여 남자보다 정상 범위가 낮은 것으로 볼 수 있다. 정상 남자의 경우 12 이하로 떨어지면 빈혈이 있을 수 있다고 판단하며 10 이하일 경우 특별히 외출혈이 없었다면 분명 어느 부위에 내출혈을 동반하는 병소가 있거나 조혈에 관계된 장기 등에 병증이 있을 수 있다고 의심하게 된다. 그래서 의사로부터 질병 검사를 받아 보라고 권유받게 된다. 당시 필자의 혈색소 농도의 검사 결과는 6.8이었다. 그 당시에는 필자가 계속 사혈을 진행하고 있던 중이었으니 당연한 검사 결과라 할 수 있었다. 이 정도의 수치라면 당연히 검사 의사에 의하여 빈혈이 있다는 판정을 수긍할 수 있는 수준이었고 사실상 짐작하고 있던 터였다. 그렇다면 필자는 당시 빈혈을 느꼈을까? 거의 빈혈이라고 여길 만한 증상을 느껴 본 적이 없다는 사실이다. 피가 붉게 보이는 것은 헤모글로빈의 주요 원소인 산화철 때문인 것으로 혈색소라는 것은 헤모글로빈이 많으면 혈색소의 농도가 그만큼 짙어지게 되므로 결국은 헤모글로빈과 동의어라고 보면 된다. 혈색소 농도가 정상의 범위에 속하는 피는 짙은 선홍색이며 점도가 꽤 있으나 위의 필자의 경우처럼 6~7의 범위에 있는 사람의 피는 옅고 맑은 홍색이며 점도가 낮아 눈으로 보아도 피 자체가 묽어 보인다. 사혈해 보면 마치 진물과 섞인 혈액처럼 보인다. 사혈을 안 하는 보통 사람과는 달리 왜 빈혈이 일어나지 않을까? 그 이유에 대하여 알아보자. 앞서 언급한 바와 같이 모세혈관에 박혀 혈액의 소통을 방해하고 있는 어혈은 생혈(정상적인 피)과 더불어 몸무게에 대한 혈액량 즉, 총혈액량을 구성하고 있다는 점이다. 상식적인 선에서 생각해 보자. 어차피 어혈은 산소와 영양의 운반이라는 제 구실을 못 하는 피이니까 총혈액량의 한편을 구성하고 있다 하더라도 인체에는 도움을 주지 못하는 피이다. 그러니 있으나 마나 한 것이기 때문에 어혈을 뽑아낸다고 해서 다른 변화는 일어나기는 어렵다고 볼 수 있다 (실제로 혈색소 검사에서 기준이 12 이상인데 필자는 7 정도밖에 되지 아니하여도 빈혈을 거의 느낀 적이 없다). 단지 이를 추출하고 난 다음의 문제는 뽑아낸 만큼의 혈관 내압이 떨어질 수 있다는 점이다. 그러나 인체는 장기적으로는 항상성 기전에 따라 조혈 기능을 작동시키겠지만 단기적으로는 수분을 혈관 내로 흡수하여 압력 소실을 메우려 하게 된다. 현상적으로는 목이 마르다는 느낌이 들어 물을 마시게 된다. 필요에 따라서 사혈 후에 혈관 내의 0.9%의 혈액

염분 농도와 비슷한 소금물을 먹어 주는 것도 이러한 점에서 도움이 된다. 그래서 사고로 출혈량이 많은 환자가 병원 응급실에 실려 올 경우 무엇보다 식염수나 5% 포도당의 주사액을 우선적으로 환자의 팔에 꽂는 이유가 여기에 있는 것이다. 혈액의 손실로 일어나는 혈관 내압을 맞춰 주기 위하여 인위적으로 혈관주사를 통하여 수분을 주입하는 것이다. 이렇듯 일단 주사액을 주입하여 혈관 내압을 높여 주면 적혈구 수가 적어졌더라도 즉, 산소 공급량이 적어지긴 하였으나 뇌세포가 죽을 정도는 아니라는 것이다. 병원에서는 대부분 피의 부족만을 빈혈의 원인으로 본다. 대부분의 의사들은 한두 가지 많게는 두세 가지의 원인을 들고 그나마 치료한다고 하며 내리는 처방은 철분제이다. 철분제 처방을 받은 대부분의 사람들은 복용으로 변비에다 푸르스름한 변만 만나게 된다. 이에 대하여는 빈혈과 임상적 분류 편에서 다시 설명하기로 하겠다.

9. 적정 사혈량과 사혈 간격(term)

가. 적정 사혈량 계산

우리 몸속에 존재하는 혈액량은 몸무게의 약 8%라고 공부한 것을 기억할 것이다. 남자와 달리 여자의 경우는 생리를 통하여 그 양이 많든 적든 일정하게 외출혈이 발생하고 있다. 그리고 앞서 혈액에 대한 설명에서 연령이 들어갈수록 골수에서 생산하는 피의 양이 적어진다는 사실도 공부한 바 있다. 이런 변수를 고려하여 어떻게 하면 피 부족 현상을 느끼지 않고 사혈을 지속해 갈 수 있을까에 대하여 알아보자. 물론 상대방의 몸속에 들어간 것도 아니니 단번에 조혈 능력을 파악할 수는 없다. 다만 주어진 조건에서 파악하고 그에 맞춰 나가는 것이다. 우리 몸속의 혈액량을 구하는 것부터 시작해 보자. 일단 60kg 기준으로 사혈량을 200cc를 기준으로 한다. 이 기준점은 헌혈기관에서 몸무게와 비교하여 채혈 기준으로 삼는 1회 채혈량 정도이다. 적십자에서 수 없는 채혈 과정에서 이 정도는 괜찮다고 인정한 기준일 듯싶다. 그리고 젊고 건강한 사람이 하루에 조혈량은 40cc(소주컵 한잔 정도)이다. 그러면 대상자가 80kg일 경우에 총혈액량과 사혈 가능량을 계산해 보면 아래와 같다.

* 총혈액량 계산: 80kg×0.08=약 6.4L(1g=1cc)

* 사혈 가능량 계산

60 : 200=80 : X → 60X=200×80

(학창 시절 배운바 있는 외항과 내항의 합은 같다.)

답 X=266.7

　답은 약 270cc 즉, 80kg의 경우 총혈액량은 6.4L이고 약 270cc의 사혈을 할 수 있다는 의미이다. 주의할 점은 이것이 기준일 뿐이라는 점이다. 다음으로 대상자의 조혈 능력에 대한 파악이 중요한데 몸속에서 일어나는 일을 눈짐작으로는 알 수 없다. 그래서 처음 사혈을 시작할 경우에는 1회 사혈량 기준에서 80%부터 시작하는 것이 바람직하다. 즉, 80kg의 경우 270cc의 80%인 216cc 정도의 언저리에서 사혈을 시작하는 것이 좋다는 의미이다. 여자의 경우는 이보다 적은 70%에서 시작하는 것이 좋다. 왜냐하면 매달 치르는 생리 때문이다. 이런 기준하에서 시작하면 피 부족 현상을 많이 피할 수 있다. 대부분의 경우 5~7회차 사혈을 해보면 피로감을 호소하거나 약간의 빈혈감을 느끼는 경우를 호소하는데 이때는 회차당 사혈 간격의 조절을 통해 해결해야 한다. 사혈량이 적정 사혈량보다 적으면 효과도 적을 뿐 아니라 어혈을 빼낸 자리에 다음 사혈 회차에서 보면 다른 어혈이 들어와 차 있는 것을 볼 수 있는데 그만큼 치유의 기간이 연장된다고 보면 된다. 그러므로 가능한 범위 내에서 충실하게 어혈을 빼내어 줘야 한다. 이런 감량된 상태로 5~7회차까지 갔는데도 별문제가 없다고 생각되면(회차마다 문진을 통하여 피 부족 현상을 확인해야 한다) 80% 혹은 70%에서 본래의 사혈량 기준인 100%로 끌어 올려도 무방하다. 그러나 여기서 주의할 점은 대상자가 시작할 초기에 신부전증이나 각종의 원인으로 인하여 빈혈 증상을 느끼고 있는 경우라면 시작 사혈량을 60~70%로 더욱 낮추는 것이 좋다. 병원에서는 빈혈의 원인을 피의 부족으로만 생각하는 경향이 있으나 그렇지 않다는 것을 빈혈 발생과 임상적 분류 편에서 설명하겠다. 암튼 사혈 차수를 늘려 가다 보면 대응 방법에 익숙하게 될 것이다. 다음으로 70~80%로 사혈량을 줄였음에도 피 부족 현상을 느낀다면 사혈 회차 간 사혈 기간의 간격을 늘리는 것이다. 다시 말해 10일 간격으로 사혈하였던 것을 13일이나 15일 간격으로 늘리는 것이다. 보통 65세 이상의 노인 대상이나 인체 환경이 좋지 못한 사람을 대상으로 사혈할 경우에는 15일 정도의 간격이 바람직하다.

나. 사혈 간격

위에서도 잠시 언급하였지만 사혈 간격을 계산한 근거에 대하여 살펴보자. 젊고 건강한 사람의 경우 하루의 조혈량이 40cc(소주잔 한 컵) 정도로 알려져 있다. 이것은 보통 우리 인체에서 일어나는 정화 작용의 일환으로 사용 불가한 혈액이 간과 비장 등에서 파기되거나 여자의 생리 등으로 정기적으로 일어나는 외출혈을 감안한다면 생리 중 사혈할 경우에는 하루의 조혈량 전체를 대상으로 모두 사혈할 수 있는 양은 아니라는 것이다. 그리고 젊고 건강한 사람을 기준으로 하는 하루 조혈량 40cc에서 연령이 높은 사람일수록 혹은 젊은 연령이더라도 항생제 등의 장기 복용 등으로 몸속 환경 중 조혈기관의 퇴행이 있다면 이로 인하여 조혈량이 줄어들 수 있는 것과 용도 폐기되는 혈액에 대한 간과 비장에서 파괴되는 양을 감안하여야 하는 것이다. 그렇다면 사혈 가능한 1회차 사혈량은 과연 얼마나 될까. 계산하기 쉽지 않다. 그래서 안전한 범위 내에서의 기준으로 조혈량의 50% 즉, 하루 20cc를 하루 조혈량으로 기준하여 10일간의 간격으로 사혈하면 간격당 200cc의 생혈이 조혈되어 사혈을 지속해 갈 수 있다는 것이다. 안전한 범위에 두고 계산하자는 것이다. 물론 앞서 언급한 바와 같이 이렇게 해도 5~7회차 사혈에서 피 부족 현상이 나타날 수도 있다. 그러면 간격을 10일에서 12일 15일 등으로 연장하면 그만큼 회차 간격당 조혈량이 늘어나 부족한 체내 혈액량을 채우게 될 것이다. 여기에서 좀 더 나아가 생각해 보자. 첫 번째, 대상자의 조혈량을 늘리는 방법은 없을까 하는 것이다. 두 번째는 회차당 사혈량을 줄이거나 회차당 사혈 간격을 늘이는 것이 능사일까. 첫 번째 질문에 대하여 생각해 보자. 조혈량만 충분하다면 피 부족 현상을 느끼거나 사혈 간격을 조절하는 등의 불필요한 것에 신경을 쓸 필요가 없지 않은가. 조혈량을 젊고 건강한 사람의 조혈량인 40cc는 아니더라도 그 언저리까지 갈 수 있는 방법은 조혈에 관여하는 기관의 기능을 올리면 되지 않겠나. 속된 말로 조혈만 빵빵하게 된다면 피 부족 현상을 전혀 느끼지 않고 부담 없이 사혈을 할 수 있으리라 본다. 조혈 기능만 제대로 작동한다면 한시적으로는 기준 사혈량의 120%나 140%까지 사혈하여도 무방하리라 본다. 그래서 기본 사혈이 중요한 것이다. 기본 사혈이란 우선 조혈 능력을 높이는 사혈을 뜻한다. 정말 꼭 명심하여야 할 부분이다. 이에 대하여는 기본 사혈과 중요성 편에서 다시 자세히 설명하기로 하겠다. 다음으로 두 번째 질문의 답을 구해 보자. 처음부터 대상자의 조혈량을 고려한 회차당 사혈량을 고민하지 말고 아예 기준(60kg당 200cc)에 따라 사혈을 진행하면서 피 부족 현상이 나타날 때(회차당 사혈을 실시하기 전에 반드시 빈혈 발생 등을 문진하고 기록지에 기록) 그때부터 기간을 12일이나 15일 등으로 늘려 가는 방법이다. 이 방법의 장점은 간편하기도 하지만 기준 사혈량을 축소하지 않음으로써 보다 **빠른** 치유 효과를 기대할 수 있기 때문이다. 강조하건대, 다른 부위의 사혈이 아무리 급할지라도 기본 사혈을 실시한 이후에 다른 부위의 사혈을 한다면 이런 피 부족 현상을 거의 겪지 않거나 별문제 없이 사혈을 진행할 수가 있음을 명심해야 한다.

10. 사혈량 목측(目測) 방법

가. 기존의 사혈량 측정 방법

필자가 사혈을 처음 접하고 사혈을 시작하게 되었을 때 전자저울을 구입하여 사용할 휴지와 봉지 무게를 재고 사혈 후 봉지에 모아 둔 어혈이 묻은 휴지의 무게를 재어 처음의 어혈이 묻지 않은 휴지와 봉지의 무게를 차감하여 당일의 총사혈량을 구하였다. 나름대로 당일 실시한 사혈량의 정확성을 기하기 위함이었다. 어떤 분들은 비커라는 눈금 달린 계량컵을 이용하여 재기도 한다. 어혈을 계량컵에 담는 과정에서 흘리고 이리저리 묻히고 닦기도 한다. 필자도 사용해 본 방법이기도 하다. 참 번잡스럽고 번거로운 일이다. 지금도 필자나 필자의 가르침을 통해 사혈을 접하게 된 분들을 제외하면 거의 100%에 가까운 사혈 인구가 대부분 이런 방법으로 사혈량을 측정하고 있으리라 생각된다. 따져 보자. 전자저울로 재었다고 해서 과연 정확한 것일까. 전자저울로 총무게를 재어 보니 230g이 나왔고 휴지와 봉지의 무게를 제외하니 200g이 나왔다면 정말 200cc(1g=1cc)의 피를 사혈한 것일까. 아니라는 사실이다. 예를 들어 살펴보자. 한여름의 기온이 30도 이상의 환경에서 사혈한다고 가정해 보자. 사혈을 하는 사람마다 다를 수는 있지만(특히 NP 방법을 사용하면 시간이 일반적 방법보다 많이 소요되기도 한다) 제대로 한다면 1시간에서 2시간 가까이 소요된다. 머리를 사혈할 경우에는 2시간 이상 3시간 정도 소요되기도 한다. 1부항부터 시작하여 마지막 부항까지 끝내고 나서 봉지 속의 어혈이 묻은 휴지를 살펴보게 되면 앞서 넣어 두었던 휴지에 묻은 어혈들은 기온으로 인하여 처음 것은 전부 바짝 말라 있고 사혈 시간의 경과에 따라 정도 차이는 있으나 대체로 수분 증발로 굳어 가고 있음을 알게 된다. 기온 때문에 휴지에 묻은 혈액 내의 수분이 증발해 버린 것이다. 만일 생혈일 경우는 수분 증발량은 더 많게 되고 어혈일 경우는 그나마 휴지 위에 고체의 형태로 남아 있게 된다. 한여름에 한두 시간이면 빨랫줄의 젖은 빨래가 제법 말라 버리는 것을 연상하면 쉽게 이해가 될 것이다. 한겨울에 사혈하더라도 실내 온도가 높다면 여름만큼은 아니더라도 어느 정도 수분이 증발된다. 그러므로 어느 정도인지 단정할 수는 없지만 전자저울로 사혈량을 잰다고 하여도 정확한 것은 아니라는 점은 확실하다는 것이다. 그러면 수분의 증발은 어느 정도일까. 우리가 앞서 알아본 바와 같이 혈액 내의 혈장의 대부분 수분이고 혈액 내의 혈장의 비율은 2) 혈액의 구성 편에서 언급한 바와 같이 혈액의 55%이다. 즉, 전자저울로 재어진 무게 중 많은 부분이 수분이라는 점이다. 물론 모두 증발한 것은 아닐지라도 전자저울로 잰 무게가 추출한 사혈량을 정확히 반영하고 있지는 않다는 사실이며 수분 증발량이 아무리 못해도 혈장의 비율에서 최소한 20% 이상의 수분이 증발했으리라 추정된다. 물론 여기에 오차의 과소는 있을 것으로 보지만 그리 중요한 문제는 아니다. 암튼 이를 혈장의 비율로 계산하면 55%×0.2=11%가 나오고 이를 위의 예에서 전자저울의 무게가 200g이었으니 약 22g(22cc)의 수분 증발량을 구할 수 있다. 여기서 주요한 점은 이 정도의 오차가 과연 용인할 수 있는 범위 내의 것이고 과연 지속적으로 사혈을 계속할 텐데 오차의 누적으로 오는 결과는 괜찮을 것인가. 이에 대하여는 위의 적정 사혈량 편에서 각자 그 답을 구하기 바란다.

나. 사혈량의 목측 방법

1) 5㎝ 부항컵 중심 목측 방법

사혈량을 측정하기 위해 전자저울을 이용하든, 비커라는 계량컵을 이용하든 불편하기도 하거니와 정확하지 않다는 것을 깨닫고 나름 어떻게 하면 정확하면서도(어쩔 수 없는 오차가 있을 수도 있지만) 편리하게 사혈량을 측정할 수 없을까 하고 나름 고민을 해오던 중 연구 끝에 목측 방법(눈으로 사혈량 측정하는 방법)을 고안하였고 그 편의성 때문에 이 책에 실어 권하고자 한다. 실상 위에서 언급한 NP 방법만큼이나 이를 글만으로써 설명하는 것이 쉽지는 않다. 그러나 달리 방법이 없으니 충실하게 설명해 보도록 하겠다. 부항컵을 옆에다 가져다 놓고 이 설명을 읽어 간다면 이해에 도움이 될 것으로 본다. 필자가 물과 전자저울을 통하여 계량하여 얻어 낸 결과이므로 조금의 오차는 있을 수 있으나 신뢰수준 범위 내에 있다고 보면 된다.

우선 다음 그림에서와 같이 많은 부항컵 중 내경이 5㎝ 되는 부항(서울 부항 기준, 실제는 내경 4.8㎝, 외경 5.4㎝)을 기준으로 한다. 부항컵을 자세히 보면 피부와 닿는 F선과 A선의 공간은 음압을 걸면 부항컵 속으로 피부가 올라와 대부분 피부로 채워지는 부분이며 이 공간의 내경과 외경은 위의 부분보다 약간 커서 음압이 잘 걸리도록 되어 있다(외적으로는 약간 경사져 있다). 여기서 40cc란 이 부분을 제외하고 A선 이후 물을 채웠을 때의 부피이다. A선 윗부분은 머리 부분인 고무 꼭지 쪽으로 갈수록 약 1㎜가량 외경이 줄어들어 눈에 가늠하기는 어렵지만 약간 경사져서 꼭지 쪽으로 갈수록 폭이 약간 줄어든다. 그리고 D선은 5㎝ 부항컵에서 몸통에서 꼭지 쪽으로 급격히 기울어지는 부분이다. A선부터 D선까지의 부피가 40cc(40g)

이다. 그리고 부항컵 안을 들여다보면 부항컵의 고무 꼭지가 튀어나와 있어 실제로는 E선까지만 사혈할 수 있다. 부항컵 속의 고무와 사혈로 나온 피가 닿을 경우 피가 부항컵 고무 꼭지를 통하여 역류가 되어 기계 고장을 일으킬 수 있으니 주의하여야 한다. 우선 부항컵 가득 찼을 경우 등을 부피가 아닌 %로 정한다. 즉, 가득 찼을 경우(A선 이상부터 D선까지) 40cc를 100%로 설정, 절반만 찼을 경우 50%, 1/4 정도 찼을 경우 25% 등과 같이 비율로 표시하는 것이다. 이 설정을 부항컵 위에서 어떻게 정할 수 있는가를 알아보자. 다시 한번 기준을 상기하자. 100%와 75%, 50%가 부항컵에서는 어떻게 표시되는가에 대하여 알아보자. 아래 부항컵의 실제 사진을 보면 가로 눈금이 있고 그 옆에 숫자가 있을 것이다. 이 숫자를 중심으로 설명한다. 하단 부분의 기준이 A이라고 가정한다. 즉, 음압을 걸자 피부가 A선에 일직선으로 올라왔다고 가정하는 것이다. 이때 눈금 2.5 부분이 20cc(20g)이며 비율로는 50%가 되는 부피이다. 눈금 3 부분이 30cc에 해당하여 비율로는 75%가 된다. 눈금은 없으나 아래의 눈금 크기로 짐작하면 약 3.7 정도 되는 지점이 D선이며 이 지점이 40cc이자 비율로는 100%가 된다. 실제로는 음압을 걸어 사혈을 하면 대부분 1~2부항을 제외하면 A선 이후로 올라오므로 40cc(100%)를 사혈할 수도 없고 그럴 필요도 없는 것이다. 75%까지는 크게 경사진 부분이 아니니 A선부터 75%, 50%, 25%(50%의 절반이 되는 양)의 혈액의 양을 눈에 가늠해 둘 필요가 있다. 몇 번만 해보면 눈에 익숙해진다. 그러면 25%(10cc)가 안 되는 20%(8cc), 15%(6cc) 10%(4cc)는 눈대중이 몇 번만 연습해 보면 익숙해질 수 있다. 전자저울을 가지고 있는 분이라면 실제로 전자저울과 물을 이용하여 25% 이하의 부피가 얼마인지를 눈으로 가늠해 두는 것도 방법이 될 것이다. 실상 몇 번의 연습이 필요하나 개념만 이해한다면 그리 어려운 부분이 아니다. 단, 여기서 짚고 넘어가야 할 것이 있다. 사용하는 부항컵이 서울 부항에서 만든 것이나 부항컵을 제작한 시기에 따라서 세로 눈금이 3이 되어 있는 것이 있고 어떤 부항은 같은 5cm 부항이라도 3.5까지 적혀 있는 것이 있는데 여기서는 눈금 3으로 되어 있는 부항컵을 기준으로 한다. 물론 3.5로 기준되어 있다 하더라도 차이점은 없다.

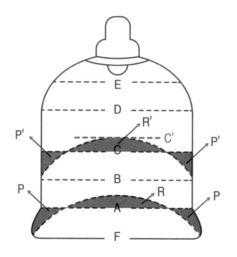

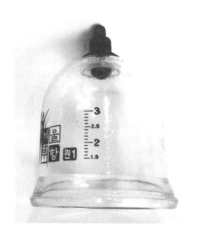

〈그림 10-1〉

그러면 사혈량 계산을 어떻게 할까. 다음으로 넘어가 보자.

예시

① 1부항 사혈로 75%, 2부항 사혈로 50%, 3부항 사혈로 50%, 4부항 사혈로 60%, 5부항 사혈로 80% 각각 나왔다고 가정할 때 이의 부피를, 즉, 총사혈량을 구해 보자.

② 각 부항별로 나온 %의 합을 구한다. 예제의 합은 315%이다. 그러므로 315%에 대한 실제 총사혈량은 40cc×315%=126cc가 되는 것이다. 더 간단하게 계산할 수 있는 방법이 있다. %의 합계에다 0.4를 곱하면 간단하게 산출할 수가 있다. 즉, 315×0.4=126이 나와 동일한 답을 구할 수 있다.

나중에 익숙해지면 사혈하는 도중 현재 몇 cc를 사혈하였는지와 사혈을 더 진행할 것인지 말 것인지 또는 다른 부위로 사혈점을 옮길 경우 사혈 가능량이 남아 있는지를 간단하고도 쉽게 판단할 수가 있게 되는 것이다. 이는 꽤 중요하고 필요하다. 매번 도중에 무게를 잴 수도 없고 그냥 감각에만 의존할 수도 없는 노릇이기 때문이다. 또 사혈하는 도중에 사혈량을 알아보기 위해 사혈을 멈추고 저울에 올려 무게를 재어야만 하기 때문이다. 너무 번거롭지 않은가. 목측 방법에 조금만 익숙해지다 보면 이러한 모든 문제를 해결할 수 있게 된다. 좀 더 나아가 보자. 기준으로 하는 200cc를 %로 표시해 보면 500%가 된다. 40cc가 100%이니 200cc는 5배

인 500%가 되는 것이다. 사혈을 진행하며 기록하는 기록지에 기록된 5~7 회 부항의 사혈량의 합계 %는 간단하므로 목산으로 더할 수가 있고 500% 와 비교하여 적을 경우 계속 진행할 수 있을 것이고 500% 가깝거나 초과 하였을 경우 멈출 수가 있는 것이다. 이에 대한 기준을 금방 알 수 있으니 얼마나 편리한가. 그런데 계산한 142cc 정확한 것일까. 아니다. 왜냐하면 사혈을 진행하다 보면 위의 부항컵의 그림에서 보다시피 A선(경사진 부분) 보다 위쪽으로 피부가 밀려 올라오게 되고 부항 횟수를 늘려 가면 갈수록 더욱더 위쪽으로 솟구쳐 올라오게 되는 것을 알 수 있다. 그렇게 되면 일 률적으로 눈금을 부항컵의 하단부에 가상의 기준인 A선으로 잡고 그 중 간쯤을 50%(눈금 2.5)로 잡았던 것에서 차이가 발생한다. 다시 말해 이러한 상황별 차이에 대한 보정을 필요로 한다. 성별에 따라서나 연령에 따라서 나 또는 사혈 부위에 따라서 피부가 올라오는 것이 차이가 많이 있다. 예 를 들면 남자와는 달리 여자의 피부도 그러하지만 여성의 유방 부분은 거 의 사혈을 할 수 없을 정도로 솟구쳐 올라오는 경우도 있다(이러한 부분도 사혈 하기 어려운 부위의 해결 방법 편에서 학습하면 해결할 수 있다). 어혈이 조금만 나와도 금 방 부항컵 전체에 들어차게 되어 음압을 유지할 수 없을 뿐 아니라 부항 컵 내의 어혈이 부항컵 내의 고무 부분에 닿아 역류 현상이 생기게 된다. 이 경우 부항컵 대부분을 차지하고 있는 것이 어혈이 아니라 피부인 것이 다. 그러므로 피부 부분은 제외하고 순수 어혈만 계산해야 한다는 점이 다. 즉, 보정의 문제가 발생하는 것이다. 보정의 문제를 사실상 글로써 설 명하기는 좀 어렵다. 쉽지는 않지만 나름대로 보정하는 방법을 설명하겠 다. 부항컵에 음압을 걸어 사혈을 하면 부항컵에 올라온 피부의 형태를 살펴보면 부항컵의 둥근 테두리 주변보다는 중앙 부분이 더 솟구쳐 올라 온 것을 보게 될 것이다. 즉, 반달은 아니지만 초승달 모양의 둥그스름한 모양을 띤다. 피부 중앙 부분이 부항컵의 A선보다 위로 올라온 경우가 있을 수 있고 이 A선보다 피부 중앙이 내려가 있는 경우가 있을 수 있다. 경사진 부분이 시작되는 위로 약간 올라오더라도 부항컵의 내경의 둥근 테두리 부분에는 중앙 부분보다 올라오지 않은 부분이 보일 것이다. 정면을 기준으로 평면도를 그려 보면 윗부분이 둥그스름한 마름모꼴이 될 것이다. 또 사혈되어 나오는 형상을 부항컵 위에서 내려다보는 것으로 표현해 보면 피부에서 흘러나온 피가 둥근 테두리를 먼저 채우고 둥글게 올라온 부분을 점점 잠식해 가면서 올라오게 된다. 이때는 마치 주위의 바닷물이 있고 물 위에 떠 있는 섬처럼 보일 것이다. 즉, 부항컵을 위에서 내려다보면 피부가 둥근 모양으로 사혈량이 증가할수록 점점 둥근 원이 작아지게 됨을 볼 수 있다. 어느 순간에 가면 둥근 피부는 보이지 않게 되고 피부는 피 속에 잠기게 된다. 이 글을 읽으면서 머릿속으로 그려지는가. 만일 그림에서 피가 부항컵 속에서 C선까지 차 있고 부항컵의 아랫부분은 피부가 솟아올라 온 부분(A선 위로 올라온 R 부분)이 그림과 같이 되어 있을 경우 A 실선 위로 피부가 조금 올라오더라도(앞의 그림에서 R 부분) 테두리 양쪽 부분의 올라오지 않은 부분(앞의 그림에서 P 부분으로 실제로는 둥근 테두리를 따라가며 이런 부분이 생긴다)을 감안하면 약간 중앙 부분이 올라오는 것은 거의 보정할 필요가 없게 되어 단순히 A선과 C선까지 부피만으로 혈액량을 추정해도 되는 것이다. 피부가 음압에 의해 올라오는 부분이 일률적으로 A선에 맞추어진다면 보정할 필요가 없겠지만 그 이상이나 그 이하(이런 경우는 드물다)일 경우가 대부분 발생하기에 보정이 필요한 것이다. 경우의 수를 나누어 살펴보자. 첫 번째는 중앙 부분이 어느 정도 올라오더라도 피가 시작되는 테두리 부분이 F선과 A선 사이에 있을 경우 즉, A선 이하의 테두리 부분(테두리의 P 부분)의 양이 올라온 중앙 부위의 양(A선 위의 R 부분)과 같아질 경우는 보정할 필요가 없게 되는 것이다. 이것을 연습을 통해 익혀 보자. 사혈되어 나온 것을 부항컵의 압력을 완전히 빼고 표면장력만 유지할 정도의 상태에서 부항컵의 실선까지 피를 남겨 둔 상태에서 다시 부항컵에 종전의 중앙 부분이 나온 상태까지의 음압을 걸어 비교해 보면 중앙 부분이 어느 정도 A실선 위로 올라오더라도 보정할 필요가 없는지를 알게 될 것이다(이것을 연습할 경우에는 어혈보다는 물이나 생혈이 더 도움이 된다). 두 번째의 경우는 일단 살갗의 A선 이상으로 어느 정도 올라오더라도 보정할 필요성이 없지만 그 이상으로 올라오면 보정의 필요성이 있게 된다. 이럴 때의 보정 방법에 대하여 살펴보자. 위의 방법에 대하여 이해하였다면 이 경우의 설명에 대하여도 이해하는 데 그렇게 어렵지는 않다고 본다. 다시 앞의 그림을 살펴보자. 부항컵에 피가 있는 최상단은 D선까지이고 위로 올라온 살갗의 둥근 부분이 C선 위까지 와 있고 피가 잠기는 시작 부분이 B점선 위에 와 있다고 가정하자 여기서 자세히 보면 결국은 밑바닥 F선이 A선으로, A선이 B선으로, B선이 C선으로, C선이 D선으로 수평 이동한 것이라 볼 수 있으며, 태두리 주위로 생기는 P 부분은 P'로, Q 부분은 Q'로, R 부분은 R' 부분으로 대체되는 것으로 볼 수 있다. 따라서 C선과 D선 사이의 부피만 계산하면 혈액량을 구할 수가 있는 것이다. 문제는 C선을 어디서 잡아야 하는가의 과제가 남는다. 제2차 보정의 개념이 필요한 시점이다. 살갗이 최고 높이로 올라온 C'선과 양쪽 테두리의 피가 잠기는 부분 B선과의 사이에서 적당한 C선 잡아야 하는데 보통의 경우는 B선과 C'선의 중간쯤을 잡으면 되는데, 특이하게도 테두리 부분의 살갗보다도 중앙 부분의 살갗이 유난히 올라오는 경우도 있는데 이때는 이에 맞춰 C선을 약간 중앙 지점보다는 조금 더 위로 잡아 주면 된다. 중요한 것은 C선과 D선 사이의 부피가 어느 정도의 혈액량인가 하는 점이다. C선으로부터 앞서 설명하였던 75%, 50%, 25%의 부항컵 속의 높이를 기억하여 적용하면 C선과 D선 사이의 %를 구할 수가 있게 되고 나아가 사혈량을 구할 수 있게 되는 것이다. 부항컵 꼭지 위로 피가 닿게 되면(E선) 역류가 일어나는 것을 방지하거나 더 이상 어혈이 증가하지 않을 경우가 많기 때문에 부항컵 끝부분까지 사혈을 하지 않고 보통의 경우는 최대 70~80%에서 멈추게 된다.

이런 부분이 잘 적응이 안 된다면 다음의 방법도 있다. 어혈이 든 부항컵의 압력을 슬슬 낮춰서 어혈의 밑 부분이 A선까지 내려오게 한 다음 기존에 익혀 두었던 25%, 50%, 75% 기준에 맞춰 추정한다면 훨씬 쉽게 사혈량을 추정할 수가 있게 될 것이다. 몇 번의 반복을 연습해 본다면 이해도 가능할 뿐만 아니라 전체 사혈량 계산에서도 일목하에 추정 가능하게 될 것이며 그 편의성 또한 높아지게 될 것이다.

다음으로 이렇게 추정하여 목측된 결과의 사혈량과 실제 무게(부피)와의 오차는 어느 정도일까 하는 점이다. 이 방법을 고안할 당시 비교한 결과 오차의 크기가 들쑥날쑥 하기는 하였지만 사혈 회차당 15cc 이하였던 것으로 기억한다. 연습을 거듭하게 됨에 따라 그 오차가 점점 줄어들게 되었다. 적게 측정되었을 때도 있고 많이 측정되었을 때도 있었다. 목측 방법으로 한 사혈의 실제량보다 많게 측정되었을 때는 상관이 없겠으나 실제량보다 적은 것으로 계산되었을 때는 문제가 될 수도 있겠지만 많았을 때와 적었을 때를 상계하면 전체적으로 회차당 오차는 전자저울로 측정할 때의 수분 증발로 인한 오차 범위를 벗어나지 않는다는 나름의 결론에 이르게 되었다. 이런 과정을 거쳐 편리한 사혈량 목측 방법을 완성하게 된 것이다. 글로써 설명하자니 이해에 어려움이 약간 있을 것으로 생각되나 부디 많은 활용이 있기를 기대한다.

2) 부항컵 4cm 등 여타 부항컵 목측 방법

4cm 부항컵 경우는 위의 5cm 부항컵의 계산 방법과 요령은 동일하다. 다만 전체 4cm 부항컵의 경우 30cc를 기준으로 하고 총사혈량 %의 합계에다 0.3을 곱하면 된다. 즉, 30cc를 100%로 하고 4cm 부항컵의 세로 눈금 2.5에 해당하는 부피는 15cc이며 비율로는 50%이고 세로 눈금이 3일 경우는 21cc로써 비율로는 70%가 된다(실제로는 눈금 3은 거의 20cc이고 눈금 3.1 정도가 70%이나 부피를 적게 잡은 것은 안전한 사혈량 범위 내에 있는 것으로 편의상 눈금 3을 21cc로 잡고 비율을 70%로 한 것이다). 나머지는 같은 요령이다. 필자의 경우는 가능한 5cm 부항컵을 이용하고 있다, 그 이유는 물리학적 소양이지만 동일한 음압이라도 음압이 미치는 단면적이 넓을수록 피부 단면에 미치는 압력의 총합은 크기 때문이다. 그 외의 작은 부항에 대하여 거의 사용하지 않지만 조금만 고민하면 그 해답(부피)을 알 수 있으리라 보고 더 이상 언급하지 않겠다. 즉, 10cc에 대한 혈액의 양을 자주 눈에 익혀 두면 작은 부항의 혈액의 양도 가늠하게 된다.

11. 빈혈 발생의 원인과
빈혈의 임상적 형태

일상의 하루를 지내다가도 문득 빈혈감을 느낄 수도 있고 사혈을 진행하다가 우리 몸의 반응 중 하나인 빈혈을 만날 수도 있다. 이러한 빈혈이 과연 피 부족 또는 피를 만드는 데 필요한 철분 등의 영양의 부족에만 기인하고 있을까 하는 의문이다. 정답은 그렇지 않다는 점이다. 지금부터 빈혈이 일어날 수 있는 다양한 경우에 대하여 알아보자.

가. 빈혈 발생의 원인별 분류

1) 철분(Fe) 등 영양소의 부족

우리 인체 내에서 피를 만들기 위해서는 각종의 영양소가 필요하다. 철분을 비롯하여 단백질, 엽산, 비타민 등 여러 가지의 영양소를 필요로 한다. 그중 헤모글로빈을 구성하는 것이 철분이라 빈혈만 떠올리면 자연스레 철분의 부족을 연상하곤 한다. 다른 영양소에 대한 것은 영양학적인 것을 논하고자 하는 부분이 아니니 여기서는 참고만 바란다.

2) 상복부 출혈

인체 구조상 위를 중심으로 위장의 위쪽 부분에서의 출혈을 상복부 출혈이라고 하며, 식도에서의 출혈(식도정맥류 출혈)이나 위에서의 출혈(위장 내 출혈) 등을 말한다. 해당 부위에서 계속 출혈이 발생함으로써 피 부족 상태 빠지게 되는 것이다. 간경화 등으로 복수가 차게 될 정도에 이르면 혈액 내의 독성으로 인하여 식도 부분이나 위장 내의 모세혈관이나 정맥의 파열을 가져와 피가 출혈하게 되고 결국 과다 출혈에 의한 혼수가 오면서 급기야는 사망에 이르게 된다. 상복부 출혈일 경우는 소장과 대장을 거치며 소화되어 검은색으로 변에 나타난다.

3) 하복부 출혈

인체 구조상 위를 중심으로 위장의 아래쪽에서 발생한 출혈을 말한다. 즉, 주로 소장이나 대장 혹은 직장 등에서 발생한다. 하복부 출혈이 있는 경우는 항문에 가까운 출혈일 경우는 생혈에 가까운 출혈을 볼 수도 있고 항문에서 먼 대장 소장 쪽에서는 일부 소화되어 옅은 검은색에 가까운 색상으로 나타날 수도 있다. 변에 출혈로 인한 병변이 있을 경우 병원에서는 그 원인을 찾기 위해 대장내시경 검사 등을 받을 것을 권유한다.

4) 신장 기능의 저하

앞서 언급한 바와 같이 신장의 여러 가지 기능 중에서 주요한 기능 한 가지를 들라고 하면 당연히 조혈 기능을 꼽을 수 있다. 신장에서 조혈 호르몬인 에리트로포이에틴이라는 호르몬을 분비하여 골수로 하여금 피를 만들게 한다. 신장 기능이 부전하여 조혈 호르몬을 제대로 분비하지 못한다면 골수에서 피를 만들 수 없음은 자명하다. 그래서 신부전증 환자들은 만성 빈혈에 시달리는 경우가 많다.

5) 골수 기능의 저하

대부분의 피는 우리 몸의 얼개를 구성하고 있는 뼛속에서 만들어진다. 골수에는 피를 만드는 조혈모세포가 있고 신장에서 분비된 조혈 호르몬의 자극을 받아 피를 만들게 된다. 물론 피를 만들기 위해서는 소장에서 흡수한 조혈에 필요한 철분 등의 영양소가 절대 필요하다. 문제는 조혈모세포의 건강성에 달렸다 할 것이다. 앞서 언급한 바 있지만 연령이 들어감에 따라 조혈 기능도 점차 퇴화되어 가고 장골이나 척추뼈 등의 큰 뼈를 중심으로 피를 생산할 수 있는 곳도 줄어들기 때문에 조혈량이 점차 적어지기 마련이다. 그러므로 자연적이든 인위적이든 출혈이 있게 되고 어느 순간에 가면 자연적 감소분 즉, 용도 폐기된 적혈구나 혈소판의 파괴로 인한 감소분을 겨우 채울 수 있는 순간에 이르면 만성 빈혈에 시달릴 수도 있는 것이다.

6) 소장 기능의 저하

우리는 우리가 끼니때마다 먹는 음식물로부터 에너지원을 얻고 살아간다. 음식물은 입으로부터 시작하여 식도를 지나 위에서 적당히 위액과 섞여 십이지장의 담즙 분비를 거쳐 소장에 이르러 그 영양분이 흡수되게 된다. 그러므로 조혈에 필요한 철분 등의 영양소도 당연히 소장을 통하여 흡수하게 된다. 소장 기능이 부전하게 되면 신장이나 골수의 기능이 아무리 좋다 하여도 필요한 영양분을 제대로 흡수하지 못하게 되고 충분한 피를 만들 수 없게 되는 것이다. 소장 기능이 떨어지는 사람은 철분제를 아무리 먹어도 제대로 된 흡수가 되지 않고 변비와 푸른색 변만 보게 된다. 물론 소장 기능이 떨어지는 사람은 영양의 흡수 문제가 철분의 흡수에만 국한된 것이 아니고 다른 영양도 흡수가 잘 안 되어 영양의 부족이나 불균형 현상도 나타난다. 영양이 흡수되지 않고 그냥 대장을 통해서 배설되어 버리는 것이다. 아마도 갑상선항진증과 간부전 이외 아무리 먹어도 살이 잘 찌지 않는다는 사람이 대체로 이에 해당되지 않나 싶다. 이렇게 소장 기능이 저하된 사람들이 의외로 많다. 창자에서 용종 등 병을 잘 일으키는 대장에는 관심이 많은 데 반해 그렇지 않은 소장에는 상대적으로 관심이 적은 것 같다.

7) 뇌혈류 이상

빈혈은 어느 부위가 느끼는 걸까? 신장도 아니고 골수도 아니다. 결국은 머리(뇌)이며 뇌에 대한 충분한 산소 공급이 되지 않는 것에서 기인한다. 즉, 몸속에 혈액이 부족하여 빈혈이 일어나든, 혈액은 충분한데 머리 부분의 혈액순환이 되지 않아 빈혈이 일어나든 아니면 적혈구의 산소 포화도가 낮아 빈혈이 일어나든 결과는 뇌에 적절한 산소 공급이 일어나지 않았다는 점에서는 모두 동일하다는 것이다. 이것은 중요한 개념이다. 뇌를 포함한 머리 부분은 우리 몸무게의 약 2%에 불과하지만 우리 총혈액량의 약 20% 이상을 사용하면서 우리 몸 전체를 컨트롤하고 있는 중요한 기관이다. 조혈에 관련한 장기들과 정화 작용을 하는 장기의 기능이 잘 돌아가서 피의 생산과 유지가 잘되고 있고 총혈량의 부족함이 없다 하여도 정작 빈혈을 느끼는 뇌에 산소를 공급하는 뇌의 모세혈관이 막혀 있다면 산소 부족으로 뇌는 빈혈을 느끼게 될 것이라는 점이다. 이 시점에서 더 진행한다면 즉, 모세혈관이 일정 부분 이상으로 막혀 간다면 뇌일혈(뇌경색과 뇌출혈을 통칭)에 이르게 될 것이다. 그러니 빈혈은 우리 몸이 우리에게 보내는 중요한 통증의 하나이자 신호인 것이다. 뇌에 산소가 부족하게 되면 일어나는 현상은 빈혈뿐만이 아니다. 피로감과 하품도 산소의 결핍에서 오는 초기 신호임을 알아 둘 필요가 있다. 이는 피 속에 정화되지 않은 피로 물질로 인하여 적혈구의 산소 포화도가 낮아져 찾아오는 현상이다.

8) 심장 기능 이상

심장은 우리의 몸속의 피를 손끝, 발끝 머리끝까지의 말단 부위까지 골고루 돌아다닐 수 있게 혈관 내의 압력을 제공하고 있다. 저혈압 등 심장의 부전으로 인하여 피를 심장 밖으로 제대로 밀어내지 못할 경우 사지 말단까지 피가 제대로 돌지 못하고 손발이 차가워지는 수족냉증에 노출될 수 있을 것이고 머리로 가는 피는 제대로 머리끝까지 올라가지 못하고 되고 결국은 뇌에까지 제대로 된 산소 공급이 이루어지지 못하게 되는 것이다. 이 역시 몸속 혈액량이 충분하다 하더라도 올 수 있는 것이다. 뇌의 모세혈관이 부분적으로 막혀 산소를 공급하지 못한 것과 결과적으로는 같다 하겠다. 그런데 이 경우는 심장에서 머리까지 가는 길목인 어깨와 목 부분의 혈류 상태와 밀접한 관련이 있을 때가 많다. 다음 9) 어깨/목 부위 모세혈관의 막힘에서 함께 묶어 생각해 보자. 많은 경우 어깨와 목 부분이 경화되어 머리로 가는 혈류가 느려지고 그에 따라 혈류량이 적어지게 되는데 심장 기능의 부전과 복합적으로 작용하여 빈혈이 일어나는 경우가 많다는 점이다.

9) 목 부위 모세혈관의 막힘

보통 사람들이 일상생활을 하다가도 어깨가 결린다거나 목과 어깨선이 맞닿아 있는 부분과 어깨선과 가까운 등 쪽 부분(견정혈 부위)에 통증을 느끼는 사람들이 많다. 또 목 뒤쪽 부분의 경추 부분에 통증을 호소하는 사람이 많다. 이 부분들이 막히면 막힌 부분의 통증뿐만 아니라 지끈지끈 두통도 함께 온다. 두말할 필요가 없이 이 경우든 저 경우든 모두 심장으로부터 머리로 가는 길목이기 때문이며 이 길목의 모세혈관이 막혀서 일어나는 현상이다. 어떤 사람들은 짧게는 3~4일 간격으로 길게는 일주일이나 10일 간격으로 전문 마사지사를 통해 주물러서 일시적으로 그리고 반복적으로 해결하려 하기도 한다. 심장의 기능 저하이든, 목 부위 모세혈관이 막히는 등의 심장부터 일부 또는 전부가 막히든가를 불문하고 모두 머리로 가는 혈류를 적게 하고 결국에는 빈혈을 느끼게 하는 요인이 된다. 여기에다 조혈에 관련한 장기들의 부전까지 겹친다면 빈혈은 불문가지의 일이 될 것이다. 여기에서 짚고 넘어가야 할 중요한 사항이 있다. 나중에 심화 과정의 뇌경색 편에서 다뤄질 것이지만 잠시 짚어 보고 넘어가자. 필자의 부모님과 여동생을 비롯하여 뇌경색을 일으켜 병원을 다녀온 뒤 필자를 방문한 여러 사람을 만나 봤다. 이들 대부분은 후유증 즉, 중풍 증상 없이 정상적으로 되돌아온 것이었다. 물론 깨어나서도 빈혈 느낌과 속이 안 좋다는 등의 구토 증세를 호소하는 부분도 없지 않았다. 이런 분들에 대하여 머리를 사혈해 봐도 뇌경색을 일으킬만한 정도의 어혈이 나오지 않는 것이었다. 오히려 목 뒷부분과 어깨 부분이 막혀 있었고 목과 어깨선이 만나는 목 뿌리 쪽에 부항컵을 올려 사혈을 시작하자 어지러움을 호소하며 의식마저 흐릿해 져 가는 것이었다. 머리로 가는 중간 지점인 목 부위의 모세혈관이 막혀 이런 증상이 일어나는 것이다. 병원에서는 이러한 사실도 모른 채 머리에만 포커싱하여 CT나 MRA 등 첨단 영상 장비를 동원하여 머리 부분만 촬영하고 있으니 비싼 병원비만 잔뜩 취하고 헛된 수고를 하고 있는 것이다. 역으로 생각하면 의식을 잃고 쓰러지고 난 뒤 얼마 안 되어 의식을 회복하였고 중풍 등의 심각한 후유증을 동반하지 않았다면 위에서 말한 것과 같은 현상이 십중팔구일 것으로 본다. 꼭 기억해 두자.

10) 혈액(적혈구)의 산소 운반 능력 저하

연령이 들어감에 따라 골수에서 피가 생산될 당시에 건강한 혈구가 생산되지 못하였든지 아니면 일정 기간 동안 이상의 사용한 뒤에도 간과 비장의 기능 부전으로 파괴되지 않고 혈관을 통하여 돌아다니게 되든지, 혹은 정화 작용을 하는 신장과 간, 폐 등의 부전에 의해 혈관 내의 피로 물질이나 이산화탄소가 다량 존재하여 일어나든지 여하튼 적혈구의 산소 포화도가 낮은 것 때문에 발생하는 데 원인을 찾을 수도 있다는 것이다. 이것은 일반적으로 잘 드러나지 않는 어려운 문제이기는 하다. 분명 젊은 청년과 늙은 사람의 혈구 상태가 확연히 차이가 있고 이로 인한 적혈구의 산소 포화 능력에도 차이가 분명히 있을 것이며 이로 인한 영향도 분명 있을 것으로 본다.

11) 폐부종 등 폐의 기능 부전으로 인한 산소 공급 능력 저하

폐는 세포나 조직에서 필요한 산소를 받아들여 혈액에 공급하며 이때 교환한 이산화탄소는 호흡을 통하여 배출한다. 폐부종 등으로 인하여 호흡곤란이나 허파에서 이산화탄소를 버리고 산소를 받아들이는 허파꽈리 부분 등에서 문제가 생길 경우 등 폐의 기능이 부전하여 혈액에 산소를 공급하지 못할 때에 몸속 총혈량이 제대로 있다 하더라도 산소 공급이 줄게 되어 빈혈이 발생할 수도 있다.

12) 사혈, 생리 등 외출혈에 의한 빈혈

상·하복부 출혈이 위나 대장 등의 몸속에서 출혈이 일어나는 반면에 지속적으로 출혈을 일으키는 생리나 사혈 등의 외출혈을 일컫는다. 코에서 피가 나는 코피도 외출혈이나 단기적이고 일시적인 출혈은 피 부족 현상을 일시적으로 악화시킬 뿐이므로 대상에서 제외한다. 물론 사혈의 경우 사혈 간격을 주어 추출되어 부족한 혈액량이 충족될 때까지 기다리기는 하지만 부족한 기간 동안 빈혈이 올 수도 있다. 여자의 생리의 경우도 생리량의 과소에 따라 느끼는 차이가 있을 수 있다. 즉, 생리만으로 빈혈이 발생할 수 있다는 것보다는 다른 요인과 더불어 빈혈을 악화시킬 수 있는 요인이 될 수 있다는 의미이다.

13) 간이나 비장의 이상

간과 비장에서는 혈액의 보관 및 용도 폐기된 혈구의 파괴하고 이를 통하여 나온 효소를 재활용한다. 비장의 경우는 주로 림프샘과 함께 백혈구를 생산하는 것으로 알려져 있고 일부 경우에 한정적으로 골수에서 적혈구를 생산하지 못할 경우에 보상성 기전에 의해 적혈구도 생산하는 것으로 연구되어 있다. 간의 경우에는 비장과 함께 적혈구를 파괴하여 나온 효소인 빌리루빈을 활용하여 담즙을 만드는 것으로 많이 알려져 있으나 분리된 철분을 재활용한다고만 되어 있지 이때 분리된 철분을 활용하여 직접 적혈구를 생산하는지에 대하여는 문헌상 확인하지 못하였다(아직 연구가 부족한 부분일 수도 있다). 즉, 간에서 혈액 파괴로 분리된 철분을 골수로 보내 혈액을 생산하는 데 재활용하는 것으로 알려져 있으나 그 철분을 재활용하여 간에서 폐기된 양만큼의 혈액을 직접 생산하는 것은 아닐까 하는 점이다. 여기에 대한 연구나 기록은 없으나 간의 기능과 닮은 비장을 비추어 보건대 분명 간의 밝히지 못한 조혈 기능이 있을 것으로 추측된다. 다만 간 기능의 저하(간경화/간암 등의 간부전)가 오면 혈관 내로 담즙으로 만들지 못한 빌리루빈이 다량 배출되고 재활용되지 못한다는 점에서 볼 때 적혈구 파괴 과정에서 유리된 철분 성분 역시 재활용이 되지 못할 수도 있으며 이로 인하여 부족한 혈액의 재생산에도 영향을 미쳐 빈혈 발생의 하나의 원인이 될 수도 있다는 생각이다. 또 한 가지는 위의 3) 혈액의 생성 과정 편에서 언급한 바와 같이 간의 기능 저하로 철분 이외의 단백질이나 비타민 등 혈액의 생성에 필요한 영양소를 대사하지 못함으로써 빈혈이 발생할 수 있다는 점에 주목할 필요가 있다는 것이다. 조혈에 필요한 영양소에 대하여는 철분의 부족에만 초점을 맞추고 있기 때문에 콩이나 육류, 생선, 계란 등을 통하여 상시 섭취하고 있는 단백질에 대하여는 별 관심을 두고 있지 않은 것이 현실이나 간 기능이 부전할 경우 철분뿐만 아니라 단백질이나 비타민에 대한 대사가 이루어지지 않아 조혈에 문제가 생길 수 있다는 점이다. 3) 혈액의 생성 과정 편을 다시 한번 읽어 보기 바란다.

14) 귓속(내이)의 전정기관(평형감각), 세반고리(수직감각)의 이상

엄밀히 말하자면 이 부분은 빈혈과는 전혀 관계가 없다. 전정기관과 세반고리의 이상으로 오는 것은 어지럼증이다. 빈혈 증상과 어지럼증은 느끼는 현상 자체도 다르다. 어지럼증은 마치 어릴 적 타본 적 있을 지구본을 탔다 내린 뒤 느끼는 것과 같은 어지러운 증상이다. 마치 지구가 자신을 중심으로 뱅글뱅글 돌아간다고나 할까. 우리가 팔을 꼬아 코끼리 형태로 땅에다 손을 짚고 뱅글뱅글 돌다가 일어나면 중심을 잡지 못하고 비틀거리게 된다. 전정기관은 균형감각을 담당하고 세반고리는 회전감각을 담당하고 있는데 이 전정기관 내는 이석과 림프액으로 채워져 있고 융털이 있어 좌측으로 쏠릴 경우 이를 감각하여 자신이 좌측으로 기울어 있음을 알게 되는데 갑자기 빙글빙글 돌다 보니 이의 림프액이 오른쪽 갔다가 왼쪽으로 갔다가 하는 갑작스러운 변화에 적응하지 못하여 일어나는 현상인 것이다. 위의 코끼리 놀이에서 오른쪽으로 돌다가 섰을 때 어지럼증을 느꼈다면 반대편인 왼쪽으로 한 두 바퀴 돌아 주면 금방 어지러움을 멈추고 바로 균형을 잡는다. 이러한 전정기관과 세반고리에 혈액을 공급하는 모세혈관이 부분적이거나 혈액을 공급하는 경로 전체가 막혔거나 해서 일어나는 증상인 것이다. 병원에서는 이 병을 메니에르병이라 칭하고 있다. 빈혈과는 근본적 차이를 가지고 있는데 왜 굳이 여기서 설명하는 이유는 보통 사람들이 빈혈과 어지럼증을 혼동하기도 하거니와 오래 전에는 병원에서조차 헷갈렸기 때문이다. 실상은 병원에서는 이에 대한 원인도 제대로 규명하지 못하고 있다. 중증의 메니에르병에 걸린 사람은 심지어는 베개에서 머리를 들 수조차 없을 정도로 어지러움증을 호소하기도 한다. 어지러우니 속이 편할 리 없는 것은 당연하다.

나. 빈혈의 임상적 형태

위에서 빈혈이 일어날 수 있는 다양한 경우에 대하여 알아보았다. 요약하면 위의 경우 중 3), 4), 5)의 경우는 한마디로 말하면 조혈에 관여하는 장기의 부전에 대한 것이다. 그리고 14) 귓속의 전정기관과 세반고리의 이상을 제외한 제반 원인들이 한 가지만의 이유로 빈혈이 발생한다고는 보기 어렵다. 대부분 두세 가지의 요인이 겹쳐 오는 것이 대부분일 것이다. 물론 외출혈이나 내출혈이 심할 경우에는 충분히 그럴 수도 있겠으나 조혈 기능만 제대로 작동한다면 그리 염려할 부분은 아니다. 인지하고 있는 외출혈이나 내출혈이 없는 상태에서 혈색소 검사 등의 혈액검사에서 기준보다 낮은 수치가 나왔다면 몸속 어딘가에 문제가 있음을 표시하고 있다고 보아야 할 것이다. 그러나 병원에서는 빈혈을 일으키는 원인으로 대부분 1), 2), 3)을 위주로 생각하고 있다. 주로 철분의 부족을 들어 단순하게 철분제만 처방하고 있는데 그렇게 해서 해결되는 사람이 과연 얼마나 될까. 주야장천 오늘도 내일도 철분만 먹어 댄다고 해결이 되지 않는다는 사실이다. 더구나 7), 8), 9), 10), 11)의 경우는 몸속 총혈량이 부족하지도 않은데도 빈혈이 일어날 수 있는 경우이다. 이유야 어쨌든 결과적으로 뇌에 충분한 산소를 공급하지 못함으로써 피가 부족하여 빈혈이 일어나는 것과 동일한 현상이 일어날 수 있는 것이다. 병원에서의 처방이 얼마나 허술한 부분인가를 느꼈다면 이 편에서의 설명은 충분하다고 본다.

12. 사혈자리(사혈점)

가. 사혈자리의 개념

오래전부터 '혈자리'라는 개념은 한의(韓醫)에 특화되어 사용해 오던 말이다. 침과 뜸을 놓는 자리를 말한다. 사혈요법에서 사혈자리(사혈점)의 혈(血)은 피를 의미하는 반면 한의학에서의 혈은 피를 의미하는 혈(血)이 아니라 구멍을 의미하는 혈(穴)이다. 한의학에서의 혈자리라는 것은 경혈과 경락의 개념이 있는데 질병의 반응이 피부 및 피하조직에 출현되는 점혈로써 그중에서 가장 예민하게 반응하는 신경 반응점 위에 침이나 뜸을 놓고 이를 통하여 통증의 완화나 질병에 대한 치료의 효과를 가지게 하는 것이다. 한의에 혈자리라는 것이 400여 가지 이상 되는 것으로 알려져 있는데 치료의 효과를 떠나 한의사조차도 어려운 한자와 함께 이를 다 암기하여 치료하기란 결코 쉬운 일이 아닐 것으로 보인다. 정해진 혈자리도 그러하거니와 수천 가지의 병증별로 혈자리를 이곳저곳 복합적으로 달리하여 경우의 수가 수도 없이 많을 터이니 일반인들에게는 두 손 두 발 다 들 일인 것이다. 우선 한의에서 혈(穴)자리와 사혈에서의 혈(血)자리는 어떻게 다른가에 대하여 살펴보자. 우리에게 익숙하게 알려진 한의의 혈자리도 많다. 실제로 필자도 달리 표현하기 어려울 경우에는 한의의 혈자리의 명칭을 인용하여 사용하기도 하며 한의의 혈자리를 참고하여 사혈자리를 읽는 경우도 없지는 않다. 보충적이거나 보완적일 수 있다는 의미이다. 그러나 사혈의 혈자리는 한의의 혈자리와 다음과 같은 근본적 차이를 가지고 있다. 그 근본적 차이와 다른 사혈에서의 사혈자리와의 차이에 대하여도 함께 살펴보도록 하자.

첫째는 사혈은 혈액을 직접 대상으로 하는 점에 비해 한의의 침은 혈액에 대한 간접적 연관은 있다 하겠으나 혈액이 아닌 신경 반응점 위에 놓는다는 것이다. 즉, 피부 및 피하조직에 출현되는 질병의 반응이 가장 강렬하게 나타나는 점 위에 놓는 것이다. 한의의 침은 머리에 통증이 있는데 손등 위에 혈자리가 있는 것도 있고 어깨에 통증이 있는데 발의 신경선 위에다 침을 놓는다. 신경 반응점과 질병이 일어난 자리(병소)와는 위치적으로 다른 곳이다. 질병을 통증과 질병의 원인인 어혈이 모세혈관을 막아 발생한 것으로 인식하여 직접적으로 장기나 관절 등의 모세혈관으로부터 어혈을 제거함으로써 치유의 효과를 가지는 사혈의 방법과 침의 혈자리 개념은 근본적으로 출발선에서부터 다르다는 의미이다. 예를 들어보자. 한의에서는 두통이 있을 경우 목의 최상단 제1 경추 부분 위의 풍지혈(風池穴)과 손날 부위에 있는 후계혈(後谿穴)을 취혈하여 침을 놓는다. 한의학 나름의 이유 즉, 취혈점(取穴點)이 신경 반응점이라는 측면에서 옳다고 할 수 있겠으나 사혈 측면에서는 불합리한 혈(血)자리인 것이다. 물론 두통의 경우에는 목이나 어깨 부위의 모세혈관이 어혈로 막힐 경우에도 두통은 발생할 수가 있지만 제1번 경추에 한정하여 발생하는 것은 아니며 어깨나 목의 다른 부위에 의한 발생일 경우 제1번 경추만의 침의 처치로 두통이 사라질 수는 없기 때문이다. 그러나 사혈의 경우 특히 장기에 대한 사혈일 경우는 몸통의 앞면과 뒷면 중 가장 가까운 곳에, 다른 장기에 일부 숨겨져 있다 하더라도 피부와 가장 가까운 곳에 사혈자리가 잡혀야 함이 원칙이다. 한의학의 침의 경우는 신경 반응점이고 양의(洋醫)에서는 개복하여 수술하면 되니 피부(몸통) 위에서의 장기 위치에 대한 중요성이 사혈자리보다 상대적으로 떨어지는 것이다. 그리고 다른 사혈에서 위의 사혈자리로 한의의 중완혈에 사혈자리를 정하는 것을 보았는데 사혈에서의 위의 자리로 중완혈(흉골체하연과 배꼽과의 이등분 지점)을 사혈하는 것은 인체해부도에 대한 이해나 검증도 없이 무비판적으로 한의의 혈(穴)자리를 수용한 결과라고 볼 수밖에 없다. 이외에도 신장을 비롯한 간도 마찬가지 경우이다. 췌장의 경우는 엉뚱한 자리를 췌장자리로 설명하는 것을 보았는데 전부 의학도용 인체해부도를 통한 검증을 거치지 않은 데서 오는 오류라 볼 수 있을 것이다. 이는 인체해부도를 제대로 학습해야 하는 이유이기도 하다.

두 번째는 첫 번째와 연관하여 침의 혈자리는 모세혈관을 막아 장기부전을 일으키거나 각종 질병의 원인이 되는, 그리고 통증의 원인이 되는 어혈을 제거하지는 못한다는 사실이다. 부분적으로 또는 한시적으로 통증의 완화는 가져올 수 있어도 어혈의 제거는 하지 못하기에 재발할 수도 있다는 것이다. 요즘은 신경 반응점 위에 침을 놓고 전기적 자극을 주어 침의 효과를 높이는 방법을 사용하기도 하여 일부 어혈의 이동을 유발할 가능성은 있을지라도 어혈의 본질적 제거는 아니기 때문이다. 이에 반해 사혈은 통증과 질병의 원인인 어혈을 직접적으로 제거하여 모세혈관의 혈류의 흐름을 개선하고 이를 통하여 장기나 조직의 활성화 또는 기능 회복을 할 수가 있는 것이다.

세 번째는 어혈의 개념의 차이이다. 양의에 비해 한의는 어혈의 존재는 인식하고 있되 사혈에서의 어혈의 개념과는 차이가 있다는 말이다. 한의에서 어혈은 넘어지거나 충격을 받아 생기는 것 즉, 어혈을 피하 출혈에 의해 생기는 것으로 보고 있다는 점이다. 사혈적 측면에서의 어혈에 비하면 국소적 해석이고 어쩌면 본질적으로 전혀 다른 의미이다. 사혈에서의 어혈은 여러 가지 이유에 의하여 몸속에서 자연적으로 생성되는 것이며 구체적으로 모세혈관을 막아 혈류를 방해하는 피를 지칭하고 있다. 따라서 한의에서의 어혈에 대한 정의와 역할은 사혈의 어혈과는 근본적으로 다르다는 것을 의미한다. 이는 사혈 측에서 못 쓰는 피에 대한 표현을 한의에서 빌려 쓴 것에 연유한다고 생각된다. 모세혈관을 막아 각종 통증과 질병을 일으키는 원인이 되는 어혈의 제거를 통하여 통증을 없애고 질병을 치유한다는 의미의 어혈과는 엄청난 차이를 가지고 있다 할 것이다. 그래서 요즘 들어 부항을 한다는 한의들의 사혈적 소양은 과연 제대로 가지고 있을까 하는 의문점과 사혈적 측면에서의 이론과 한의학적 측면의 학문적 이론의 근본적 차이로 인한 충돌을 어떻게 해소하면서 부항을 한의에 포함시키고 있는지 궁금할 뿐이다. 다만 한의에서는 건부항을 위주로 침이나 한약과의 병행하는 방법을 주로 쓰고 있는 것으로 알려져 있기는 하다.

네 번째는 한의의 침의 혈자리는 점(點)인데 반해 사혈의 혈자리는 부분(部分)이라는 점이다. 즉, 사혈은 침의 혈자리와는 달리 위치상 조금 부정확하여도 큰 문제가 되지 않는다는 점이다. 정확성이 요구되는 한의의 혈(穴)자리의 점(點)과 달리 사혈은 부위 자체가 부항컵의 크기만큼 크기도 하지만 혈관은 연결되어 있기 때문에 위치상 과도하게 벗어나지만 않는다면 큰 문제가 되지 않는다는 의미이다. 다만 이것의 의미는 침은 점(點)인데 반해 상대적으로 민감하지 않다는 것일 뿐이다. 사혈자리의 경우 장기의 크기가 클 경우 0.5cm 차이 정도가 크게 문제가 되지는 않지만 장기의 실제 위치와 동떨어진 위치에 사혈자리를 잡는 경우나 간이나 위와 같은 큰 장기에 한 군데만 사혈자리로 정하는 것은 문제가 있는 것이다. 부항컵 하나의 음압 정도로 전부를 커버할 수 없기 때문이다. 예를 들어 다른 사혈에서 보면 간의 사혈자리로 오른쪽 갈비뼈 정도에 사혈자리 하나만으로 되어 있다. 과연 그 한자리로만 간장 사혈을 완성할 수 있을까 하는 문제이다. 간은 사람에 따라 크기에 차이는 있을 수 있으나 대략 오른쪽 젖꼭지 밑부분의 몸통 끝으로부터 좌엽의 끝은 거의 왼쪽 젖꼭지 밑 부분에 조금 못 미칠 정도로 크다. 더구나 좌엽과 우엽은 겸상간막(鎌狀間膜)이라는 막으로 구분되어 있다. 이러니 오른쪽 갈비뼈 부근의 우엽의 사혈자리와 좌측 젖꼭지 밑 부분의 좌엽까지는 아마도 부산과 서울 정도의 멀고 먼 위치인 것이다. 물론 동일 장기 내이고 인근에 있으니 긍정적인 효과가 없다 할 수는 없겠으나 부항의 음압이 횡적으로나 수직적으로 직접 미치지 못하는 것은 당연한 것이다. 인체해부도에 의한, 철저 검증을 통한 제대로 된 사혈자리는 이 책을 써야 하는 주된 이유이기도 하다.

　다섯 번째로는 효과의 문제이다. 일반적으로 통증이 발생하는 것이 어혈에 기인한다는 것에는 한의도 일부 동의하고 있는 것으로 보인다. 물론 양의에서는 어혈의 존재를 인식조차도 하지 못하고 있다. 여기서 일부라고 표현하고 있는 것은 아직도 한의학 혈자리에 대한 근본적 체계상 통증을 신경의 반응에 대한 문제로 인식하는 즉, 침의 혈자리의 한계를 벗어나지 못하는 근본적 차이가 있기 때문인데(위의 첫 번째/두 번째 이유 참고) 어혈의 존재와 발생에 대한 인식과 어혈의 제거를 통하여 질병을 치유하는 부항 사혈의 방법을 한의 쪽에서 제대로 받아들일 수 없는 부분을 말하는 것이다. 지금 많은 한의들이 오래전부터, 아니 본래 부항이 한의학의 일부였던 것인 양 말하고 있지만 건부항요법은 수백 년 전 유럽에서부터 있어 오지 않았나. 정직하지 못한 일이다. 1960년대 한의가 의술로써 양의와의 엄청난 투쟁을 통하여 정식으로 법제화된 이후 최근 2000년 전까지는 즉, 20년 전만 해도 한의에서는 부항을 언급한 적이 거의 없었다는 사실이다. 혀 밑에 침을 찔러 피를 내는 사혈의 개념은 있었던 것으로 보이나 이는 사혈요법에서 언급하고 있는 모세혈관의 어혈을 제거하기 위한 사혈과는 차원이 전혀 다른 개념의 정맥혈의 사혈인 것이다. 연세가 지긋하거나, 오래되고 이름 꽤나 있는 한의사들은 지금도 부항에 대하여 전혀 언급하고 있지도 않고 취급하지도 않는다. 오직 침과 뜸 그리고 한약의 처방에 주력하고 있다. 위에 언급한 사실들을 고려하면 어쩌면 당연한 일일지도 모른다. 요즘 들어 젊은 한의사가 있는 한의원을 중심으로 부항을 실시하고 있으며 의료보험까지 적용하고 있다니 세상 참 많이 변한 것 같다. 의료도 서비스이다. 그런 차원에서 본다면, 고객에게 더 높은, 더 양질의 서비스를 제공할 수 있다면 침만 고집할 것이 아니라 부항요법을 포함한 다양한 의료 서비스를 제공하여 가능한 빠른 치유를 도모하는 것도 의사의 도리요 책무가 아닐까 싶긴 하다. 물론 합리적이고 논리적인 이론이 뒷받침되어야 할 일이다. 단적으로 말해 그만큼 사혈의 효과가 침 뜸과 비교할 바가 못 된다 할 것이다.

　여섯 번째는 서두에서 말한 바와 같이 한의의 혈자리는 400여 가지 이상이다. 사혈에서의 혈자리는 ① 통증이 있는 곳이 혈자리이고 ② 심장, 간, 위, 소장, 대장 등의 장기의 위치가 혈자리이다. ③ 인체의 얼개를 이루는 뼈를 중심으로 주로 관절 부위를 중심으로 하는 혈자리이다. ④ 위의 경우와 다른 일부의 혈자리가 있다(화셋관절 등). 물론 장기와 뼈의 위치에 대한 이론과 소양이 필요하다. ⑤ 몸의 앞뒤로 나누어 혈자리가 발생하는 데 주된 이유는 앞쪽의 상·하복부 쪽에 가까울 경우는 앞쪽에 혈자리가 정하여지며 몸 뒤쪽에 가까울 때는 뒤쪽에 사혈자리가 정하여진다. 위치상 앞뒤의 피부로부터 어느 쪽에 가까운가 하는 점이다. 예를 들면 신장의 경우는 위치가 등 뒤의 피부 쪽에 가까우므로 등 뒤에 혈자리가 정해지는 것이다. 상복부에 위치해 있는 장기의 위치와 장골과 같은 뼈의 부위에 따라서는 부항컵의 크기보다 훨씬 넓어 정혈점과 부가점으로 구분될 수도 있다. 그래도 수십 가지에 불과하다. 암기하느라 밤을 새워 고생할 일도 별로 아니다. 위치만 정확하게 알고 있다면 한두 번의 경험만으로 자연스럽게 외워질 것이다.

마지막으로 사혈자리 개념에 있어서 또 한 가지 알아 둘 중요한 사항이 있다. 우리 몸속에 머리 부분을 포함하여 폐, 위, 간, 소대장, 췌장, 신장, 방광, 자궁 등이 횡경막이나 복막 등으로 나뉘기는 하지만 몸속 빼곡히 들어차 있다. 거의 빈틈이 없을 정도이다. 신장의 경우를 보면 우신(우측 신장)은 간에 눌려서 좌신보다 약간 처져 있다. 췌장과 같은 경우는 몸 앞면 쪽에서는 위의 뒤편이면서 십이지장의 옆이며, 등 쪽에서는 신장의 뒤편에 위치하고 있어 마치 앞뒤로 끼어 있는 듯하다. 심장을 살펴보자. 심장의 크기는 사람마다 다른데 심장이 병적으로 커지는 경우도 있다. 심장이 큰사람이나 심장이 커지게 되면 폐를 압박하게 되어 호흡에 지장을 주기도 한다. 간도 사람마다 차이는 있지만 우측 몸통 끝으로부터 좌엽 쪽의 끝은 거의 왼쪽 젖꼭지 밑에까지 오며, 마치 위를 일부 덮는 듯한 위치에 있다. 그야말로 한 치의 틈도 없이 포개어 들어차 있는 것이다. 이는 우리가 일정 장기를 사혈하면 인근 장기에도 영향을 미칠 수 있다는 것을 의미한다. 췌장 등이 대표적이다. 췌장은 위에서 설명하였지만 몸속 깊은 곳에 위치해 있다. 몸의 앞이나 뒤 어느 곳에서 사혈을 하더라도 다른 장기에 가려져 있어 직접적인 영향을 미치기는 힘들다 하겠으나 그래도 췌장 사혈이 가능한 자리가 있다. 췌장 사혈자리에 대한 인체해부도상 정확한 위치는 인체구조학 편에서 설명하겠다.

나. 정혈점과 부가점

정혈점이든 부가점이든 한의에서 침의 혈자리처럼 점(點)이란 말을 사용하고 있는데 이는 용어의 어감이나 편의성 때문에 사용하는 것일 뿐 침의 혈자리에서의 점(點)과는 다르다는 것을 먼저 일러둔다. 앞서 언급한 바와 같이 통증(우리 몸에서 일어나는 일체의 신호)이 있는 곳이 사혈자리라 하였는데 이 점에 대하여는 여기서는 논외로 하겠다. 주로 근육통일 경우와 정혈점과 부가점 이외의 위치에 해당한다. 주된 사혈자리는 몸속의 여러 장기와 뼈의 구조상 주로 관절 부위와 뼈와 뼈 사이를 중심으로 정할 수 있다. 그런 자리 위주로 통증의 반응이 나타나기 때문이다. 다만 장기가 부항컵의 크기보다 크거나 장골이나 척추뼈와 같이 관절 구조상 정혈점과 부가점이 여러 군데일 수 있다. 질병이 발생하는 원인이 한 가지가 아닌 몇 가지가 복합된 경우가 대부분이므로 이에 대한 기초와 이론을 습득할 필요가 있는 것이다. 이를 알기 위해서는 후술되는 인체구조학이나 인체골격학에 대한 학습이 전제되어야 함은 당연하다 할 것이다. 다만 복잡하고 어려운 용어나 이론보다는 인체구조학에서는 장기의 위치와 간단한 기능에 대한 소양이 필요하며, 인체골격학에서는 뼈의 각 부분과 관절의 위치와 기능에 대한 소양 정도가 필요한 부분이다. 정혈점이란 장기나 관절 위에 직접적인 위치의 사혈자리를 말한다. 정혈점은 장기나 관절의 위치상 정해 놓은 자리인 데 비해 부가점은 해당 장기나 관절에 간접적인 영향을 미칠 수 있는 곳이나 해당 장기나 관절에 피를 공급하는 모세혈관의 경로상 혹은 인체 구조상 및 기능상 서로 연관되어 있는 부위에 대한 사혈자리이다. 장기와 골격별 사혈자리는 인체구조학 편과 인체골격학 편에서 설명하겠다. 여기서는 정혈점과 부가점의 개념을 이해하는데 국한하여 설명하고자 한다. 다시 말하면 장기별로 정혈점 한 곳당 부가점 한 곳이라는 고정적 개념이 아니라는 것이다. 장기의 크기나 위치에 따라 정혈점과 부가점 모두 복수일 수도 있다는 의미이다. 그렇다면 굳이 부가점을 이름 붙인 이유는 뭘까? 부가점은 해당 장기 중심이 아닌 장기 주변으로 장기에 혈액을 공급하는 주요 모세혈관이 있고 장기에 어혈이 있을 수도 있지만 장기 주변에 위치하고 있는 모세혈관에도 어혈이 있고 서로 연결되어 있을 수도 있기 때문이다. 정혈점과 부가점에 대하여는 일률적으로 설명을 하기보다는 각각의 장기를 학습하면서 설명하는 편이 나을 것 같아 인체구조학과 골격학을 통하여 장기 각각의 기능과 위치에 대한 설명을 하면서 사혈자리에 대하여 설명하고자 하는 것이다. 다만 여기서는 이해를 돕기 위해서 심장의 예를 들어 보기로 하겠다. 심장은 보통 자신의 주먹보다 조금 큰 정도의 크기로 임의의 가슴 중앙선(수직선)을 기준으로 1/3은 우측 편에, 2/3 부분은 좌측 편에 위치하고 있다. 높낮이상으로는 심장의 중심이 양쪽 젖꼭지를 연결하는 선상보다 조금 위에 있다고 보면 된다. 그러면 정혈점은 가슴 중앙선과 젖꼭지를 연결한 선이 만나는 선이 제1정혈점이라 보고 부항컵을 올리면 된다. 심장 제2정혈점은 제1정혈점의 부항컵이 닿지 않도록 좌측으로 수평 이동하여 놓으면 된다. 여자의 경우 심장 제2 정혈점 사혈은 유방 때문에 직접 사혈은 힘들다. 유방을 최대한 위로 들어 올려 유방 밑부분의 가슴선을 사혈하는 수밖에 없다. 심장의 제3정혈점은 가슴 끝단의 흉골체하연으로부터 왼쪽으로 수평이동하여 왼쪽 젖꼭지로부터 밑으로 수직 가상선을 그어 부항컵의 밑부분은 흉골체하연(검상돌기) 연장선에 닿도록 하고 부항컵의 왼쪽 테두리는 젖꼭지의 수직 가상선이 만나는 부위에 부항컵을 놓으면 된다. 다음으로 심장의 부가점을 알아보면 심장 제1정혈점을 좌측 겨드랑이 쪽으로 수평 이동하여 겨드랑이 부근 몸통 중앙부근에 부항컵을 올려 사혈하면 된다. 부가점은 해당 부위에 통증이 있거나 통증이 없더라도 예방 차원에서 사혈을 할 수 있을 것이다. 이처럼 정혈점과 부가점에 대하여 간략한 설명을 하였다. 요지는 혈자리에 대하여 너무 관념적이거나 어려워할 필요가 없고 누구라도 조금만 학습한다면 익힐 수 있다는 것을 강조하고자 하는 것이다. 인체구조학과 인체골격학에서 그림과 함께 각종 혈자리에 대하여 다시 설명하겠다.

다. 기초(기본) 사혈/응급 사혈/병행 사혈

1) 기초 사혈 개념과 중요성

만일 건물을 세우거나 주택을 짓는데 기초를 튼튼히 하지 않는다면 어떻게 될까? 모래 위에 성을 쌓은 것처럼 오래지 않아 붕괴에 직면할 수도 있을 것이다. 이렇게 집을 짓듯 사혈에서도 튼튼한 기초를 쌓아야 할 필요가 있다. 기초(기본) 사혈에 대한 이야기이다. 위에서도 수차에 걸쳐 언급하였지만 사혈에는 한계가 있다. 사혈은 생혈이든 어혈이든 필연적으로 피를 추출하여야 하고 부족해진 피의 양이 원래의 상태로 보충될 때까지 시간적으로 기다려야 한다는 점이다. 고령으로 갈수록 조혈량이 줄어들 뿐 아니라 고령자가 아니더라도 대상자의 인체 환경에 따라 조혈량은 기준보다 훨씬 적은 경우가 허다하다. 그리고 질병 치유를 위한 사혈은 대부분 한두 번만의 사혈로 그치지 않기 때문에 다양한 피 부족 현상에 노출되기도 한다. 노령자의 경우는 피 부족 현상으로 사혈을 중도에 그만두어야 하는 경우도 있다. 조혈이 빵빵하게 잘 이루어지거나 아니면 병원에서 수혈이라도 할 수 있다면 정말 무서운 병이 없을 정도이다. 결론적으로 말하면 원활하게 그리고 지속적으로 사혈을 진행하기 위해서는, 언제 숨겨져 왔던 중한 질병들이 갑자기 나타나거나 검사를 통하여 알게 되었을 경우에 대비하기 위해서라도 미리 조혈 기능에 관계된 장기부터 제대로 작동하도록 해놓아야 한다는 점이다. 기초를 세우는 것이 기본 사혈이다. 기초가 튼튼하다면 단층의 오두막집이 아니라 수십 층의 건물을 지어도 무너지지 않는 이치와 같다 할 것이다. 위에서 학습한 바대로 조혈 기능을 하는 장기를 살펴보면 신장과 간, 골수 그리고 소장일 것이다. 골수의 기능은 전체 **뼈**를 사혈할 수도 없는 노릇이니 당장은 제외하고 간과 신장 및 소장의 기능부터 우선적으로 살려 놓아야 한다는 것이다. 간과 신장은 대표적인 정화 작용을 하는 장기이다. 무조건 기본 사혈부터 시작하여야 한다. 소장은 통계상 질병이 발생할 확률이 낮으니 최소한 신장과 간부터라도 사혈을 진행하여야 한다. 재삼 강조하고 또 강조한다. 그러면 왜 이렇게 강조하고 또 강조할 정도로 실천하기 어려운 부분인가 하는 점이다. 근육통 같은 일시적 통증에 한하여 1~2회 차로 그치는 것은 무방할지도 모른다. 그러나 대부분 질병의 경우 몇 개월이나 해를 넘겨야 하는 경우도 있다. 왜냐하면 보통 남자나 여자나 한두 가지 이상의 병을 가지고 있을 뿐 아니라 대부분의 경우 50대 이상 연령이 들어가면서 어혈이 만들어지는 속도에 가속이 붙게 되고 병소 또한 늘어나며 복합적으로 나타나기 때문이다. 조혈량이 부족할 경우 오는 문제점은 사혈을 중도에 멈추게 할 수도 있기 때문이다(처음 사혈을 접하는 대상자가 빈혈 등의 증상이 나타나면 겁을 내고 중도 하차하는 경우도 있다). 예를 들면 가족이나 가까운 지인일 경우 어깨나 머리에 문제가 있는데 간과 신장 및 소장부터 사혈하자고 하면, 그리고 간과 신장과 소장의 사혈만 해도 무려 4~6개월 정도 소요된다고 하면 어떤 반응일지 생각해 보라. 이것을 이겨 내야 한다. 대상자의 고집을 꺾고 기본 사혈부터 진행하는 것이 말처럼 쉽지는 않다. 특히 가족이나 가까운 지인일수록 더욱 그러하다. 마침 간과 신장이 부전한 상태이거나 소장, 대장의 기능이 부전한 상태라면 모를까 그렇지 않다면 간과 신장, 소장의 사혈부터 진행하기가 그리 쉽지 않음을 알게 될 것이다. 근데 다른 곳을 사혈하기를 마치거나 중도에 신장과 간장 사혈로 돌아오리라 마음먹어도 그것 또한 쉬운 일이 아님을 깨닫게 될 것이다. 사혈의 명현 반응에서도 설명하였지만 처음 사혈을 진행하기 전의 대상자의 병소가 복수일 경우도 있지만 피가 부족해지는 상태가 지속하게 되면 여기저기서 명현 반응의 일종으로 숨어 있던 몸의 신호 즉, 여러 가지 형태의 통증이 나타날 수 있기 때문이다. 기본 사혈로 쉬이 돌아오지 못한다는 말에 이해가 되었는지 모르겠다. 가까운 가족일수록, 가까운 지인일수록 설득과 설명을 통해서 대상자의 고집을 꺾어야만 한다. 기억하자. 기본 사혈=간, 신장 사혈+소장, 대장 사혈이다. 최소한 간과 신장 사혈은 진행하여야 한다. 어쨌든 기초를 튼튼히 하고 볼 일이다. 기본 사혈부터 하지 않고 다른 곳에 사혈하다가 설령 돌아온다 하여도 기본 사혈부터 차근차근 시작한 것보다 훨씬 더 시간적으로 오래 걸린다는 사실을 명심하여야 한다. 기본 사혈부터 해야 하는 또 다른 이유가 있다. 간과 신장이 우리 몸에서 정화 작용을 하는 중요한 기관이라고 언급한 것을 기억할 것이다. 간과 신장부터 기능을 살려 놓으면 몸에서 자각하고 있는 통증(다양한 형태의 신호의 통칭)의 절반 정도는 회복되거나 치유될 수도 있다. 심지어는 신장 사혈을 한 후에 6개월~1년 정도 경과하면 피부에서 윤기가 날 정도로 개선되었음을 느끼게 될 것이다. 그뿐만 아니다. 용불용설이라 하지 않는가. 우리 몸에서 사용하지 않는 것은 기능적으로 퇴화되어 가고 자주 쓰는 것은 기능적으로 더욱 활성화된다는 의미이다. 사혈을 필요에 따라 단속적이지만 계속해 온 필자의 경우 조혈 기능이 20대 못지않게 속된 말로 빵빵하게 이루어지고 있음을 느낀다. 신장과 더불어 우리 몸의 정화기관의 축을 이루고 있는 간장 사혈을 함께 한다면 더욱더 금상첨화가 될 것이다. 그 이유는 간장이 정화기관이라는 점도 있지만 위의 3) 혈액의 생성 편과 11. 빈혈의 임상적 분류 편에도 기술하였지만 간은 혈액의 생성과도 밀접한 관련이 있을 수 있기 때문이다. 신장과 간을 함께 처음부터 사혈하면 아마도 100층 이상의 건물을 지을 수 있는 기초를 만든 것이나 다름없다 할 것이다.

2) 응급 사혈

시간과 분초를 다투어야 할 병이 있다면 무엇일까. 심장과 머리이다. 흔히 말하는 심근경색이나 뇌일혈 등의 전조 증상이 있는 경우를 말한다. 신부전이나 간부전 등의 경우는 당장 사망에 이를 정도로의 긴박한 상황의 질병은 아니다. 그러나 뇌나 심장의 경우는 한 치 혹은 한 시도 지나칠 수 없고, 언제든지 발병하면 바로 사망에 이를 수 있거나 심각한 후유증을 동반하기 때문에 심장과 뇌에 이상을 느끼거나 전조 증상을 느꼈다면 바로 사혈을 통해 위급한 상태를 벗어나야만 한다. 다른 곳에 사혈 중이더라 하더라도 중지하고 무엇보다 우선하여 해당 부위를 사혈하여야 한다. 이를 응급(應急) 사혈이라고 한다. 실제로 뇌일혈이나 심장마비가 발생하게 되어 병원에 입원하게 되면 가족이라도 환자에게 접근하거나 환자에게 사혈을 진행하기가 어렵게 된다. 지면의 여건상 상술할 수는 없으나 필자 역시 직접 경험을 한 바 있다. 머리와 심장은 절대적으로 예방이 중요하다.

3) 예방 사혈

사혈에 대한 학습을 진행하다 보면 어느 순간 질병에 대한 개념의 이해를 시작으로 암 등의 질병에 대한 막연한 두려움을 벗어나 자신감을 가질 수 있으리라 생각한다. 대부분의 대사성 질병의 경우 발견 즉시 죽음에 이르지는 않는다. 그러나 뇌와 심장의 경우는 얘기가 좀 달라진다. 심장과 뇌의 경우는 발병할 경우 사망 혹은 심각한 후유증으로 정상적인 생활이 불가능하기 때문이다. 위의 응급 사혈에서 언급한 바와 같이 자각 증상이나 전조 증상이 있다면 다른 부위에 사혈 중에 있다 하더라도 중단하고 우선하여 뇌나 심장의 사혈을 진행하면 된다. 그러나 본인의 무관심이나 사혈을 진행하고 있다 하더라도 미처 뇌나 심장에 대한 사혈을 하기 전이라면 얼마든지 갑작스럽게 찾아올 수도 있다. 발병 후에는 치료 여부를 떠나서 심각한 위기를 초래하게 된다. 따라서 다른 장기는 시간을 두고 하더라도 가능하지만 뇌와 심장의 경우 특히 50세 이상의 대상자인 경우는 예방적 차원에서 뇌와 심장은 선행적으로 사혈을 진행하는 것이 바람직할 것이다. 기본 사혈과 비교하여 우선순위를 정하는 데 있어 개념의 충돌이 발생할 수도 있는데 이는 대상자의 나이 등과 몸의 환경과 상태 등을 고려하여 결정하여야 할 일이다. 발병하여 치료하는 것보다 예방하는 것이 비용 경제적 차원에서도 훨씬 유리하기 때문이다. 요즘 현대 의학에서도 예방의학이 관심을 받고 있는 것도 이 때문이다.

4) 병행 사혈(교차 사혈)

병행(竝行) 사혈은 위의 기본 사혈과 연장선상에서 하는 것으로 대상자에게 사혈을 시작할 때에 부득이 기본 사혈 이외의 다른 병소(부위)부터 사혈할 경우에 이르는 말이다. 대상자의 통증 부위에 대한 호소와 사혈자로서의 냉정함보다는 가족 간의 정(情)에 이끌려 부득이 기본 사혈부터 실시할 수 없을 경우에 병소에 대한 사혈을 실시하면서 기본 사혈을 병행하여 실시할 경우에 이르는 말이다. 응급 사혈의 경우는 제외하고 한 번은 병소에, 다음 한 번은 기본 사혈로 번갈아 사혈하는 것이다. 이 외에도 병행 사혈을 해야 하는 경우도 있다. 교차 사혈의 횟수는 상태를 보아 가며 실시하면 된다. 간과 신장 사혈을 통해 피가 맑아지게 되면 점차적으로 치유 효과도 훨씬 높아지게 된다.

라. 사혈점 이동 타이밍(timing)

한 부위에 대한 사혈을 진행하다가 언제쯤 다른 부위로 옮겨 가야 하는지에 대하여 살펴보자. 보통의 경우는 한 부위(혈자리)에 사혈을 할 경우 근육통의 경우 1~2회차 정도이며 몸속 깊은 곳에 위치한 신장이나 간 등은 하나의 혈자리당 2~3회차 정도이고, 위와 대소장의 경우는 피하지방이 두꺼운 부분이므로 하나의 혈자리당 최소한 3회차 이상은 실시하여야 한다. 그러나 이것은 경험상 나온 수치일 뿐 일률적으로 정할 순 없다. 원론적으로 해당 부위에 사혈을 진행하다 보면 생혈-어혈-생혈이 나온다면 NP 방법을 사용하여 보라. 물론 이때 추가 사혈 가능할 정도로 적정 사혈량 범위 내에 있어야 함은 당연하다. 다시 어혈이 나온다면 다음 회차에 이어 사혈하여야 할 것이고, 계속 생혈이 나온다면 그 시점에서 멈추고 다른 곳으로 이동하여도 좋을 것이다. 다만, 어혈매트릭스상 생혈-어혈-생혈-다시 어혈일 수 있다는 점은 기억하자. 만일 어혈을 뽑다가 중도에 멈추게 되면 어떻게 될까. 뽑은 만큼 모세혈관이 열리게 되고 분명한 것은 치유로 향한 진행은 이루어질 것이라는 점이며, 추출한 어혈 때문에 어혈매트릭스가 깨지면서 일부 흘러 다니는 어혈이 생길 수도 있을 것이다. 이러한 이유 때문에 일부의 경우 통증 부위가 이동할 수 있다. 다만, 부유물이 흘러가는 강물이 세차게 흘러간다면 부유물이 가라앉거나 일부 걸린 것도 쓸어 내려가지만 강물의 흐름이 약한 강에서는 조그만 부유물이 걸려도 그것을 기점으로 점점 더 많은, 더 큰 부유물들이 걸려 쌓이게 되는 이치와 같이 일부 모세혈관에 남아 있는 어혈로 인하여 점점 다시 다른 어혈로 모세혈관이 막히게 될 수도 있다는 것이고 이로 인하여 같은 부위에 재사혈하는 시기는 짧지 않을 수 있지만 모르긴 하나 언젠가는 분명히 그러한 시기가 올 수도 있다는 것이다.

13. 상담일지
(Health Councelling Sheet)
기록과 관련 용어

가. 상담일지 소개와 중요성

사람의 기억에는 한계가 있다. 과거의 불행했던 일을 잊고 오늘을 살아갈 수 있는 것은 어쩌면 인간에게 주어진 하나님의 축복이지 않을까 싶기도 하지만 바쁜 일상 속에서 어제 한 일도 오늘에서는 모르던 일인 양 새롭게 느껴지거나 가물거릴 때가 많다. 나이가 들수록 그런 증상은 더해간다. 캘린더에 가족 생일을 적어 놓고도 믿지 못해 스마트폰에 알람까지 설정하여 두지 않는가. 이렇듯 다양한 방법으로 일의 처리를 기록하거나 상황을 메모하는 것은 불완전한 사람의 기억을 과거나 미래의 어느 한 편에다 묶어두는 보조메모리 역할을 하지 않나 싶다. 사혈을 진행하다 보면 대상자가 1인이어도 사혈한 부위(혈자리)와 상태 등의 여러 가지 요소를 제대로 기억하기는 쉽지 않다. 더구나 사혈 간격이 10일 이상이 경과한 다음이라 자연스러운 현상일 수도 있다. 대상자가 가족 등 다수일 경우에는 더욱더 그러할 것이다. 그래서 당시의 진행 상황과 차기의 진행에 필요 사항 등을 기록으로 남겨 놓지 않으면 안 되는 것이고 후일에 전체적 치유 과정을 돌아보거나 기록 정리를 통해서 향후 진행 방향을 결정하는 데도 큰 도움이 될 것이다. 여기 건강상담일지의 형식이나 정한 내용들은

NP 방법이나 사혈량 목측 방법 등과 같이 상태에 대한 기록의 필요성과 중요성 및 편의에 따라 필자가 고안하고 정리하여 사용하는 것이니 참고하고 복사하여 많은 활용 있기를 바란다.

건 강 상 담 일 지
(Health Counselling Sheet)

(회차)

성명		성별/나이		당뇨 유무/수치		
전화번호		체중		혈압	1회	
증상					2회	
					3회	

금회 상담일			다음 상담일		
차기 사혈 시 특기 사항				총부항 수	총사혈량
사혈 결과		(사혈량, 어혈 상태, 진물, 거품, 느낌, 부항 크기 등의 제상태 기록)			

혈자리	부항 수	좌(left)		우(right)	
		총/생/어혈 비율	상태	총/생/어혈 비율	상태

나. 상담일지 기록 방법

1) 상담일지 공란별 설명

위의 그림 건강상담일지를 보아 가며 기록하는 요령에 대하여 설명하겠다. 이 상담일지를 학습하기 전 5. 사혈 방법 편의 1) 사혈 중 반응과 임상적 분류를 다시 읽어 보는 것도 도움이 될 것으로 본다. 5. 사혈 방법 편에 나온 다양한 반응들을 상담지에 기록하는 것이다.

① 회차/성명: 차수에 대한 기록/성명

② 성별/나이: 성별 기록의 필요성은 남자와는 달리 여성은 폐경이 아닌 이상 매월 생리를 하므로(외출혈) 이에 대한 고려를 위한 것이다. 일반적으로 나이가 든 대상자일수록 경화도가 높고 조혈량에 대한 고려가 필요하기 때문이다.

③ 당뇨 유무/수치: 대상자에 대한 현 상태에 대한 문진이며, 당뇨를 가지고 있다면 그 수치를 적어 준다(정상 공복 100~125 당뇨병: 공복 126 이상 식후 2시간 140 이상). 대상자의 혈액의 상태와 질병의 정도를 가늠하게 하는 요소이다.

④ 연락처: 전화번호

⑤ 체중: 반드시 알아야 할 중요한 요소이다. 혈액량은 몸무게의 8%이다. 적정 사혈량 계산에서 기준점이 된다.

⑥ 혈압: 가장 최근에 측정한 수치면 된다. 고급 과정의 고혈압/저혈압 편에서 자세히 다룬다. 고혈압이나 저혈압일 경우 기록하면 된다.

⑦ 증상: 대상자의 현재의 상태에 대하여 하나도 빠짐없이 문진하여 기록한다. 즉, 과거 질병을 앓은 적이 있거나 약을 복용한 적 있는지 혹은 현재의 상태에서 통증(우리 몸이 보내는 제반 신호)이 있거나 복용약이 있는지 또는 가족력에 대하여도 기록한다. 병원에서 검사를 받았거나 계획이 있는지, 통원 치료 여부 등에 대하여도 기록한다. 사소한 것이라도 기록한다. 여성의 경우는 부인과 질병은 물론이고 특히 생리 출혈량이나 생리통 등에 대하여도 기록한다. 반드시 문진하여 기록할 사항 중 하나는 회차 때마다 이전 회차의 사혈 후 빈혈의 유무와 정도 및 피로감 등이다. 피로감의 경우 사혈 직후인지 언제 사라졌는지 등에 대하여 기록한다. 이는 대상자의 조혈 능력을 파악하는데 중요한 포인트가 되기 때문이다. 그 외 사혈 이후 평소와 다른 점이 있었는지 여부도 함께 기록하면 좋다. 예를 들면 신장 사혈 후 소변량이 많아지고 소변 색도 맑아졌다는 등의 반응 등이다.

⑧ 금회 상담일/다음 상담일

⑨ 차기 사혈 시 특기 사항: 이 공란은 금번 회차의 사혈 후 다음 회차에도 동일한 혈자리의 사혈이 필요하다든지 다음 회차에는 특정 부위의 진행이 필요하다든지 등의 특기 사항에 대한 의견을 기록한다.

⑩ 총부항 수: 금번 회차에서 실시한 부항 수를 기록한다. 물론 부항컵을 휴지로 닦아 낸 것을 기준으로 한 부항 수를 말한다.

⑪ 총사혈량: 10. 사혈량 목측 방법 편에서 학습한 바와 같이 % 합계액에서 구한 금회의 총사혈량(cc)을 기록한다.

⑫ 혈자리: 간장혈 신장혈 등 주요 장기 중심의 혈자리와 #4번 요추 등 뼈 중심 혈자리 등을 기록한다. 그리고 혈자리 밑의 칸에는 사용 부항컵의 크기를 기록하여 준다.

예)

혈자리
신장혈
5cm

⑬ 부항 수: 부항 수는 NP 수와 관계없이 휴지로 부항컵을 닦아 낸 기준으로 하며 사침에 의한 부항이 아닌 NP에 의한 부항일 경우 (NP)를 부기하여 둔다.

예)

부항 수
1
2 (NP)
3 (NP)

위의 '1'은 1부항에서 사침했다는 의미이고 2부항은 NP로만 이루어졌다는 의미다.

이렇게 기록하면 회차당 총 몇 번의 사침을 했는지를 알 수 있다.

⑭ 좌/우: 신장혈과 같이 좌우를 구분할 필요가 있는 경우에 환자 중

심으로 좌우를 정한다. 환자의 오른팔이 있는 쪽이 우측에 해당하며 '우 (right)'에 기록한다.

⑮ 총/생/어혈 비율: 사혈량 목측 방법에서 설명한 바와 같이 해당 부항의 총혈량을 % 단위로 파악하여 적고 생혈과 어혈 비율은 해당 부항의 사혈량을 100% 하여 생혈과 어혈량을 나누어 기록한다. 즉, 앞선 '총'의 의미는 부항컵 기준의 총혈량의 %를 말하는 것이고 뒤의 생혈과 어혈 비율은 앞의 '총(혈)'을 100%로 하여 생혈과 어혈의 비율을 말하는 것이다. 아래 예를 보면 이해가 쉬울 것이다.

예)

총/생/어혈 비율
75/10/90

75: 사혈량 목측 방법에 의해 측정한 75%라는 의미이고, 10/90: 위의 측정한 75%를 100%로 하여 생혈과 어혈의 비율이 각각 10%와 90%라는 의미이다. 이 란을 통하여 추출된 생혈이 많고 적음을 알 수가 있다.

⑯ 상태: 가장 중요한 공란이다. 여기에 적어야 할 주요 내용은 사혈 반응과 임상적 분류 편에 나와 있는 것들이다. 단지 주요 포인트들의 양을 표시할 필요가 있어 그 구분 기준과 표시에 대하여 설명하고자 한다.

예시 - 공란에 적을 내용과 그 구분 기준

기준: 질긴 어혈/검은 어혈/진물/거품의 양을 有少中多(유소중다)로 표현한다. 진물의 경우 부항컵 속에서 1mm 이하면 한자로 有(유)라 표시하고, 1~2mm 이하이면 少(소)로 표시하고, 2~3mm 이하이면 中(중)으로 표시하며, 3mm 이상이면 多(다)로 표시한다. 질긴 어혈과 검은 어혈이 대부분일 경우는 질긴 어혈 多, 검은 어혈 多 형식으로 기재한다. 다만 질긴 어혈과 검은 어혈, 거품의 경우에 그 양에 대한 유소중다는 각자 자신의 감각으로 정하면 된다. 자신이 기록한 것은 자신이 읽고 참고로 하기 위함이니 자신이 정한 정도에 대한 표현은 자신만 알고 있으면 충분한 것이고, 중요한 것은 질긴 어혈이나 검은 어혈, 진물 또는 거품이 나왔다는 사실이다. 그 양은 상담일지를 통하여 대상자의 상태를 리딩하는 데 도움이 되는 요소라는 것이다. 참고로 진물도 어혈의 양에 포함된다.

2) 예시를 통한 설명

건 강 상 담 일 지
(Health Counselling Sheet)

성명	홍길동	성별/나이	남/55세	당뇨 유무/수치		유/공160
전화번호	010-0000-0000	체중	80kg	혈압	1회	140/90
증상		0. 두통/허리 통증 有			2회	
		0. 혈압약/당뇨약 복용중, 최근 기침 가래 有			3회	
		0. 1년 전 심근경색으로 스턴트 수술한 적 있음, 불면증도 있음				
		0. 비듬, 머리에 가려움 많음, 빈혈을 가끔 느낌, 목 부분 자주 뻐근함				

금회 상담일	2019.7.18.	다음 상담일	2019.7.28.	
차기 사혈 시 특기 사항	심장혈 제1 정혈점 추가 사혈 필요	총부항 수		총사혈량
		16		204cc
사혈 결과	(사혈량, 어혈 상태, 진물, 거품, 느낌, 부항 크기 등의 제상태 기록)			

혈자리	부항 수	좌(left)		우(right)	
		총/생/어혈 비율	상태	총/생/어혈 비율	상태
심장혈	1	60/50/50	생혈 多		
1정혈점	2(NP)	50/10/90	진물 有		
5cm	3(NP)	25/10/90	진물 中		
	4(NP)	10/10/90			
	5	80/20/80			
	6(NP)	50/10/90	질긴 어혈 中		
	7(NP)	30/10/90	진물 有		
	8(NP)	25/10/90	검은 어혈 有		
	9(NP)	10/10/90	진물 多,거품 有		
	10(NP)	10/10/90	진물, 거품 有		
	11(NP)	5/10/90	진물 多		
	12	75/10/90			
	13(NP)	40/10/90	검은 어혈 中		
	14(NP)	25/10/90	진물 검혈 多		
	15(NP)	10/10/90	진물 少		
	16(NP)	5/10/90	진물, 거품 少		

* 위의 도표에서 살펴보면 사침은 총 3회 실시하였고(1부항/5부항/12부항), 사침 때마다 생혈이 일부 추출되었으며, 총부항 수는 16회이고 총사혈량은 총/생/어혈 비율란의 앞의 숫자를 합하여 보면 510%이므로 금회차의 총사혈량은 204cc(510%×0.4)가 된다고 읽어 낼 수가 있다.

* % 합이 510%이므로 200cc(500%)를 초과하였음을 한눈에 알 수 있으므로 추가 사혈을 할 수 있는지 중단해야 하는지의 여부를 바로 선택할 수 있다. 위의 경우라면 검은 어혈과 진물, 거품이 계속 나오고 있는 상태이므로 다음 회차에도 사혈을 필요로 하며 이에 대하여 잊지 않기 위해 차기 사혈 시 특기 사항에 이를 기록하여 둔 것이다.

14. 사혈에 필요한 도구 소개

가. 사침기/사침 바늘 종류

1) 사침기

사침 바늘이 1개 들어가는 1구 사침기와 사침 바늘이 3개 들어가는 3구 사침기가 있다. 3구 사침기의 경우 한 번에 1구 사침기의 3배에 해당하므로 한꺼번에 여러 번을 찍는 효과를 가져오므로 체감하는 사침통이 경감되는 효과와 함께 빠른 속도로 사침을 할 수가 있기 때문에 주로 3구 사침기를 일반적으로 많이 사용한다. 1구 사침기는 주로 피부에 난 종기나 좁은 부위에 1~2회 정도의 사침이 필요할 경우에 주로 사용하기도 한다.

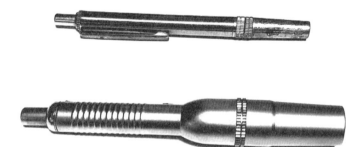

〈그림 14-1〉

1구 사침기와 3구 사침기

2) 사침 바늘

사침 바늘의 종류는 다양하게 있는데 사침의 길이는 대동소이하나 사
침의 두께별로 'G(Gauge, 게이지로 추정)'로 표시하고 21G, 28G 등이 있다. 단
위가 높을수록 침이 가늘어지며 일반적으로 사혈은 주로 21G의 사침 바
늘을 사용하면 되고 경우에 따라서는 28G 등을 사용하기는 하나 얼굴 부
위 등 예민한 곳에 사용하기도 한다. 사침 바늘이 얇을 경우 사침통이 그
만큼 줄어들며 사혈 후 표시도 잘 안 나고 사침으로 인한 상처 부위가 빨
리 회복되는 효과는 있지만 어혈이 잘 나오지 않는 역작용도 있다. 사혈
침은 일회용으로 한 번 사용하면 반드시 빼서 버려야만 한다. 형제나 부
부간이라도 사혈침을 공동 사용해서는 안 된다.

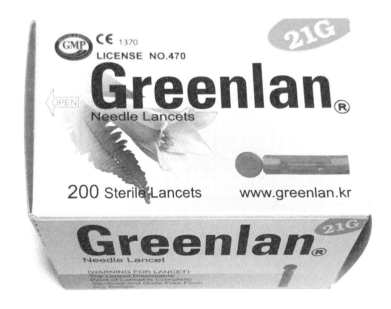

〈그림14-2〉

사침 바늘

나. 부항컵과 부항기(수동/자동)

일반적으로 부항컵의 형태는 비슷하나 사혈하기가 기능적으로 적절한
것은 부항컵 꼭지 부분이 고무 재질로 되어 있는 것으로 선택하는 것이
좋다(예: 서울 부항). 다만 부항컵에 음압을 거는 것을 수동으로 할 것이냐(일명
총같이 생겼다 하여 총이라고 부르기도 한다), 아니면 자동으로 할 것이냐의 점이다.
부항컵은 피부가 닿는 부분이 평면인 평부항이 있고 밑면이 곡면인 곡부
항도 있다. 사용 부위에 따라 적당한 것을 골라 사용하면 된다. 크기별로
보면 5cm 부항(실제 크기 내경 4.8cm, 외경 5.4cm), 4cm 부항컵(평부항 기준 실제 크기 내
경 3.8cm, 외경 4.4cm) 등 다양한 크기의 부항컵이 있다. 자동 부항기라 하더
라도 사혈용으로 생산된 것은 아니나 필자가 응용하여 사용한 것이다. 아
무래도 많은 부항 횟수에 손으로 음압을 거는 것은 꽤나 많은 힘이 들어
가 팔이 아파지기도 하고 특히 NP를 수차에 걸쳐 진행해야 하기 때문에
자동 부항기 이용을 추천한다.

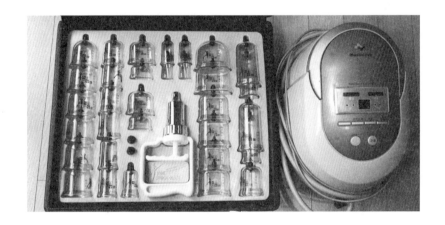

〈그림 14-3〉

부항컵과 부항기(자동)

다. 적외선 조사기 등

사침 부위를 따뜻하게 해주면 사침통이 일부 경감시킬 수 있는데 이를 위하여 적외선 조사기를 이용하기도 하고 집 안에 있는 헤어드라이기를 이용해도 괜찮다. 열을 가하면 경화된 부분의 사침 시 통증이 조금 완화되는 효과도 있다. 다만 피부에 깊은 곳까지는 열이 침투하지는 않으며 어혈이 나온 자리나 어혈이 많은 자리는 열을 가하면 다른 부위보다 참기 어려워하므로 멀리서 조금씩 쐬어 들어간다.

라. 기타 도구

소독에 필요한 핀셋이나 사혈 도중 물집이 생겼을 때 터트리기 위한 대나무 재질의 이쑤시개, 물티슈, 크림, 휴지(세 겹 휴지를 추천), 사혈 부위에서 살갗이 벗겨지거나 진물 등이 계속 나올 경우 드레싱하기 위한 거즈나 반창고 등을 미리 준비해 두면 좋다. 그리고 사혈 도중 부항컵의 생혈이나 어혈을 바닥으로 흘리거나 쏟아질 것에 대비하여 비닐이나 장판 등으로 만든 바닥 깔개를 준비하는 것이 좋다. 요즘은 시판용도 있으니 구입하여 사용하면 된다.

15. 사혈적 관점에서 건강보조식품
에 대한 소견

　요즘은 인터넷이 발달하고 다양한 기능을 가진 스마트폰과 엄청나게 빠른 통신망을 통하여 쏟아지는 각종의 다양하고 수많은 정보의 물결 속에 제대로 적응하거나 보조를 맞출 수 없을 정도이며 하드웨어 측면뿐만 아니라 소프트웨어 측면에서도 빠른 속도로 진화를 하고 있어 혼란스럽기까지 하다. 편리함에 놀라면서도 한편으로는 두렵기조차 하다. 과거에는 일부 사람들이나 소그룹 혹은 특정 계층에서 전유하던 크고 작은 혹은 특정한 정보들이 인터넷의 모임이나 블로그 혹은 유튜브를 통하여 공유되고 있고 이를 통하여 새로운 문화가 창출되거나 새로운 정보의 가치가 창출되고 있다. 이제는 자신이 앓고 있는 질병에 대하여도 굳이 병원을 찾거나 의학서를 들여다보아야만 하는 것은 아니다. 손안에 있는 스마트폰에서 거의 해결할 수 있게 되었기 때문이다. 그러다 보니 정말 쉽게 자신의 궁금증을 해소할 수 있게 되었다고 볼 수 있다. 그러나 그런 정보의 홍수가 자신에게 가치 있는 정보만 제공하는 것은 아니라는데 정보의 리스크가 있다. 잘못된 정보는 기회의 상실과 경제적, 시간적 비용을 초래하게 된다. 예를 들어 특정 질병을 앓고 있는 사람이 무엇을 먹고 나았다고 인터넷 공간에 나오게 될 때 그 사실에 대한 확인할 사이도 없이 공유되어 퍼져 나가게 된다. 물론 일정 부분에 있어서는 어떤 음식으로 혹은 건강식품으로 건강을 회복할 수도 있다고 본다. 그러나 이 책을 통하여 수많은 질병들이 일으키는 통증과 증상들은 그 원인이 피와 혈관에 있음을 알게 된다면 쉽게 음식으로 혹은 건강보조식품으로 건강을 회복하기는 쉽지 않을 것이라는 생각이다. 다만 사혈을 통하여 몸속 어혈을 제거하며 조혈에 필요한 음식이나 건강보조식품을 먹거나 해당 질병에 도움이 되는 음식을 섭취한다면 빠른 회복에 도움은 될 수 있다고 생각한다. 예를 들면 간이 나쁠 경우 간장 사혈을 진행하면서 헛개나무액을 먹는다든지 하는 것이다. 충분히 권장하고 싶은 일이다. 다만 사혈이 아닌 헛개나무액만으로 간경화나 간암 등의 간부전에 빠진 간을 구하기에는 부족하다는 점이며 그렇기 위해서는 오랜 세월이란 시간의 비용을 들여야만 할 것이며 잘못하면 치유의 시간을 허비할 수도 있다는 점이다. 그리고 병원에서 처방하는 약을 포함하여 식품이나 식물 등으로부터 얻는 약제의 약성(藥性)은 모두 혈액에 의하여 병소에 도달하게 되며 중도의 혈관이 막혀 있다면 그 약성은 무용지물일 수밖에 없다는 사실이다. 따라서 질병의 치료나 건강 회복 차원에서 건강보조식품에 전적으로 의지하기보다는 사혈을 통한 치유의 보조 수단으로 활용하는 것은 바람직하다고 생각한다. 기왕 음식에 대하여 언급하였으니 좀 더 나가 보자. 병원에서는 신부전 환자는 칼륨이 든 과일을 먹지 못하도록 하고 있다. 고혈압과 소금과의 관계와 같이 신부전증 환자에게 칼륨은 증세를 악화시킬 수 있는 요인이 될 수 있을 뿐이지 주요 원인은 아니라는 점이다. 오히려 칼륨의 부족으로 심장의 기능 부전 등 다른 질병으로 이어질 수도 있다. 그러나 질병으로 인한 사혈을 진행하면서 특정 음식의 조절이나 절제에 스트레스를 받을 필요는 없다는 생각이다.

16. 사혈과 현대 의학에 대한 소견

"나는 의사이지만 제대로 고칠 수 있는 병이 없다"라고 한 용감한 의사의 고백을 기억한다. 사실 이 챕터를 적으면서 다시 생각을 정리하고 망설이는 부분도 없지는 않았으나 누군가는 용기 있게 말할 수 있어야 한다는 본래의 생각에 충실하기로 하였다.

우리 주위에는 의원급에서부터 종합병원에 이르기까지 다양하게 분화된 의료 시설과 인력들이 배치되어 있어 하시라도 도움을 받을 수가 있다. 모든 병을 병원에서 치료하고 나을 수만 있다면 무슨 걱정이 있을 것이며 다른 노력이 필요할까 싶다. 가만히 따져 보면 우리가 익히 알고 있는 그리고 많은 사람들이 앓고 있는 고혈압에서부터 당뇨, 간부전, 신부전, 아토피, 각종 암에 이르기까지 병원에서 고칠 수 있는 병도 드물다는 것에 깜짝 놀라곤 한다. 암에 대하여는 심화 학습에서 다시 설명하기로 하겠다. 물론 손과 다리가 골절된다든지 화재 등으로 손상된 피부를 이식하는 수술 등에 의한 치료나 각종 세균이나 바이러스에 의한 질병의 치료는 병원만이 할 수 있는 것이다. 그 분야에서는 존중해야 할 부분도, 인정해야 할 부분도 많다. 그러나 대부분의 대사성 질병에는 완치보다는 관리라는 명목하에 귀중한 생명을 담보하지 못하는 사례가 많고 그 질병 발생의 메커니즘조차도 밝혀내지 못하고 있는 것 또한 사실이다. CT나 MRI 등 각종 첨단영상 장비를 동원하여 검사를 하지만 검사에 나타나지 않은 질병에 대하여는 단순히 문진에 의지하거나 병원의 추측에 기대고 있을 뿐이다. 이런 고가의 첨단 장비를 동원한 검사에서조차 나타나지 않으면 진단할 수 없고 진단할 수 없으니 치료는 당연히 불가능하거나 잘못된 치료로 유도하기도 한다. 그뿐만이 아니다. 현대 의학은 너무 세밀하게 분화되어 있다. 앞서 언급한 바와 같이 질병은 대부분 두세 가지의 원인이 결합되어 나타나는 경우가 대부분이다. 갑상선저하증 경우 갑상선 자체의 문제만이 있는 것이 아니라 머리의 뇌하수체의 호르몬의 지배를 받으므로 머리에도 질병의 원인이 존재할 수 있다는 것이다. 이때 병원에서는 처음에 내과에서 담당하면서 약으로 치료를 해보지만 낫지 않으면 그제서야 다른 분야로 보내 다시 진찰과 약물 치료 혹은 외과적 수술 등을 시도한다. 요즘은 이런 약점과 오류를 줄이기 위해 협진이라는 것을 하기도 한다. 근본적으로 인체가 유기적인 시스템에 의해 작동하는 것에 비해 병원은 분야별로 세분되어 있기 때문에 일어나는 현상이다. 물론 위의 경우에 뇌에는 문제가 없고 단순히 갑상선에 국한된 문제라면 치유될 수도 있겠으나 대부분의 질병의 경우 그렇지 못하다는 데 문제가 있다고 본다. 그렇다고 병원에서 실시하고 있는 각종 질병에 대한 검사의 필요성을 부정하는 것은 아니다. 첨단 장비를 통한 검사나 피검사, 소변검사 등 제반 검사는 질병의 존재를 아는 데 필요는 하다. 다만 전적으로 의지하거나 과신해서는 안 된다는 것이다. 검사가 치료의 과정일 수는 있으나 치료 자체를 의미하는 것은 아니라는 점이다. 신장 기능 검사의 예를 들면 신장 기능이 거의 70% 이상 나빠지지 않으면 신부전증으로 확진되지 않는다는 것이며 확진되더라도 완치의 길은 없으며 단지 생명 연장은 신장투석이나 신장이식 외에는 답이 없고 실상은 신장이식을 하여도 건강한 생활을 오래 유지하기는 쉽지 않다는 점이다. 왜냐하면 원래의 신장이 나빠

지게 된 몸속 환경이 타인의 성능 좋은 신장으로 교체를 하였다 하더라도
원래의 신장이 나빠진 그 몸속 환경에서 오래 버티지 못하기 때문이다.

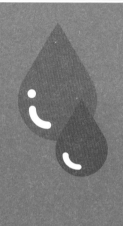

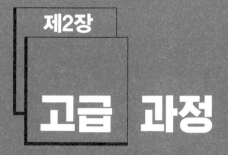

제2장

고급 과정

이 과정에서는 인체구조학과 인체골격학을 기반으로 인체의 주요 장기나 관절 등의 위치와 구조 및 기능을 개략적으로 살펴보고 이에 대한 사혈자리를 학습하게 된다. 이는 인체의 구조와 골격을 중심으로 질병에 대한 이해의 깊이를 더하고 개별 질병에 대한 스스로 문제 해결적 접근을 가능하게 하는 계기가 될 것이다.

1. 인체구조학

- 주요 장기의 위치와 구조와 기능 및 사혈자리 중심으로

엄밀히 말하자면, 인체구조학이나 인체골격학 등의 어려울 법한 이론을 반드시 알아야 사혈하고 치료할 수 있는 것은 아니다. 어려운 장기나 뼈의 영문명이나 각 부위의 명칭이나 디테일한 기능에 대하여는 질병의 치유라는 근본적 명제와는 별개의 문제이기는 하다. 하지만 뼈와 장기 각각의 개략적인 기능과 위치에 대하여는 사혈에 필요한 정도에 그치면 되지만 무엇보다 수도 없는 질병에 대한 통찰력을 기르기 위해선 최소한의 범위와 수준까지는 학습하여야 하는 것에는 이론의 여지가 없다 할 것이다. 예를 들면 신부전을 치유하기 위한 신장 사혈에서 신장에서 나오는 조혈 호르몬인 에리트로포이에틴을 반드시 알아야 하고 신장의 구조와 디테일한 기능을 알아야 신장을 치유할 수 있는 것은 아니라는 것이다. 단지 신장의 위치와 신장에서 호르몬을 분비하고 있고 그 호르몬이 조혈에 관여하고 있으며 그 외 요소와 요산의 배출 등 개략적인 수준에서의 기능 정도만 해도 충분하다는 것이다. 물론 이 책에서도 어려운 용어나 이해하기 어려운 범위의 해설은 가급적 자제하고 누구나 쉽게, 그리고 사혈을 진행하고 학습하는 데 있어서 불필요한 부분은 제외하고 필요한 최소한의 범위 내에서 설명해 가고자 한다. 또 다른 이유가 있다면 인체 구조와 골격을 어느 정도 이해하여야만 사혈자리에 대한 이해도를 높일 수 있기 때문이다. 우선 인체구조학 편에서는 중요 장기별로 위치와 기능 그리고 사혈자리에 대하여 하나씩 알아보기로 하겠다. 대부분의 질병들은 여기에 해당하기 때문이다. 이에 앞서 사혈자리 편에서도 간략히 설명한 바 있는데 신장이나 간, 췌장 등에 대한 잘못된 혈자리에 사혈을 진행하는 사례가 많고 필자 역시 깊은 학습을 하기 전까지는 그러한 오류를 범하였음을 고백한다. 지금부터 인체해부도를 이용하여 몸속 장기의 위치에 대한 깊은 이해와 검증을 통하여 사혈자리에 대한 학습을 해보기로 하자.

본격적인 학습에 앞서 우선 알아야 몇 가지 사항이 있다.

첫 번째는 신장의 사혈자리를 포함하여 많은 사혈자리에 대하여 우려하는 바는 기존 사혈을 진행하고 있는 사람들조차 잘못된 사혈자리로 사혈을 진행하고 있다는 점이다. 인체 해부학적인 측면을 고려하지 않은 채 대충 눈짐작으로 잡은 사혈자리는 간접적 효과는(다른 인근의 장기에 대한 긍정적 효과) 있을 수는 있으나 빠른 치유에 대한 기대를 할 수 없다는 것과 얼마 지나지 않아 다시 증상이 나타날 수 있다는 점이다. 그러면 왜 이런 잘못된 사혈자리를 가지게 된 것일까. 이것에는 몇 가지의 이유를 들 수가 있겠다. 하나는 한의의 혈자리와 사혈자리에 대한 이해의 부족이다. 즉, 한의의 혈자리는 직접적인 장기 위에 취혈하는 것이 아니라 신경 반응점 위에 취혈한다는 것이고 사혈자리는 인체 내의 장기의 위치로부터 몸 밖 피부 쪽에 직접적이고, 가장 가까운 곳에 사혈자리를 잡아야 한다는 점인데 한의의 혈자리에 대하여 사혈적 측면에서의 검증 없이 차용하거나 혹은 무비판적으로 수용한 결과인 것이다. 또 하나는 의학도가 가지고 공부하고 있는 실제 인체의 해부학책에 의한 장기 위치의 철저한 검증으로 나온 사혈자리가 아니라 시중에서 판매하고 있는 벽걸이용 해부도에 의존하였던 것에 그 원인을 찾을 수 있을 것이다(그림 인체해부도 참조). 이렇게 잘못된 사혈자리는 위를 비롯하여 신장과 간, 췌장과 대장 등이다. 특히 대장의 하행결장은 오류의 백미이다. 다음 소장/대장 편에서 설명하겠지만 정말 잘못된 사혈자리다. 실소를 금치 못할 일이다. 확인해 보라.

두 번째는 주요 장기 중 하나인 심장과 간, 비장의 위치가 보통의 사람과 다르게 반대로 되어 있는 사람이 있다는 것이다. 다시 말해 비장과 심장이 왼쪽에 있는 것이 아니라 오른쪽에 있고 오른쪽에 있어야 할 간이 왼쪽에 있는 사람이 있다는 것이다. 꼭 엎드려 등 뒤에서 보는 듯한 장기의 위치처럼 반대이다. 물론 기능상의 문제는 전혀 없다. 약 100명 중의 1명꼴로 있는데 몇 년 전 모 방송에서 길거리에 지나는 사람들에게 심장의 위치를 묻자 정말 100명 1명꼴로 자신의 심장을 만지며 오른쪽에 있다고 말하는 것이었다. 그런 사람들은 다른 사람들의 심장도 오른쪽에 있는 것으로 알고 있었다. 100분의 1이지만 의외로 많은 숫자이다. 그러므로 항상 간이나 심장 사혈을 실시하기 전에 대상자의 심장의 위치를 물어보는 것은 필수이다. 1회차 사혈을 진행하기 전 문진하여 상담일지에 반드시 기록해 놓아야 한다. 엉뚱한 곳이라도 몸속 어혈을 제거한다는 측면에서는 나쁠 것은 없지만 엉뚱한 곳에 사혈해 놓고 치유를 기대하는 우를 범할 이유가 없고 한시가 급한데 몰라서 돌아갈 필요 또한 없지 않겠는가.

세 번째는 폐를 포함하여 간이나 위장, 대장, 소장 등은 부위가 꽤 넓다. 비록 정혈점과 부가점을 지정한다고 하여도 구체적으로 해당 부위의 검사를 통하여 병소가 특정될 경우 해당 병소가 다른 사혈자리보다도 우선 한다는 점이다. 특히 폐의 경우가 그러하다.

네 번째 사항은 앞서 12. 사혈자리 편에서 언급한 바와 같이 머리를 포함하여 위, 간, 소대장, 췌장. 신장, 방광, 자궁 등의 장기들이 우리 몸속에 거의 빈틈이 없을 정도로 빼곡히 들어차 있다는 사실이다. 췌장 같은 장기는 다른 장기들로 겹겹이 막혀 있어 몸 정면이든 등 쪽이든 다른 장기에 방해를 받지 않거나 덜 받는 곳을 찾아 사혈을 진행해야만 한다는 것이다. 인근에 사혈자리를 잡는다고 해서 전혀 효과가 없는 것은 아닐지라도 인체해부도에 의한 정확하고 효과가 있을 법한 자리를 정해야만 한다는 것이다. 몸속 장기들은 인근 장기들과 모세혈관으로 연결되어 있을 가능성이 있고 실제로 암이 처음 발생한 부위(원발성)와 가까운 장기들도 상당히 기능 부전에 빠져 있는 경우가 많다. 일정 장기 사혈을 위해 사혈을 진행하면 인근 장기에도 영향을 미칠 수도 있다는 점이다. 해부학적 개념에 의한 학습 필요성이 대두되는 이유이기도 하다.

다섯 번째는 여기에서 언급하는 사혈자리는 전부 5cm 부항을 기준으로 한다. 사혈 부위가 협소하여 작은 크기의 부항컵을 사용할 경우에는 별도 적시하도록 하겠다. 그 이유에 대하여는 앞서 설명한 바 있다. 같은 힘(압력)을 주더라도 단면적에 미치는 압력은 단면적이 넓을수록 커지기 때문에 가능한 큰 부항을 사용하는 것이 좋다. 그리고 편의상 5cm 부항컵이라 하는데 실제 길이는 내경이 4.8cm, 외경이 5.4cm이므로 부항컵을 가지고 신장의 사혈자리를 잡을 때는 이를 유의할 필요가 있다.

여섯 번째는 정혈점은 주요 장기들에 대한 인체해부도에 의해 검증된 위치를 잡아 장기들에 직접적으로 영향을 미칠 수 있는 위치이며, 이에 반해 부가점은 장기 위의 직접적인 위치는 아니나 해당 장기에 영향을 미칠 수 있는 범위 내의 인근이나 반대쪽(정혈점이 정면이면 등 뒤쪽)에 통증이나 눌림 현상이 나타나는 등의 영향이 미치는 곳을 말한다.

마지막으로 첨부된 그림의 인체해부도는 외운다는 의미보다는 수시로 자주 보아서 눈에 익혀 둘 필요가 있다는 점이다. 인체 장기의 위치는 무엇보다 사혈자리를 이해하는 데 지름길이기 때문이다.

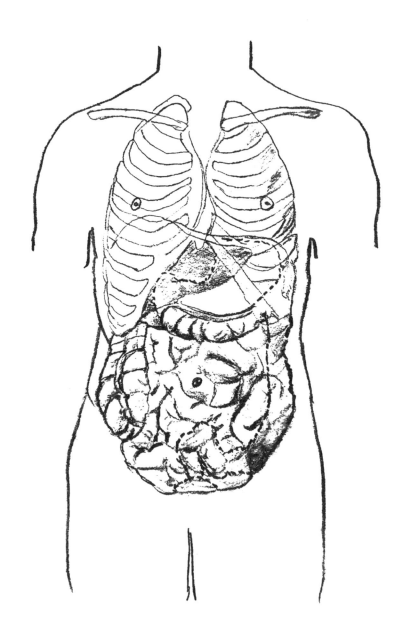

〈그림 1-1〉 인체해부도(정면)

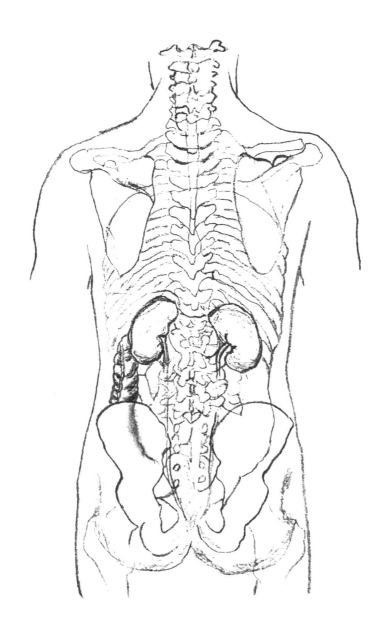

〈그림 1-2〉 인체해부도(배면)

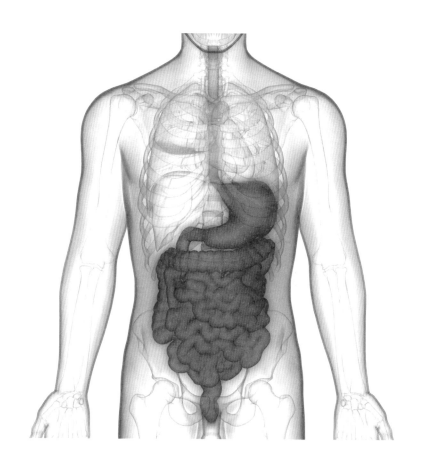

〈그림 1-3〉 대장

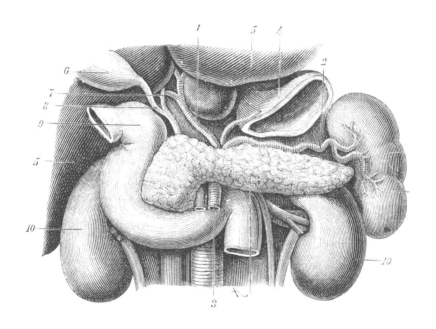

〈그림 1-4〉 췌장

가. 신장(腎臟)

1) 위치

등 쪽에 척추 중앙선을 중심으로 양쪽 두 개가 있으며, 갈비뼈 최하단 부를 기점으로 등 쪽 척추 중앙선과 만나는 가상의 선을 그으면 신장(腎臟)의 중심이 그 선위에 있다(실제로는 약 1cm 정도 위에 위치하고 있다). 등 쪽에서 보면 12번 흉추와 3번 요추 사이에 위치해 있다(그림 참조). 즉, 신장의 상단 부분이 12번 흉추 부분의 상단과 높이가 비슷한 옆에 있고 신장의 하단 부분이 3번 요추의 중간쯤의 옆에 위치해 있다. 좌신의 중간 높이의 위치는 1번 요추와 2번 요추 사이이다. 한의에서 양쪽 엉덩이뼈 끝(장골능)을 연결한 가상선을 야코비선이라 하는데 이 선이 요추 5번과 요추 4번 사이를 지나게 되므로 상단 쪽으로 찾아서 올라가도 되지만 손으로 눌러서 알기에는 실상은 좀 어렵다. 그리고 오른쪽 위에 위치한 간 때문에 오른쪽 신장은 왼쪽 신장에 비하여 약간 밑으로 처져 있다. 또 서 있을 때와 누웠을 때도 신장의 위치는 약 0.5cm 정도의 차이가 나는데 누웠을 때는 중력으로 인한 간의 누름이 완화되어 약간 위로 올라간다는 점을 참고로 하기 바란다. 신장의 위치는 상당한 중요한 의미를 가지고 있으므로 눈에 반드시 익혀 둬야 한다. 그리고 신장 상단은 하단에 비해 양쪽 신장이 인사를 하듯 척추 방향으로 비스듬하게 기울어져 있다. 다음으로 척추 중앙선으로부터의 신장의 위치는 척추 중앙선으로부터 5cm 이상(여자는 4cm) 떨어져 있다. 다른 사혈에서는 높낮이는 옆구리의 갈비뼈를 기준으로 하여 오류가 없으나 척추뼈를 중심으로 하는 가로의 이격 거리에는 문제가 있다.

2) 구조와 기능

　신장을 콩팥이라도 하는데 강낭콩같이 생긴 모습에서 유래된 것이라 볼 수 있다. 길이는 약 10~14cm이고(자신의 엄지손가락과 집게손가락의 사이의 한 뼘 정도 크기이며 5cm 부항컵 2~3개 정도 길이) 폭은 5~6cm이다(5cm 부항컵 하나 정도). 바깥 외부는 피질, 내부는 수질로 이루어져 있으며, 콩팥의 기본단위는 네프론으로 보우만 주머니 안에 사구체가 있어 피가 1차적으로 걸러지게 되는데 단백질이나 적혈구를 제외한 물, 포도당 등 나머지 물질들은 사구체를 통과하여 세뇨관에서 보내지게 되며, 세뇨관에서 2차적으로 물이나 포도당 비타민, 나트륨 등을 재흡수하며 암모니아를 배출하게 된다. 세뇨관에서 물의 재흡수가 많게 되면 오줌의 양이 줄어들게 된다. 오줌에서 단백질이 섞여 나오면 신장의 사구체에 이상이 있는 것으로 보면 된다. 신장 특히 사구체에서 문제가 생겨 단백질의 분해와 대사 과정에서 생기는 불순물인 암모니아의 전구체인 요소의 배출이 되지 않는다면 아토피 등의 통풍이나 피부병 혹은 다른 장기에 심각한 기능 부전을 야기할 수도 있다. 신장과 관련된 주요 호르몬은 앞서 언급한 조혈 호르몬인 에리트로포이에틴과 뇌하수체 후엽에서 분비되는 항이뇨 호르몬(바소프레신)을 들 수 있다. 뇌하수체에서는 항이뇨 호르몬을 분비하여 신장을 통해 물의 재흡수에 관계하고 있다. 당뇨병 환자의 경우는 소변으로 포도당이 검출되는데 이는 혈중 포도당 농도가 높아 세뇨관에서 재흡수가 되지 못하고 일부가 오줌으로 배출되어 일어나는 현상이다. 신장에서 요소 등이 제대로 걸러지지 않으면 혈중 요소가 늘어나게 되어 혈중 PH 농도를 산성으로 바뀌게 되므로 신장이 혈중 PH를 조절하는 기능도 있다 하겠다. 그리고 혈관 내의 물을 내보내고 재흡수하는 등의 조절 역할을 해서 혈압에 영향을 주기는 하나 혈압을 조절한다는 것이 신장의 주요 기능으로 인식한다는 것에는 좀 많이 나간 것으로 동의하기는 어렵다(이에 대하여는 고혈압/저혈압 편에서 다시 한번 다루기로 하겠다). 신장의 기능이 부전하면 하지에 신부종이 많이 발생하고 신부전으로 진행하기 직전부터 임상적으로 많이 나타난다. 이는 혈중 PH 농도가 산성화되어 항상성 원리에 의거 이를 중성 또는 약알칼리성으로 되돌리려는 반사적인 행동으로써 세포(체액)가 이를 중화하기 위해 물을 잡아 놓아서 발생하게 되는 것이다.

신정맥과 신동맥을 통해 여과되는 혈액의 양은 180L(어떤 책에는 1톤이라 적혀 있는 곳도 있는데 1톤이라면 1,000L인데 하루 4~6회 소변을 보는 횟수나 시간 간격을 고려할 때 이는 잘못된 근거이거나 좀 과장인 듯싶다)에 이른다고 하니 몸속 전체의 피가 하루에도 4바퀴 이상 돌아야 하는 양이다. 신장은 신우와 수뇨관을 통해 방광까지 연결되어 있고 신장에서 걸러진 오줌이 방광에 모이게 되는 것이다. 방광에 모여진 오줌은 요도와 생식기를 통해 배출하게 된다. 신장이 나쁘면 방광 이하의 생식기를 포함한 대부분의 장기들이 덩달아 나빠지게 되는 도미노 현상을 일으킬 수 있다. 생식기 기능에도 굉장한 영향을 미친다(생식기에 대하여는 기능 활성화 측면에서 추후 설명하는 기회를 갖도록 하겠다). 앞서 언급한 바와 같이 신부전 등으로 신장 기능이 저하될 경우 조혈 호르몬 분비 저하로 빈혈을 일으킬 수 있으며 우리 몸의 정화 과정과 관련하여 간부전과 함께 다른 장기와 부위에도 상당한 부정적 영향을 미치게 된다. 특히 말기신부전증이 되면 요독증(尿毒症)이 생겨 피부가 탄 듯한 거무튀튀하게 변하며(실제는 암모니아 즉, 오줌에 쩔은 것이다) 결국 병원에서 신장투석을 요구받게 된다.

여기서 심각하고 중요한 문제에 대하여 알아보자. 신부전에 대한 검사를 실시하여도 기능적으로 약 70% 정도가 기능적 부전이 진행되어서야 비로소 병원 검사에서 신부전으로 확진이 된다는 사실이다. 그 이전에는 하지부종이라든지(간부전일 경우도 대부분 비슷하다) 얼굴이 푸석하다든지 피로감을 많이 느끼는 증상을 느끼지만 병원에 가면 진단(사구체 검사 등)조차 되지 않는다는 것이다. 그러다 병이 더 진행되어 어느 순간 재검진하여 검사 수치 안에 들어오면 그제서야 신부전으로 진단이 되는 것이다. 그러나 치료는 불망이고 관리라는 이름하에 시간이 흐르고 신장 기능이 약 10% 이하인 말기신부전에 이르게 되면서 혈액투석을 요구받고 결국은 기약 없는 신장이식까지 준비하여야 하는 것이다. 이것에 대한 답은 각자가 선택하여야 할 문제이다. 병원 검사는 필요하되 과신은 하지 말아야 할 일이지 않은가. 거듭 강조하건대 신장은 간과 더불어 인체의 중요한 정화 작용을 하는 우리 몸의 파수꾼 같은 역할을 한다. 언제나 맑고 깨끗한 상태의 신장 기능을 유지하는 것은 우리 몸 전체의 건강 유지에 필수적임을 잊지 말자.

3) 사혈자리

신장의 사혈자리를 포함하여 많은 사혈자리에 대하여 우려하는 바는 기존 사혈을 진행하고 있는 사람들조차 잘못된 사혈자리로 사혈을 진행하고 있다는 점이다. 신장이 우리 몸에서 차지하는 중요성에 있어서 그 비중은 새삼 강조할 필요가 없을 정도이니 설명하는 바대로 잘 따라간다면 그리 어렵지만은 않다.

① 정혈점
신장의 위치는 위에서 언급한 바 있다. 신장의 정혈점은 3자리이다. 제

1 정혈점은 옆구리의 갈비뼈 밑단과 척추 중앙선(가상선)이 만나는 중앙의 양옆으로 약 5cm가량 띄어서(부항컵과 부항컵의 사이는 척추의 가상중앙선을 두고 10cm 이다. 주의할 점은 부항컵의 내경이 4.8cm이고 외경은 5.4cm이다) 즉, 좌신일 경우 척추 중 앙선으로부터 5cm 띄운 부분에 부항컵의 오른쪽 끝단이 오도록 하면 되 고 우신일 경우 중앙선으로부터 5cm 띄운 부분이 부항컵의 왼쪽 끝단이 오면 된다. 이 부분은 신우와 신장의 둥근 안쪽 부분에 해당한다(참고: 다른 사혈에서는 중앙선에서 부항컵이 붙지 않을 정도로 약 1cm 정도 붙여서 사혈하라고 되어 있으나 이 는 신우 부근에 해당하는 자리이며 인체 해부학적 차원에 보면 이 위치는 신장 자리라기보다는 오히 려 췌장 머리에 해당하는 자리라 볼 수 있다). 몸통이 작은 여자일 경우는 4cm 정도를 이격하면 된다. 즉, 좌신일 경우 척추 중앙선으로부터 4cm 띄운 부분에 부항컵의 오른쪽 끝단이 오도록 하면 되고 우신일 경우 중앙선으로부터 4cm 띄운 부분이 부항컵의 왼쪽 끝단이 오면 된다. 신장의 제1정혈점의 정확한 위치에 대한 검정은 다음의 방법으로 하면 된다. 등 쪽 어깨 부분 에 견갑골이 있는데 이 견갑골 끝부분(대략 척주중앙선과 몸통 끝부분의 중간 정도에 해당)에서 가상의 수직선을 그어 내려 옆구리 갈비뼈 끝단으로부터의 수평 선이 만나는 점이 5cm 부항컵의 중심점에 오면 신장 위의 중심 즉, 제1정 혈점 위에 부항컵을 제대로 놓은 셈이 된다. 또 한 가지 방법이 더 있다. 사람마다 몸통의 크기가 다를 수 있고 여자의 경우에도 다양할 수 있으니 이러한 점에 맞춰 좀 더 쉽게 신장 제1 정혈점을 잡을 수 있는 방법이 있 다. 좀 전 위의 방법에서 견갑골 끝단과 척추의 중앙 가상선과의 거리를 재어 그 거리를 갈비뼈 밑단에서 그은 가상선과 척추 가상선 교차점에서 그 거리(견갑골 끝단과 척추의 중앙 가상선과의 거리)만큼 띄운 점이 5cm 부항컵의 중 심이 오게 하면 된다. 신장 제1정혈점을 제대로 잡았으면 제2정혈점과 제 3정혈점을 잡는 것은 쉽다. 제2정혈점은 제1정혈점의 바로 위의 위치이다

(신장 상혈). 단 그 위치에서 양쪽 부항을 척추 쪽으로 1cm씩 이동하면 된다. 주의할 점은 단순히 부항컵을 가지고 측정하면 윗부분은 신장 밖으로 벗어나고 제1정혈점과의 제2정혈점과의 공백이 발생하게 된다. 이는 내경과 외경의 차이 때문이고(약 0.5cm) 사혈 후 피부에 남는 표시를 기준으로 할 경우에는 피부의 표시가 부항컵의 크기보다 훨씬 넓어질 수 있기 때문이다. 부항컵을 기준으로 할 경우는 살짝 겹쳐 놓는 것이 좋다. 제3정혈점은 제1정혈점의 바로 밑이다(신장 하혈). 이 역시 부항컵의 내경과 외경을 고려하여 살짝 겹쳐 공백이 없도록 하는 것이 좋다. 서로 조금 겹치더라도 신장의 세로 크기상 대부분 5cm 부항 3개 크기 안에 들어오기 때문이다. 제2정혈점과 제3정혈점 모두 부항컵 간의 상하 간격은 동일하다. 신장혈을 사혈하면 흉추 12번에서 요추 3번까지 사혈을 하는 효과도 있어 허리 부근이 자주 아픈 사람의 통증이 없어지기도 한다.

② 부가점

신장의 부가점은 제1정혈점의 오른쪽과 왼쪽의 각각의 옆구리 쪽으로 부항컵이 겹치지 않도록 각각 위치하면 된다. 신장의 정혈점 3개 혈자리만 제대로 사혈을 진행해도 충분하다. 경화도가 높은 고연령대의 대상자일 경우는 몸 전체적으로 경화가 상당 진행이 된 상태일 경우가 많아 이때 정혈점과 함께 부가점을 함께 사혈을 진행하면 좋다.

4) 관련 병증

신장염, (말기) 신부전증, 요독증, 방광염, 통풍, 관절염, 아토피 등의 피부병, 하지부종 등

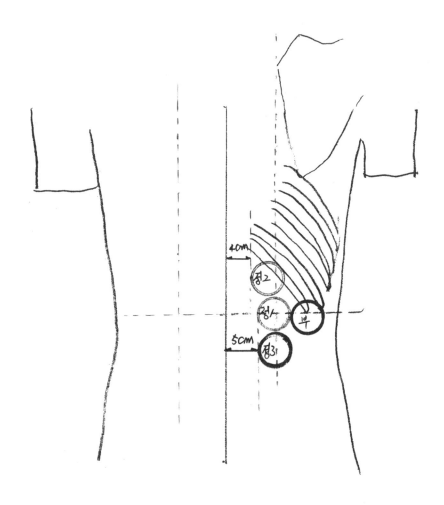

신장 사혈자리

나. 부신(副腎)

1) 위치

부신(副腎)은 한자의 명칭에서도 내포하고 있지만 신장에 덧붙여 있다는 뜻으로 신장 위에 있다는 영문의 'suprarenal(신장 위의)'의 의미 그대로 한자로 옮겨 놓은 것임을 알 수 있다. 따라서 해부학적으로는 부신을 신장과 따로 보기보다는 신장의 일부로 인식하고 있다고 볼 수는 있으나 물론 기능적으로는 신장과는 확연히 다른 기능을 하고 있다 하겠다. 위의 신장의 그림에서 보는 것과 같이 부신은 양쪽의 신장 위에 고깔모자 씌운 모양을 하고 있으며, 오른쪽은 횡경막과 간과 맞닿아 있고 왼쪽 부신은 지라(비장), 위, 이자(췌장)와 닿아 있는 위치에 있다.

2) 기능

부신은 내분비기관의 하나로 남성 호르몬 등 여러 가지 호르몬을 분비하고 있으며 주로 스트레스나 자극에 대응하며 혈압, 혈액량, 전해질 조절에 관여하는 것으로 알려져 있다. 누구나 알고 있는 아드레날린이 부신수질에서 분비되는 호르몬으로 에피네프린이라고도 한다. 아드레날린이 분비되면 교감신경을 흥분시켜 심장박동을 항진하며 혈관을 수축하며 근육을 자극하기도 한다. 부신에서 항염 작용에 대한 것도 담당하고 있는데 병원에서 관절염의 치료에 이용하는 스테로이드계 호르몬이 바로 부신에서 나오는 호르몬을 이용한 치료제이다. 치료의 효과는 거의 일시적이고 이로 인한 내분비계의 혼란만 가져와 그에 따른 부작용에 대하여 병원에서조차 걱정하는 사람들이 많다.

3) 사혈자리

부신의 정혈점은 부신의 위치상 신장 제2 정혈점 안에 거의 포함되어 있어 신장 제2정혈점을 사혈하였다면 굳이 따로 사혈할 필요가 없으나 다른 이유로 부신 사혈을 필요로 할 경우는 신장 제1정혈점 부항컵(5cm)을 두 개 놓은 상태에서 머리 쪽으로 2.5cm가량 띄우고 다시 척추 중앙선 방향으로 각각 1cm 이동한 위치이다. 제2정혈점의 부항컵의 위치에서 머리 쪽으로 2.5cm가량 띄워 부항컵을 놓은 것과 같다.

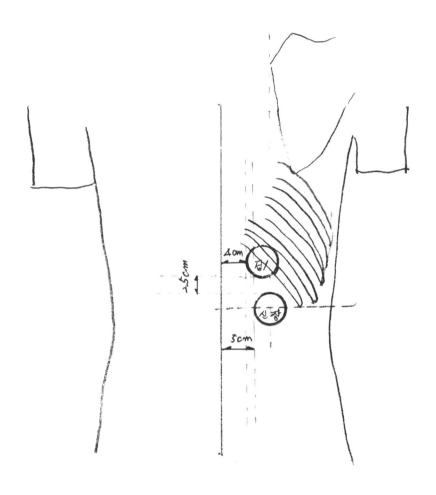

부신 사혈자리

다. 간장(肝臟)

1) 위치

간장(肝臟, liver)은 횡경막 아래 오른쪽 갈비뼈에 보호를 받으며 비스듬한 갈비뼈를 따라 역직각삼각형 모양을 하고 있다. 간은 좌엽과 우엽으로 나뉘며 크기로는 우엽은 2/3 정도이고 좌엽은 1/3 정도이다. 우엽 밑에는 간에서 만들어진 담즙을 모아 두는 담낭이 있고 담즙이 담도를 통하여 십이지장으로 분비되게 된다. 간의 크기는 사람마다 차이는 있지만 좌엽 쪽의 오른쪽 꼬리 부분은 가슴 중앙선을 지나 왼쪽으로 위의 일부를 덮는 듯한 위치에 있고 간의 우엽의 끝단은 몸통 우측 끝에서 출발하여 좌엽의 끝은 거의 좌측 몸 끝 가까이 부분(왼쪽 젖꼭지 하단 부근)에 이르기까지 넓게 이루어져 있다.

2) 기능

간은 암적색을 띤 내장기관으로 신장과 더불어 중요한 정화기관의 하나로써 몸속 해독 작용을 한다. 항생제 등의 각종 약제의 독성이나 운동이나 대사 과정에서 발생하는 피로 물질이나 독성 등을 해독하고 정화하는 것이다. 간부전으로 인하여 간경화, 간암으로 진행할 경우 그 독성으로 복수가 차게 되고 간성혼수가 오며 결국은 위출혈 등 혈관 파열에 의한 상·하복부의 출혈로 사망에 이르게 된다. 그리고 사용하지 못하게 된 혈액을 파괴하고 그 과정에서 나오는 빌리루빈으로 담즙을 만들기도 하며 혈액을 보관하기도 한다. 소장에서 탄수화물을 가수분해하여 흡수한 포도당을 간문맥(소장과 간을 연결한 정맥으로 정맥혈로 나온 혈액이 간의 모세혈관을 통과하여 소장에서 흡수한 필요 영양분을 남긴 뒤 대정맥을 통하여 심장으로 들어간다. 모세혈관을 두 번 통과하는 유일한 곳으로 일반 대정맥과 구분하여 간문맥이라 한다)을 통하여 들어와 간에서 글리코겐으로 바꾸어 저장하기도 하며 그 외 아미노산대사, 단백질대사, 지방대사, 호르몬 농도 조절 등을 하고 있다. 특히 간에서 단백질대사 과정에서 퓨린이라는 요산의 전구체가 생기는데 이것은 요소와 더불어 신장을 통하여 체외로 배출되며 이것이 신장의 기능이 나빠 배출이 되지 않고 혈액 내에 있을 경우 통풍 등 주로 관절염과 부종을 일으키는 원인이 된다 하겠다. 단백질대사 과정에서 생기는 요산(尿酸)이든 질소대사 과정에서 생기는 요소(尿素)이든 전부 암모니아 전구체라 보면 되고 한자에서 보듯 같은 오줌 뇨(尿) 자로서 불순물인 암모니아와 관계가 있음을 알 수 있다. 간에서 이루어지는 각종 화학적 작용과 변화 그리고 기능은 수백 가지에 이른다고 하니 간은 우리 몸에서 보배와 같다는 말이 허언은 아닐 듯싶다. 황달은 간부전에 의한 것으로, 파괴된 혈구로부터 분리된 빌리루빈이 다시 적혈구를 만들거나 담즙을 만드는 데 재활용되지 못하고 혈액 내 다량 포함되어 피부 등에 침착됨으로써 피부와 눈자위가 노랗게 변하는 현상이다. 황달이 생기면 사람들은 그제서야 심각한 간부전이 진행되었음을 자각하곤 한다. 일부는 간에서 소화를 위해 담즙을 분비한다고 하여 소화기관으로 분류하기도 하나 엄밀히 말해 우리 신체의 기능 중 간이 담당하고 있는 정화 기능적 측면이 훨씬 더 크고 중요하다고 볼 수 있을 것이다. 간은 좌엽과 우엽으로 나뉘어 있는데 기능적으로 각각의 역할에 대하여는 아직 밝혀진 바는 없으나 간의 우엽 쪽에는 쓸개즙을 담는 담낭이 있는 것으로 보아 주로 적혈구 파괴와 쓸개즙을 만드는 역할을 하지 않을까 추측된다. 간에 있어서 중요한 점은 병원에서는 신장과 마찬가지로 기능 부전에 **빠지게** 되면 치료할 수 있는 방법이 거의 없다는 것이다.

3) 사혈자리

① 정혈점

간장의 정혈점은 좌엽 1개소와 우엽 2개소이다. 간의 제1정혈점은 흉골체 끝단(한의에서는 흉골체하연이라 하고 양의에서는 검상돌기라 한다)에 부항컵의 윗부분이 닿도록 부항컵을 놓으면 된다. 간의 제1정혈점은 간의 좌엽에 해당한다. 간의 제2정혈점은 제1정혈점의 부항컵과 우측 옆으로 나란히 위치하면 된다. 제3정혈점은 제2정혈점 위치에서 우측으로 수평 이동하여 오른쪽 젖꼭지에서 복부 쪽으로 그은 수직 가상선의 교자점에 부항컵의 중심이 오도록 한 뒤 약 2.5cm가량 복부 쪽으로 내려 5cm 부항컵을 놓으면 된다. 제2정혈점과 제3정혈점은 간의 우엽에 해당하며 갈비**뼈** 위의 사혈 지점이다.

② 부가점

간장의 사혈자리는 정혈점 3개소로 충분하나 부가점 자리에 울림이 있을 경우가 있어 따로 정하여 둔다. 간장의 제1부가점은 간장의 위에 있어 부가점이라기 보다는 정혈점에 가깝다고 볼 수 있다. 간장의 제1부가점은 제1정혈점(흉골체하연의 바로 밑부분)에 5cm 부항컵을 놓은 뒤 다른 부항컵을 오른쪽 옆에다 겹치지 않게 대고 다시 상위 쪽에 다른 부항컵을 겹치지 않게 놓은 위치이다. 이 부가점은 대부분 갈비**뼈** 위이며 간의 우엽과 좌엽이 나뉘며 간겸상간막이 있는 위치이다. 간장의 제2부가점은 등 뒤쪽에 위치해 있다. 간장의 제2부가점은 우엽 제1정혈점을 등 뒤쪽까지 연장하여 견갑골 끝단에서 엉덩이 쪽으로 내려오는 가상선을 그어 만나는 교차점이 간장혈의 부가점이다. #10번 흉추돌기와 #12 흉추돌기 구간의 옆 부분이라 보면 된다. 이 부가점의 위치는 간장이 나쁠 때 등 쪽의 통증이나 울림 현상으로 나타날 수가 있다. 간장혈의 제3부가점은 제2부가점과 같은 요령으로 우엽 제3정혈점을 수평 이동하여 견갑골 끝단의 가상 연장선과 만나는 곳이다.

4) 관련 병증

간부전, 간염, 간경화, 간암, 황달, 간부종, 간농양 등

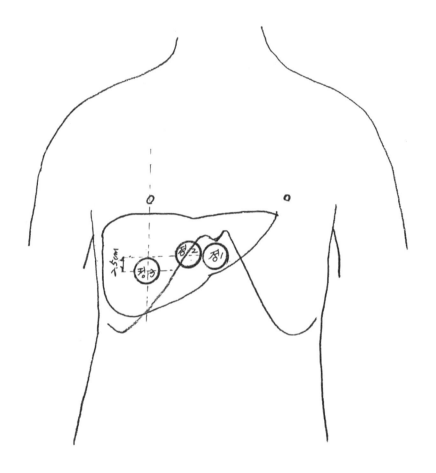

간장 사혈자리

라. 심장(心臟)

1) 위치

심장(心臟)은 폐와 함께 흉강 내에 있다. 무게는 약 350g이고 남자가 여자
보다 조금 크다. 보통 자신의 살짝 쥔 주먹보다 조금 큰 정도의 크기로 임
의의 가슴 중앙선을 기준으로 1/3은 우측 편에, 2/3 부분은 좌측 편에 위
치하고 있다. 높낮이 상으로는 심장의 중심이 양쪽 젖꼭지를 연결하는 선
상보다 약간 위에 있다고 보면 된다.

2) 구조와 기능

다른 장기와 달리 심장은 구조를 좀 이해할 필요가 있다. 심장에는 4개
의 방과 4개의 밸브로 이루어져 있다. 우리 몸에는 심장을 포함하여 몇 군
데에 밸브가 있는데 이에 대하여 잠시 살펴보면 위와 심장 그리고 하지
의 정맥 혈관 내에 있다. 우선 위에 대하여 살펴보면 식도와 위를 연결하
는 부위에 있는 분문과 위와 십이지장을 연결하는 유문이고, 심장에는
우심방과 우심실을 연결하는 삼첨판과 좌심방과 좌심실을 연결하는 이첨
판, 그리고 우심실과 폐동맥 사이, 폐정맥과 좌심방으로 연결하는 반월판
이 있다. 우리 몸에 밸브가 있는 것은 역류를 방지하기 위함이다. 이러한
심장의 4개의 밸브가 열리지 않으면 협착증이 되고, 열렸다가 닫히지 않
으면 폐쇄부전증이 되는데 이를 통틀어 심장판막증이라고 한다. 상대정
맥을 통하여 피가 심장의 우심방으로 들어오면 우심실로 보내고 우심실
에서는 폐동맥을 통하여 허파로 들어가 이산화탄소를 버리고 산소를 얻

어 폐정맥을 통해 좌심방으로 들어오게 되고 좌심실로 보내게 된다. 좌심실로 들어온 혈액은 대동맥을 통하여 뿜어져 나가게 되는 것이다. 이러한 과정은 심방과 심실의 수축과 이완 작용을 통하여 펌프질하듯 쥐어짜게 되어 온몸을 순환할 수 있는 압력을 얻게 되는 것이다. 심장의 박동에는 전기 자극이 필요한데 이 전기 자극은 심방과 심실에 걸쳐 있는 방실결절을 타고 흘러 푸르키네(Purkinje)섬유를 지나 우심실과 좌심실에 동심원을 그리며 전기적 충격이 가해진다. 병원에서 심장 검사를 실시할 때 하는 심전도 검사(ECG, electrocardiogram)가 이러한 전기적 충격을 캐치하여 그래프로 표시하는 장치인 것이다(심장 질병 편에서 심전도 검사에 대하여 다시 설명하겠다). 이러한 전기적 충격이 불규칙할 경우에는 심장이 부르르 떨리는 부정맥 현상이나 심박세동이 일어나는 것이다. 필자도 심각한 부정맥 환자였다. 심장의 박동은 숨골의 지배를 받고 있고 자율신경에 의해 자율적으로 움직이고 있다. 사람이 화를 내거나 긴장 상태가 되면 부신에서 아드레날린이 분비되어 교감신경을 자극하게 되고 이는 심장에 피를 골격근 쪽으로 빨리 보내려 심장박동이 항진하게 되므로 혈압이 순간적으로 상승하게 된다. 반대로 상황이 끝나게 되면 뇌에서는 길항 작용에 의해 신경 전달 물질인 아세틸콜린을 분비하여 심장의 흥분을 가라앉게 하여 평상으로 되돌아오게 한다. 심장은 보통 1분에 60~70회가량 수축하는데 하루 10만 번 정도 박동을 한다. 심장이 한번 수축할 때마다 80ml의 혈액을 대동맥으로 내보내고 분당 약 5L의 피가 심장 밖으로 내보내지게 된다.

3) 사혈자리

① 정혈점

심장은 보통 자신의 주먹보다 조금 큰 정도의 크기로 임의의 가슴 중앙
선을 기준으로 1/3은 우측 편에, 2/3 부분은 좌측 편에 위치하고 있다. 높
낮이상으로는 심장의 중심이 양쪽 젖꼭지를 연결하는 선상보다 조금 위
에 있다고 보면 된다. 그러면 심장의 제1정혈점은 가슴 중앙선(수직선)과 젖
꼭지를 연결한 선이 만나는 교차점 위에 부항컵의 중심이 오도록 부항컵
을 올리면 된다. 제1정혈점은 우심방과 우심실 부근으로 보면 된다. 심장
제2정혈점은 제1정혈점의 부항컵이 닿지 않도록 좌측으로 수평 이동하여
놓으면 된다. 여자의 경우 심장 제2정혈점 사혈은 유방 때문에 직접 사혈
은 힘들다. 유방을 최대한 위로 들어 올려 유방 밑 부분의 가슴선을 사혈
하는 수밖에 없다. 심장의 제2정혈점은 심장의 좌심방 부근으로 보면 된
다. 심장의 제3정혈점은 가슴 끝단의 흉골체하연으로부터 왼쪽으로 수평
이동하여 왼쪽 젖꼭지로부터 밑으로 수직 가상선을 그어 부항컵의 밑 부
분은 흉골체하연 연장선에 닿도록 하고 부항컵의 왼쪽 테두리는 젖꼭지
의 수직 가상선이 만나는 부위에 부항컵을 놓으면 된다. 심장의 제3정혈
점은 심장의 좌심실 부근으로 보면 된다.

② 부가점

심장의 부가점을 알아보면 심장 제1정혈점을 좌측 겨드랑이 쪽으로 수
평 이동하여 겨드랑이 부근 몸통 중앙부근에 부항컵을 올려 사혈하면 된
다. 부가점은 해당 부위에 통증이 있거나 통증이 없더라도 예방 차원에서
사혈을 할 수 있을 것이다.

4) 관련 병증

심근경색, 협심증, 심장판막증, 부정맥, 심장세동 등

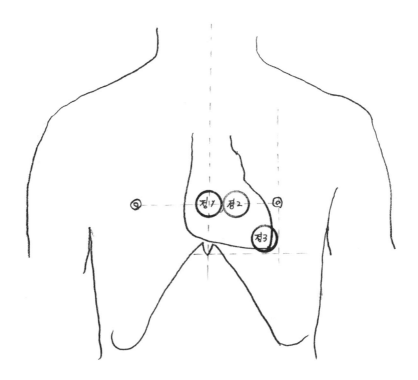

심장 사혈자리

마. 폐장(肺臟)과 기도(氣道)와 기관(지)(氣管)

1) 위치와 구조

목 부위에 후두가 있으며 정면에서 보면 후두 뒤에 식도가 있다. 기관은 목 부위를 지나 가슴 흉강 쪽으로 내려오며 좌측과 우측으로 갈라지며 마치 작은 가지처럼 세기관지로 나눠진다. 지름은 1.5cm, 길이는 약 10cm이다. 세기관지 끝에는 허파꽈리가 있어 산소와 이산화탄소의 교환이 일어난다. 좌우 폐는 좌우 #1~#7번 늑골(갈비뼈) 사이에 위치해 있다. 폐는 우폐(우엽)와 좌폐(좌엽)으로 크게 나눌 수 있고 우폐엽은 상우엽과 중우엽 및 하우엽 3엽으로 구분으로 되어 있으며 좌폐엽은 상좌엽과 하좌엽 2엽으로 구분된다. 좌엽은 심장 때문에 중앙 부분이 안쪽으로 움푹 들어가 있다. 크기는 우폐가 좌폐보다 약간 크다. 기관은 #5 흉추 높이에서 좌우의 기관지로 나눠진다. 좌우의 폐는 늑막이 덮여 있고 폐와 늑막 사이에 늑막액으로 채워져 있어 충격과 마찰로부터 보호하고 있다.

2) 기능

폐는 횡경막의 상하 운동에 의해 이뤄지는 들숨과 날숨의 호흡을 통해 하루 약 10,000L 공기가 허파를 드나드는데 성대가 있는 후두(기도)를 지나 기관으로 들어온 공기는 가슴의 좌우의 기관지로(#5번 흉추 높이) 나뉘어 세기관지의 맨 끝에 있는 포도송이 모양의 작은 공기주머니인 폐포(허파꽈리)로 들어가게 된다. 폐포는 모세혈관 덩어리라고 보면 되고 여기서 산소와 이산화탄소의 교환이 이루어지게 된다. 기관지에는 섬모가 있고 이곳에 먼지 같은 이물질이 들어올 경우 섬모 운동을 통해 조건반사적으로 후두 쪽으로 밀어내게 되며 염증이 있을 경우에 나오는 것이 가래(담)이다. 대표적인 기관지 염증으로는 호흡곤란을 초래하는 천식이 있다. 물론 가래는 기관지염증뿐만 아니라 폐에 병증이 있을 경우에도 나온다. 병원에서는 고질적이고 만성적인 천식은 거의 치유하지 못하고 있다. 허파의 호흡 운동은 중추신경인 숨골(연수)이 담당하는 자율신경계에 의해 조절되고 있다.

3) 사혈자리

① 정혈점

폐장의 크기가 넓기에 병원 검사로 병소가 특정될 경우 해당 부위가 우선적으로 사혈자리로 하여야 할 것이다. 폐장의 제1정혈점은 각각의 젖꼭지를 중심으로 가상선을 그어 2.5cm 위로 부항컵을 놓으면 된다(젖꼭지로부터 얼굴 쪽으로 두 개의 부항컵 위치). 기관지의 제1정혈점은 목과 가슴이 만나는 곳에 움푹 팬 곳(후두의 끝으로 갑상연골과 윤상연골이 만나는 곳으로 흉골뼈 위가 아님)에 4cm 부항컵을 놓으면 된다. 이 자리는 기관지 염증이 있을 경우 색색거리는 소리도 나며 살짝 누르면 기침이 나오기도 한다. 기관지의 제2정혈점은 가슴 중앙의 흉골이 시작되는 곳으로부터 7.5cm 곳에 부항컵의 윗단이 오도록 5cm 부항컵을 놓으면 된다. 여기는 기관이 내려와 기관지로 분지하는 길목이다.

② 부가점

기관지 관련 질병일 경우 제1부가점은 목 밑의 가슴 중앙의 흉골이 시작되는 곳에 5cm 부항컵을 올려놓으면 된다(이곳은 기관지 제1정혈점과 맞닿는 곳으로 제1정혈점과는 달리 흉골 위의 부위이다). 기관지의 제2부가점은 후두 쪽에 해당하는 지점으로 정면 목 뿌리와 쇄골이 만나는 좌측과 우측 부위에 3cm 부항컵을 올려놓으면 된다. 물론 이 두 가지 부위를 동시에 하기는 대상자가 어려워할 수도 있다. 순차대로 해가면 된다. 제2부가점은 갑상선에도 영향을 미친다. 폐장에 문제가 생길 경우 등 쪽 견갑골 주위로 울림 현상 또는 특정 부위에 심한 가려움이 나타날 수 있고 폐에 대하여도 압진을 해보면 울림 현상을 느끼는 부위가 있다면 해당 부위를 부가점으로 인식하여 사혈을 진행하면 된다.

4) 관련 병증

폐암, ^(만성) 기관지염, 천식, 기침, 폐부종, 폐수종 등

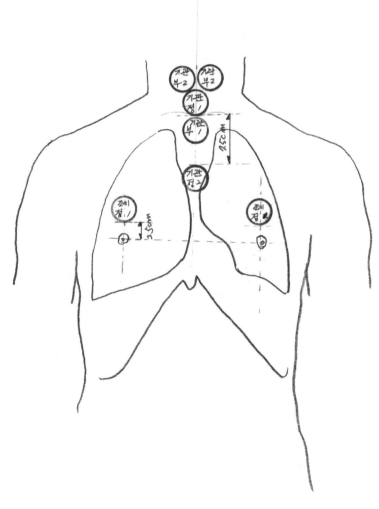

폐장/기관지 사혈자리

바. 위(胃)와 식도(食道)

1) 위치와 구조

입의 저작 운동으로 음식물을 씹어서 삼키면 인두를 통해 길이 약 30~35cm가량의 식도(食道)로 음식물이 내려가게 된다. 이때 식도는 연동 운동을 통해 위(胃)로 음식물을 보내게 된다. 위는 식도로 내려온 음식물을 분문을 열어 받아들이고 위액을 섞어 유문을 통하여 십이지장으로 내려보내게 된다. 입을 통해 음식물이 들어올 때는 후두의 입구에 있는 후두개가 닫히고 코로 통하는 목젖이 닫히고 인두가 열린다. 만일 이때 후두개가 제대로 닫히지 않을 경우 음식물의 일부가 후두(기관) 쪽으로 넘어가 기침이라는 반사에 의해 뱉어내게 된다. 사례가 들었다고 말하는 것이 이러한 현상 때문인데 나이가 들면서 사례가 자주 생기게 되는 것은 점차 후두개의 기능이 떨어져 생기는 현상이다. 음식물이 삼킬 때는 목젖이 닫혀 있어 코로는 잘 들어가지 않으나 구토를 하거나 음식물을 삼키는 순간에 기침이나 사례가 걸릴 경우 코로 역류하기도 한다. 위 분문은 횡경막 아래 부근에 위치하고 있다. 위 몸통은 가슴 중앙의 가상선을 중심으로 왼쪽으로 치우쳐져 있다.

2) 기능

위는 소화기관의 하나로써 위산을 분비하여 살균 작용을 하거나 펩신을 통한 단백질 분해 작용을 한다. 각종 위액의 분비와 위의 연동 운동은 자율신경계와 가스트린(Gastrin) 호르몬이 관여하고 있다. 자율신경 중 부교감신경은 위 운동과 분비를 자극하고 반대로 교감신경은 억제작용을 한다. 위에서는 하루에 2~3L의 위액을 분비하며 뮤신(항펩신 물질)이라는 점액단백질을 분비하여 강한 산성인 위산과 단백질 분해 효소인 펩신으로부터 위벽을 보호하고 있다. 위산은 PH1~2 정도의 강산으로 살균 작용도 하지만 구토를 하거나 위의 분문 괄약근의 기능이 떨어져 분문이 잘 닫히지 않을 경우 역류가 일어나는데 이로 인하여 식도염(역류성식도염)을 일으키게 된다. 역류성식도염은 위의 시작지점이자 식도와 위를 연결하는 분문 부위의 모혈혈관이 막혀 분문의 밸브 기능이 저하되어 역류가 일어나는 것으로 가슴이 타는 듯한 작열감을 동반한다. 물을 마셔주면 조금 증상이 완화되기도 한다. 많은 사람들이 역류성식도염으로 고생하고 있으나 병원의 치료로는 잘 낫지 않는 병중의 하나이나 1~2회의 사혈로 치유될 수 있을 정도로 어려운 병이 아니다. 병원에서는 위나 장에 생긴 병이 잘 낫지 않으면 만성이나 신경성이라는 단어를 앞에다 붙여 준다. 물론 위 역시 뇌의 미주신경과 교감신경에 의한 자율적 지배를 받는다. 하지만 이를 치료하지 못하는 이유로 든다는 것은 자신들의 한계에 대한 변명일 뿐이다. 필자도 역류성식도염 환자였고 위염 환자였다. 신경성이라는 말이 나왔으니 위경련에 대하여 알아보자. 위경련은 위 근육이 과도하게 수축되어 일시적으로 마비되는 현상으로 명치 끝 정도에서 쥐어짜는 듯한 통증이 극심하게 나타난다. 병원에서는 위궤양, 위염 등과 함께 나타나는 것으로 원인에 대하여도 제대로 규명하지 못하고 있는 상태이다. 특정 음식물이나 담배, 스트레스에서 그 원인을 찾고 있다. 명치 끝부분은 위의 분문 부근이다. 위 전체의 모세혈관이 막혀 경화 정도가 높은 탓에 위염도 위궤양도 생기는 것이며, 명치 끝부분(흉골체하연)은 아래 사혈자리를 참고하여 사혈하면 치유된다.

3) 사혈자리

① 정혈점

이 글을 읽는 사람들도 식사를 하면 옆구리에 가까운 쪽이 불룩하게 튀어나오는데 위사혈을 한다면서 왜 복부 중앙에다 사혈을 하는 것일까 하고 의문을 가진 적 있을 것이다. 앞서 언급한 바와 같이 대부분의 다른 사혈에서도 한의의 중완혈(흉골체하연과 배꼽의 중간 지점)을 위의 사혈자리로 하고 있다. 이는 한의의 신경 반응점을 위주로 하는 취혈자리와 실제 장기의 위치를 달리하는 한의의 특징을 이해하지 못하였거나 인체해부도를 통한 장기 위치에 대한 이해 없이 무비판적으로 받아들인 데서 오는 오류라 보인다. 물론 중완혈도 위치상 위의 끝부분이자 십이지장과의 연결 부분인 유문 쪽에(날문방) 가까운 곳이라 위에 대한 영향이 없지는 않겠으나 간의 위치와 겹치지 않고 위만을 사혈할 수 있는 보다 더 정확한 사혈자리를 해부도를 통해 검증을 해보면 다음과 같다. 위장의 제1정혈점은 연골체하연(검상돌기)과 배꼽을 4등분하고 위로부터 1/4지점(중완혈의 1/2지점)에서 좌측으로 가상선을 긋고, 왼쪽 젖꼭지에서 밑으로 수직 가상선을 그어 만나는 교차점에 부항컵의 왼쪽(대상자 중심) 테두리의 중심 끝이 닿도록 부항컵을 놓으면 된다. 이곳의 위장 위치는 위 몸통 중앙 부분에 해당한다. 위장의 제2정혈점은 흉골체하연과 배꼽의 중간 지점(중완혈)으로부터 5cm 띄워 5cm 부항컵을 놓으면 된다. 즉, 중완혈(제3정혈점)에 5cm 부항컵을 놓은 상태에서 다시 5cm 부항컵을 놓으면 된다. 이곳의 위장 위치는 위장 몸통 하단부에 해당한다. 위장의 제3정혈점은 흉골체하연과 배꼽의 1/2지점에 5cm 부항컵의 중심이 오도록 놓으면 된다. 이 위치는 중완혈로써 위장의 몸통 중 유문 쪽에 가까운 곳(날문방)이다. 중완의 자리만을 위의 사혈자리로 고집하는 것은 해부학적으로 해석하면 위의 꼬리에 사혈하면서 위 몸통 전체의 치유를 바라는 모양새이다. 위는 복부의 피하지방이 두터워 사혈하기는 쉽지 않으나 NP 방법을 활용하면 보다 쉽게 어혈을 제거할 수 있다.

② 부가점

위장의 제1부가점은 흉골체하연의 끝단에 5cm 부항컵의 아랫면이 오도록 놓으면 된다. 이곳의 위장 위치는 식도가 횡경막을 지나 위의 분문으로 이어지는 곳으로 (역류성)식도염이 있는 경우의 사혈자리이다.

4) 관련 병증

(역류성)식도염, 위염, 위궤양, 위암, 위경련. 위하수 등

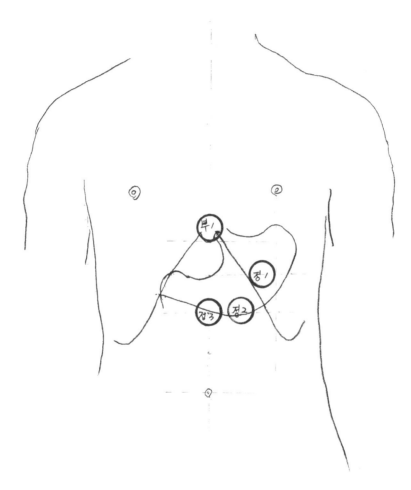

위 사혈자리

사. 췌장(膵臟)

1) 위치

이자라는 별칭을 갖고 있는 췌장(膵臟)의 위치는 몸속 깊이 있는 만큼 인체해부도를 통한 정확한 위치의 파악이 우선되어야 할 것이다. 췌장 위치는 복부 정면에서 보면 간의 좌엽으로 덮여 있고, 췌장의 머리 부분은 십이지장에 연결되어 있으며, 췌장의 몸통은 위 앞의 만곡된 부분을 지나약간 좌상향하는 듯이 길게 생겨 위 몸통의 뒤편으로 길게 누워 있으며, 췌장의 끝부분은 비장과 닿아 있다. 등 쪽에서 보면 췌장의 머리가 위치하는 부분은 신장의 중앙 부근인데 #1 요추를 포함하여 췌장의 머리 중심이 거의 우신 쪽에 치우쳐져 있으나 몸통의 좌신 쪽으로 뻗어 나가고 있는 모습이다.

2) 구조와 기능

췌장의 무게는 약 100g으로 길이는 15cm, 폭은 5cm이다. 소화액을 분비하는 외분비부와 혈당의 조절에 관여하는 인슐린과 글루카곤을 분비하는 내분비부(랑게르한스섬)로 나뉘는데 내분비계의 기능과 외분비계의 기능을 동시에 가지고 있다. 이러한 췌장액은 쓸개즙이 분비되는 간의 담관와 합류하여 십이지장에 연결되어 있는 담췌관(십이지장유두)을 통하여 분비하게 된다. 췌장액(이자액)은 위에서 십이지장으로 내려온 강한 산성의 미즙액을 쓸개즙과 더불어 이자액이 분비됨으로써 약알칼리성으로 변하게 하며 단백질, 탄수화물, 지방 등이 가수분해되어 소장에서 흡수되도록 한다. 내분비계 물질인 인슐린은 췌장의 랑게르한스섬의 세포에서 분비되는 호르몬으로 포도당에서 글리코겐으로 전환하게 한다. 즉, 인슐린은 혈당을 낮추는 역할을 한다. 인슐린의 분비에는 미주신경이 관여하며, 길항 작용으로 랑게르한스섬에서 글루카곤을 분비하여 간에서의 글리코겐을 포도딩으로 변하게 한다. 이는 주로 저혈당 상태에서 분비하여 혈관 내 혈당치를 높여 주는 역할을 하게 된다. 췌장의 기능 저하로 인슐린이 제대로 분비가 되지 않으면 포도당이 글리코겐으로 변하지 않고 혈관 내에 다량 존재하게 되어 오줌에 포도당이 나타나게 되는데 이것이 당뇨병이다.

3) 사혈자리

몸속 깊이 감춰져 있는 췌장의 위치는 인체 해부학에 기초한 꼼꼼한 검증 위에 사혈자리가 정해져야만 할 것이다. 그 이유는 앞서 충분히 설명한 바 있다. 어떤 사혈하는 분들은 흉골체하연 바로 밑을 잡기도 하는데 흉골체하연 가까이는 간의 사혈자리이다. 인체해부도상 복부에서의 췌장 위치는 췌장의 머리가 십이지장에부터 연결되어 쭉 뻗어 나와 좌측 끝 비장에까지 이르는데, 문제는 간과 위 등으로 덮여 있어 직접적인 사혈이 어렵다는데 있다. 따라서 다른 장기와 가장 덜 겹치는 곳을 사혈자리로 우선 정하는 것이 합리적이라 생각된다. 다만 가까이 있거나 겹치는 등 거리상 밀접한 장기들의 경우에는 모세혈관을 함께 쓸 가능성이 있으므로 겹치더라도 정확한 자리를 사혈하는 것도 나쁠 것은 없다 할 것이다. 예를 들면 췌장암이나 췌장염이 있는 사람은 거의 예외 없이 간이 나빠진다는 사실이며 간이 좋지 않은 사람의 우엽에 문제가 많이 생기기 때문이다.

① 정혈점

인체해부도에서 정확한 췌장의 위치를 살펴보면 위장의 몸통 앞의 만곡진 부분이 있는데 여기에는 막(간위간막)이 있고 이 막의 밑으로 췌장의 몸통이 지나간다. 여기가 제1정혈 지점이 되어야 할 것이나 다만 이 위치는 두꺼운 간(좌엽)으로 덮여 있어 직접적이지 않겠지만 간과 췌장은 인접한 장기로써 모세혈관을 같이할 가능성을 보아 간접적인 영향을 있을 수 있다고 판단된다. 따라서 췌장의 제1정혈점은 위장 몸통 앞의 원형으로 만곡진 부분으로 흉골체하연과 배꼽의 중간 지점(중완혈)을 다시 1/2로 나눈 곳에 5cm 부항컵의 중심이 오도록 한다(그림 인체해부도 참조). 이 위치는 간 좌엽의 밑 부분이며 위 몸통 앞의 둥글게 만곡되어 있는 부분으로 간 위간막 밑에 췌장이 있다. 다음으로 췌장의 제2정혈점과 제3정혈점은 등 쪽에 있는데 제1정혈점의 위치처럼 두꺼운 간이나 위 등으로 막혀 있지 않고 듬성듬성 뼈가 가리기는 하지만 사혈의 영향을 직접적으로 미칠 수 있을 것으로 보여 오히려 제1정혈점보다 등 쪽의 제2정혈점과 제3정혈점을 더욱 추천하며 우선적으로 사혈할 필요가 있을 것으로 생각된다. 인체 해부도를 참조해 보면 이해가 갈 것이다.췌장의 제2정혈점은 췌장의 머리 부분에 해당하는 것으로 우측 갈비뼈 밑단부터 수평선을 그어 요추 부분의 중앙선과 만나는 곳으로부터 1cm가량 좌측에다 부항컵 좌측 끝부분이 오도록 놓는다(요추 중앙 부분이 약간 포함하는 정도). 제3정혈점은 췌장의 몸통 부분에 해당하는 것으로 제2정혈점 췌장 부위와 연결되어 있다고 보면 된다. #12번 흉추 위와 좌측 부근인데 제2정혈점과 일부 겹치기는 한다. 우측 갈비뼈 밑단으로부터 수평선을 긋고 요추 부분의 중앙선과 만나는 곳으로부터 5cm 위의 곳에서 부항컵의 우측 테두리의 중심이 오도록 5cm 부항컵을 놓으면 된다. 췌장 제2정혈점과 제3정혈점은 등뼈가 있기는 하나 정확한 위치로써 효과가 있을 것이다. 사실 신장 사혈을 하면서 많은 사람들이 이 부분을 신장 자리로 알고 사혈하였을 것이다. 물론 신장과 가까우니 신장에도 긍정적 효과는 분명 있었을 것이나 췌장에 보다 더 큰 영향을 주었을 것으로 보이며 실제로 신장을 사혈하면 당뇨도 좋아진다는 임상의 결과를 표현하는 사람들도 있었는데 이러한 이유 때문이었던 것으로 추측된다.

② 부가점

췌장의 부가점은 췌장이 두꺼운 간을 벗어나면서 췌장의 위치와 그나마 가까운 곳이 중완혈의 위치이다. 물론 중간에 간위간막은 있다. 즉, 흉골체하연과 배꼽의 1/2 지점에 부항컵의 중심을 놓는 것이 제1정혈점보다 오히려 췌장에 영향이 클 수도 있을 것으로 보인다. 앞의 두 그림을 참조해 보면 알 수 있을 것이다. 인체해부도에서 중완혈의 위치는 십이지장으로 내려가는 위의 유문 쪽에 가까우며(날문방), 두꺼운 간의 위치를 벗어나 있고 유문에서 연결된 십이지장에 췌장의 머리가 연결되어 있으므로 중완의 자리는 췌장의 머리에 가까운 췌장의 몸통의 바로 옆이라 보면 될 것이다. 따라서 이런 이유에서 중완혈 사혈자리를 부가점으로 잡은 것이다. 물론 이 중완혈 위치는 앞에서 설명한 위장의 제3정혈점에 해당된다. 위와 췌장의 사혈자리가 겹치게 되는 결과이다.

4) 관련 병증

췌장암, 췌장염, 당뇨병 등

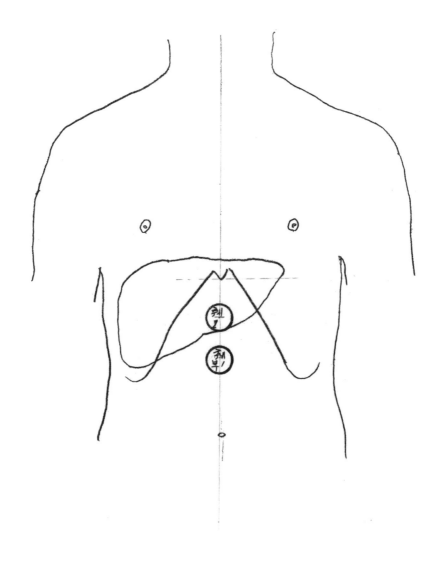

췌장 사혈자리

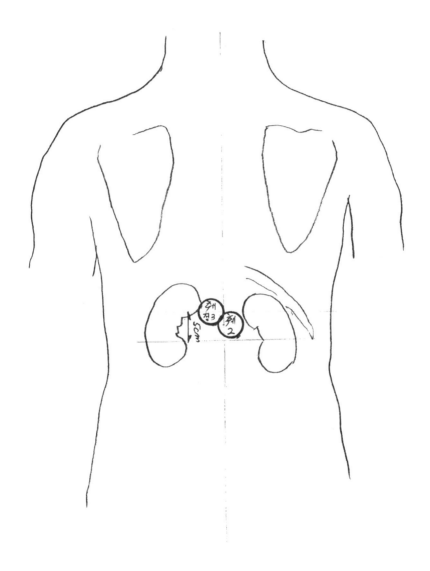

아. 비장(脾臟)

1) 위치와 구조 및 기능

우리 인체의 장기 중 비장(脾臟, 지라)만큼 그 정체가 드러나지 않은 장기도 드물 것이다. 물론 일부의 기능은 밝혀져 있다. 정화기관 중의 하나로 간의 기능과 같이 혈구의 파괴와 재생산 및 보관에도 관여하는 것으로 되어 있다. 태아 때나 혹은 골수의 작용이 쇠퇴되었을 경우에는 다른 혈구도 만들기도 하나 보통 림프구만을 만들고 있다. 운동이나 긴장하여 혈액을 골근육으로 보내야 할 경우에는 비장을 수축해서 저장 중인 혈액을 혈관 내로 방출한다. 비장의 모양은 윗부분은 둥글고 밑 부분은 거의 평평한 반월 형태를 띠고 있다. 크기는 10~12cm이며 정면에서 보면 위 몸통 부위와 횡경막 사이에 위치해 있으며 정면에서 보면 비장의 대부분이 위에 가려져 있다. 등 쪽에서 보면 신장의 좌신과도 접해 있는데 정면에서보다 등 쪽에서 오히려 사혈을 하는데 방해되는 장기가 없다. 사실 드러난 비장의 기능은 많은 부분이 간의 기능과 겹쳐 있다. 그래서인지 비장을 제거한다고 해서 사망하지는 않는다. 하지만 하나님이 인간의 몸에 필요 없는 부분을 만들어 놓았을까. 인간 몸에 필요 없는 부분은 단 한 곳도 없으며 만일 있었다면 벌써 퇴화되었을 것이다. 과거 병원에서 몸에 필요 없다던 충수돌기(appendix, 맹장)조차 지금에 와서는 소화에 필요한 유익한 균들이 모이는 중요한 곳으로 바꾸어 말하고 있지 않은가. 병원에서는 저혈소판 환자의 경우 치료를 하다 하다 안 되니 비장을 제거하는 수술을 하는 경우를 보았는데 별무소득이었고 결국 실험용에 불과한 것이었다.

2) 사혈자리

비장의 제1정혈점은 위의 제1 정혈점 옆으로써 배꼽과 흉골체하연의 1/4 지점(중완혈의 1/2 지점)에서 좌측 옆구리 쪽으로 가상선을 긋고 왼쪽 젖꼭지에서부터 내려그은 가상선과 만나는 교차점에 부항컵의 오른쪽 테두리(대상자 중심)의 중심이 오도록 5cm 부항컵을 놓으면 된다. 비장의 제2정혈점은 등 쪽에 있는 좌측의 신장(좌신)의 상단 윗부분에 위치하는데 신장의 좌신의 제1정혈점에 부항컵을 놓은 뒤 겹치지 않도록 좌측에 부항컵 놓은 뒤 다시 머리 쪽으로 겹치지 않도록 5cm 부항컵을 놓으면 된다. 좌신의 제1정혈점은 가슴뼈 하단으로부터 가상선과 척추 중앙 가상선이 만나는 점으로부터 좌측으로 5cm 띄워 부항컵의 우측 테두리가 닿도록 부항컵을 놓으면 된다.

3) 관련 병증

비장과 관련하여 딱히 알려진 병은 없으나 지혈이 되지 않는 혈액 응고에 관련한 질병인 혈우병과 관련이 있을 수도 있을 것으로 보이며(혈소판 부족) 혈구의 파괴와 혈구의 생성과 보관에도 관계하므로 이와 관련한 빈혈의 발생에도 직간접적 관련이 있지 않을까 하는 것이 필자의 생각이다.

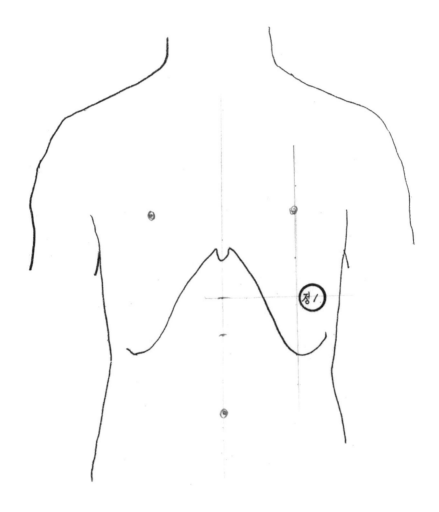

비장 사혈자리

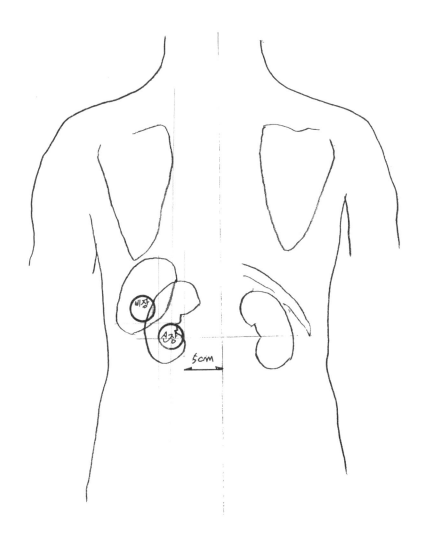

비장

신장

5cm

자. 소장(小腸)/대장(大腸)

1) 위치와 기능 및 구조

소장(小腸)은 길이가 약 6~7m이며 십이지장과 공장(空腸)과 회장(回腸)으로 나뉘어 있다. 십이지장에는 지방 소화를 위해 간에서 분비되는 담즙이 나오는 담관과 이자(췌장)에서 탄수화물, 단백질 등의 소화를 위해 분비되는 효소가 나오는 췌관의 끝이 합해져 십이지장에 연결되어 있는데 이를 담췌관(십이지장유두)이라 한다. 십이지장에 연결된 공장은 문자 그대로 거의 비어 있다 하여 공장이라 한다. 공장은 십이지장에서 넘어오는 미즙액을 바로 회장으로 넘기기 때문인 것으로 보인다. 회장은 약 4m가량으로 소장의 대부분을 차지하며 구불구불 돌아간다는 의미에서 회장이라 하는데 회장의 대부분은 고리 모양의 주름으로 되어 있고 이 주름에는 융모가 있다. 미즙액과 접촉면을 넓히고 음식물로부터 영양소를 흡수하기 위한 충분한 시간을 벌어 주기 위함이다. 이 과정에서 소화 흡수를 위한 장액이 분비되기도 한다. 이렇게 입과 위 그리고 십이지장에 이르기까지 분비된 각종의 소화효소에 의하여 가수분해된 미즙액을 넘겨받아 회장에서 각종 영양소와 미네랄을 흡수하게 된다. 소장에는 염증을 비롯하여 소장암의 발생도 대장(大腸)보다는 통계적으로 훨씬 적다. 그러나 소장 부위의 어혈로 인하여 소장 기능이 떨어지면 각종 영양소의 흡수가 부진하게 되나 잘 드러나지 않는 질병인 것이다. 먹어도 먹어도 살이 잘 찌지 않는다는 사람은 간 또는 갑상선 관련 질병이거나 소장 기능 부전일 가능성이 많다. 철분의 흡수는 회장뿐만 아니라 십이지장에서도 흡수한다는 일부 학설이 있음을 참고할 필요가 있다. 회장에서 각종 영양소의 흡수를 마친 찌꺼기는 대장의 첫 관문인 맹장으로 연결되는데 여기에도 역류를 방지하기 위한 밸브 역할을 하는 괄약근이 있다. 맹장은 우측 하복부 쪽에 있으며 요즘은 불용론에서 장에 유용한 균이 머무는 곳으로 바뀌어 있다. 대장은 위치에 따라 머리 쪽으로 올라간다 하여 상행결장, 오른쪽에서 왼쪽으로 간다 하여 횡행결장, 다시 다리 쪽으로 내려간다 하여 하행결장이라 하며 앞쪽에서 항문 방향으로, S자 모양으로 비틀어 내려간다 하여 S(에스자)결장이라 하며 직장과 항문에 연결된다. 결장이라는 의미는 혹처럼 울퉁불퉁하게 연결되어 있다는 의미라고 보면 된다. 대장의 길이를 보면 상행결장은 약 20cm이고 횡행결장은 약 50cm이며, 하행결장은 25cm이며, S결장은 약 45cm이나 사람마다 차이가 있다. 소장과 대장 모두 연동 운동에 의해 움직이며 복막 안에 위치해 있다. 대장에서는 주로 물을 흡수하며 각종 영양소가 빠진 찌꺼기를 대장균 등의 장내 세균을 통해 분해하고 썩히며 압축하는 역할을 수행하며 이 썩히는 과정에서 여러 가지 가스가 발생하게 되는데 그중 하나가 메탄이고 방귀의 주성분인 것이다. S결장과 하행결장은 명확한 구분은 안 되며 S결장에서 찌꺼기가 덩어리 형태로 되어 이것이 직장으로 넘어가면 배변의 신호가 온다. S결장에서 변이 오래 머무르게 되면 S결장이 수분을 흡수하여 변비가 되고 변비가 심하면 이 S결장에 통증이 온다.

2) 사혈자리

① 정혈점

소장의 제1정혈점은 흉골체하연과 배꼽의 가상선의 4등분하여 상위로부터 3/4지점(중완혈의 1/2 지점)에 5cm 부항컵을 놓으면 된다. 이 자리는 대장의 횡행결장과 소장에 함께 영향을 미친다. 제2정혈점은 배꼽을 중심으로 대칭되는 하복부의 자리에 5cm 부항컵을 놓으면 된다. 인체해부도를 살펴보면 대장은 복부 정면에서 보면 상행결장과 횡행결장은 앞으로 튀어나와 방해를 받는 부분이 없는데 하행결장의 경우는 소장의 뒤쪽으로 내려가게 되어 있다. 즉, 복부 정면에서는 소장으로 가려져 보이지 않는 것이다. 일반적으로 대장의 사혈자리로 소장의 상하자리와 열십자 형태로 교차되게 부항컵을 놓는 위치를 대장 사혈자리로 하고 있으나 이 역시 인체해부도에 의한 철저한 검증 없이 잡은 사혈자리라 단언할 수 있다. 따라서 복부 왼편의 사혈자리는 대장의 하행결장을 위한 사혈자리가 아니라 이 역시 소장의 사혈자리라 할 수 있다. 이 자리를 사혈해도 소장의 뒤편에 있는 하행결장에 영향이 없다고 단언할 수는 없지만 두꺼운 피하지방과 복막이나 장간막 그리고 소장까지 돌파하여 대장에까지 영향을 미친다는 것은 일견 보아도 거의 불가능에 가까운 일이 아닐까 생각된다. 특히 대장 관련 질병은 하행결장에서 생기는 부분이 많다는 것을 고려할 때는 하행결장에 대한 사혈자리는 좀 더 세밀하고 정확할 필요가 있다. 대부분의 다른 사혈에서 복부 왼쪽을 하행결장의 사혈자리라 생각하는 것은 시중에 팔고 있는 대부분의 벽결이용 인체해부도에는 하행결장이 복부 전면에 드러나 있는 것으로 표시되고 있으니 그렇게 생각하는 것이 무리는 아닐 듯싶다. 당연히 복부 배꼽 왼편의 사혈자리는 소장의 사혈자리여야 한다. 따라서 소장의 제3정혈점은 대장의 하행결장에 음압의 영향력이 미치기를 기대하면서 배꼽과 소장의 제1정혈점의 거리의 2배에 해당하는 지점에 5cm 부항컵을 놓으면 되고 배꼽을 중심으로 하는 맞은편은 대장의 상행결장의 사혈자리로써 대장의 제1정혈점이 된다. 하행결장은 소장이나 다른 장기의 방해를 받지 않는 유일한 자리가 있는데 그 자리는 등 쪽의 장골능과 갈비뼈 사이에 5cm 부항컵 하나를 놓을 공간이 있는데 여기가 대장의 제2정혈점이다. 이 지점은 좌신의 끝 뿌리와 가까워 좌신의 제2정혈점에서 45도 각도로 아래에 위치하는 곳이다. 위장과 더불어 소장 대장의 사혈도 피하지방이 두터워 사혈이 쉽지 않으나 NP 방법을 활용하면 생각보다 쉽게 어혈을 제거할 수 있다(그림 인체해부도 참조).

② 부가점

소장 대장은 길이만 따져도 우리 몸에서 가장 긴 장기이다. 따라서 종양이나 염증의 부위가 넓은 부분에 걸쳐 나타날 수 있다. 병원 검사에서 해당 부위(병소)가 특정되면 그 자리를 부가점으로 인식하여 사혈하면 될 것이다.

3) 관련 질병

대장염, 대장암, 장폐쇄, 크론병, 소장암, 대장용종 등

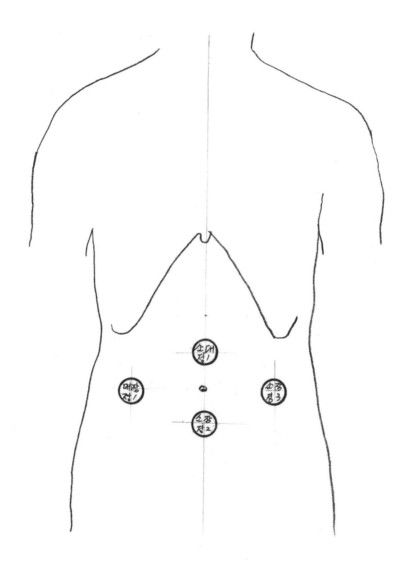

소장/대장 사혈자리

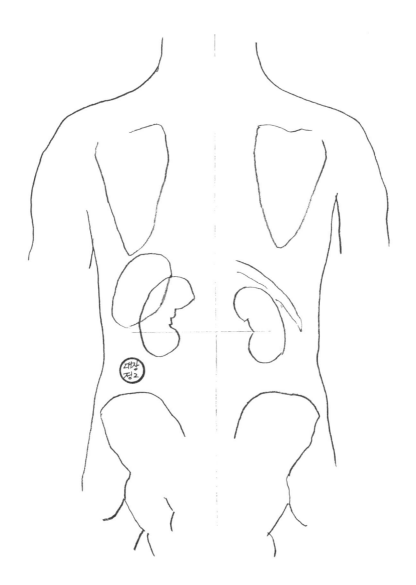

차. 직장(直腸)

1) 위치와 구조 및 기능

직장(直腸)은 장의 제일 끝부분에 해당하며 S자결장에 이어 항문 직전까지 길이는 약 20cm에 이른다. 직장의 앞쪽에는 남성은 방광, 정낭, 전립선이 있으며, 여성은 방광과 자궁이 있다. 항문의 괄약근은 전립선과 같은 근육계로써 작동한다. 그래서 항문 조이기(케겔 운동)를 하면 항문 주위 혈액순환은 물론 전립선에도 긍정적 효과가 있겠다. 직장에서의 가장 흔한 질병은 치질인데 치질은 직장 하부와 항문과 항문 주위에 생기는 병으로 항문 주변의 일종의 정맥류에 해당한다. 배변 과정에서의 복압과 변덩어리가 직장 하부를 압박하여 항문 주변 조직이 늘어나 출혈이 동반되기도 하며 점점 커지면 항문 밖으로 드러나게 된다. 항문 밖의 항문 주위에 생기는 치질은 항문 주변의 혈액이 순환되지 않아 일반 부위의 종기가 발생하는 원리와 동일하게 생기는 것이다. 좌식 생활이나 의자 생활을 많이 하는 사람은 항문의 위치상 장골에 의해 항문 쪽으로 가는 혈류가 원활하지 못하므로 올 수 있는 질병이다.

2) 사혈자리

① 정혈점

직장의 제1정혈점은 양쪽 엉덩이 중앙에 미골의 끝단에 4cm 부항(여자) 혹은 5cm 부항컵(남자)을 놓으면 된다. 부항컵의 크기는 항문 쪽으로 골이 파인 부분 때문에 사혈이 안되는 것을 피하면서 최대한 미골 쪽의 끝단에 붙일 수 있는 위치를 고려하여 정하면 된다. 물론 가능한 5cm 부항컵을 사용할 수 있다면 사용하는 것이 사혈하기에 용이하다.

② 부가점

직장의 부가점은 항문 외부의 특정 자리에 종기가 생겼을 때의 위치이다. 항문 밖 주위에 사혈하는 것이 쉽지는 않다. 타인의 도움을 받기도 하여야 하지만 양쪽 엉덩이에 위치상 일반 부항으로는 쉽지가 않아 특수 부항이 필요한 위치이다.

3) 관련 질병

치질, 직장암 등

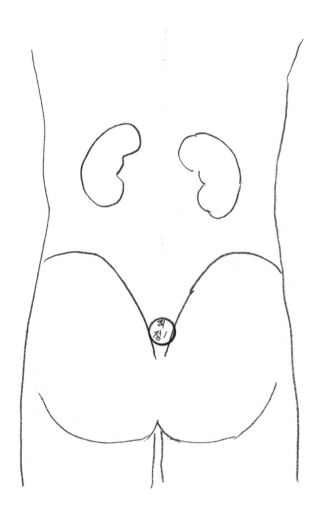

직장 사혈자리

카. 방광(膀胱)

1) 위치와 구조 및 기능

양쪽 신장에서 걸러진 오줌을 신우를 거쳐 긴 수뇨관(오줌관)을 거쳐 방광(膀胱)에 모이게 된다. 방광은 치골(음모가 나 있는 부분) 아래에 방광의 대부분이(약 9/10 정도) 위치해 있으며 여자의 경우 방광 바로 뒤에 자궁의 경부에 해당하는 부분이다. 방광에 오줌이 들어와 차게 되어 부풀게 되면 치골 위쪽으로 올라오게 된다. 오줌이 방광에 꽉 들어차게 되면 일정 부분 고무풍선 모양으로 부풀게 되어 방광의 둥근 벽에 압력이 발생하게 되고 이를 방광 신경이 감각하고 대뇌에 전달하여 요의(尿意)를 느끼는 것이다. 요실금이나 소변을 자주 가는 것은 방광의 모세혈관이 어혈로 막혀 방광의 탄력성이 떨어져서 생기는 것으로 사혈을 통해 방광 조직을 활성화 시켜주면 개선이 될 수 있을 것이다. 단, 방광은 신장의 영향을 많이 받는 곳이므로 신장 사혈이 우선되어야 한다.

2) 사혈자리

방광의 사혈자리는 복부 쪽의 중앙 치골의 끝자리에서 5cm 부항컵을 놓으면 된다. 부항컵을 놓을 때 복부 쪽으로 일부 넘어와도 상관없다. 그것은 방광의 일부가 복부 쪽으로 나와 있기 때문이다. 여자의 생식기의 질(자궁경부 아래쪽)의 사혈을 원할 경우에도 동일한 사혈자리이다.

3) 관련 질병

방광염, 방광암, 요로 결석, 요실금 등

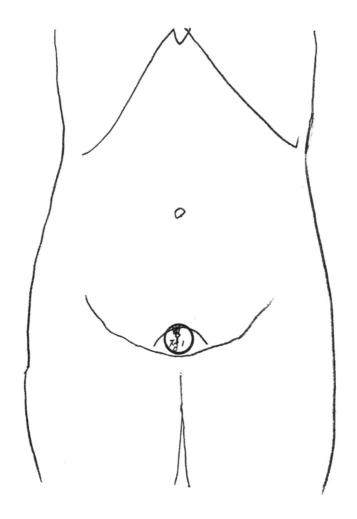

방광 사혈자리

타. 전립선(前立腺)

1) 위치와 구조 및 기능

전립선(前立腺)은 남자에게만 있는 생식기관 중 하나로써 방광 밑에 바로 연결되어 있는 밤톨 모양을 한 부분으로 전립선 가운데로 사정관과 요도가 통과한다. 뒷부분은 직장에 접해 있다. 발기가 되거나 사정을 할 경우에는 전립선이 요도를 막아 소변이 나오지 못하게 한다. 고환에서는 정자를 생산하고 전립선에서는 정자 외의 분비액을 만드는 곳으로 사정에 관여하고 있다. 정액 특유의 비릿한 냄새는 이 전립선의 분비액 때문이다. 전립선이 비대하게 되면 오줌이 내려오는 길목을 막게 되어 소변을 잘 내보내지 못하게 되는데 이를 전립선비대증이라 한다.

2) 사혈자리

① 정혈점

전립선의 사혈자리는 고환과 항문의 사이에 5cm 부항컵을 놓으면 된다.

② 부가점

다리의 양쪽 사타구니의 접히는 부분이며 생식기 바로 옆 부분이다. 양쪽 2개소이다. 이 자리는 사타구니에 땀이 나는 낭습이 있는 경우에도 좋다.

3) 관련 병증

전립선염, 전립선비대증, 전립선암

파. 자궁질부(子宮膣部)/자궁경부(子宮頸部)
/자궁(子宮)/난소(卵巢)

1) 위치와 구조 및 기능

여성의 생식기는 남자의 생식기와 다른 구조로 가지고 있다. 전립선 없이 바로 방광에서 짧은 요관을 통하여 요도 구멍으로 연결되어 있다. 방광 뒤로 자궁경부(子宮頸部)가 있으며 그에 위쪽으로 연결된 자궁(子宮)이 있으며 자궁 안쪽 벽(자궁내막)의 옆으로 나팔관과 난소(卵巢)가 있다. 나팔관은 자궁과 난소를 연결하는 기관으로 나팔관에서 정자와 난자가 수정이 이루어져 수정란이 되고 자궁 쪽으로 이동하여 자궁에 착상하게 된다. 때로는 수정란이 나팔관에 착상하게 되는 경우도 있는데 이는 자궁 외 임신으로 나팔관 임신이라 한다. 자궁질은 생식기 입구에서 자궁입구까지의 부분이고 자궁경부는 자궁의 하단부를 말하는 것으로 자궁의 1/3에 해당하는 부분이다. 자궁의 길이는 7~10cm 정도이고 난관(나팔관)의 길이는 7~12cm이다. 과거 병원에서는 자궁경부암의 주요 원인으로 인두유종 바이러스를 들었다. 인두유종 바이러스는 주로 남녀 성관계를 통하여 감염이 되는 것으로 알려져 부부간의 불신은 물론이고 이혼의 사유가 되어 가정이 깨어지는 결과로 이어지기도 하였다. 그리하여 한때는 자궁경부암 예방접종이 성행하던 때도 있었다. 근데 최근에 와서는 자궁경부암의 원인으로 인두유종 바이러스가 아닐 수도 있다는 말을 하고 있다. 참으로 한심하고 무책임한 말이다. 이로 인한 가정의 파탄은 누구의 책임인가. 개그 같은 현실이다. 암의 근본적 발생 경로를 살펴보면 알 수 있는 일이다. 난소는 난자를 보관하고 난포를 성숙시키고 배란이 이루어지는 곳으로 배란이 이루어진 난포는 황체로 변하게 된다. 뇌하수체 전엽의 성호르몬과 황체 형성 호르몬에 의해 조절된다. 배란기에는 자궁점막이 예민해지고 두꺼워지며 임신할 준비를 갖추게 된다. 그러나 수정란이 자궁에 착상하지 않으면 자궁점막이 떨어져 나오게 되는데 이것이 생리이다. 많은 여성들이 생리를 할 때 생리통을 겪고 있다. 병원에서는 여성이 겪을 수밖에 없는 천형(天刑)처럼 여기고 있다. 치료는커녕 원인도 제대로 규명을 하고 있지 못하고 있다. 이에 대하여는 심화 과정인 생리통 편에서 상술하겠다.

2) 사혈자리

① 정혈점

자궁질부(子宮膣部경)는 앞쪽으로는 치골과 방광 뒤에 위치하고 있고 뒤쪽으로 직장과 엉덩이가 있다. 그래도 앞쪽(정면)이 가깝고 그나마 사혈하기에 나은 편이다. 자궁질부의 사혈자리는 방광 사혈자리와 겹친다. 치골 위의 음모가 나 있는 자리에 5cm 부항컵을 놓으면 된다(부위가 협소할 경우 4cm 부항컵). 다음으로 자궁의 제1정혈점은 치골 중앙부 끝에 부항컵을 붙여 배꼽 쪽으로 5cm 부항컵을 놓으면 된다(또는 배꼽과 치골의 중앙 가상선의 치골 쪽 1/4 지점). 자궁의 제2정혈점은 양쪽에 있는 난소의 자리로써 제1정혈점에서 6cm 정도 양쪽 옆구리 쪽으로 수평 이동하여 놓으면 된다. 즉, 제1

정혈점 위에 5cm 부항컵을 자연스럽게 놓은 뒤(음압을 걸지 않은 상태) 양쪽 테두리 끝에서 약 1cm를 띄워 5cm 부항컵을 놓으면 된다.

② 부가점
다리의 양쪽 사타구니의 접히는 부분이며 생식기 바로 옆 부분이다. 양쪽 2개소이다.

3) 관련 질병

생리통, 자궁경부암, 자궁경부염, 자궁경부상피내종양, 자궁근종, 자궁내막증, 난소암 등

하. 갑상선(샘)(甲狀腺)

1) 위치 및 구조 및 기능

갑상선(甲狀腺)은 정면 목 앞쪽에 나비 모양으로 후두 앞에 위치해 있다. 갑상선은 뇌하수체 전엽의 갑상선 자극 호르몬에 의해 갑상선 호르몬을 분비하며 왼쪽 부갑상선에서는 혈중 내 칼슘을 뼛속으로 흡수하기 위한 칼시토닌 호르몬을 분비하며 이에 대한 길항 작용으로 혈중 내 칼슘이 부족할 경우 뼈로부터 칼슘을 융해해 내는 파라토르몬을 분비하는 내분비 기관이다. 기능적으로는 갑상선과 부갑상선의 관련성은 없다. 갑상선의 주요 질병으로 갑상선항진증과 저하증이 있는데 이에 대하여는 심화 과정의 해당 질병 편에서 설명하겠다.

2) 사혈자리

① 정혈점

갑상선의 사혈자리는 목을 만져 보면 갑상선을 알 수 있는데 양쪽으로 4cm 부항을 양옆으로 붙이면 된다.

② 부가점

갑상선의 제1부가점은 2개소가 있는데 쇄골 안쪽에서 등 쪽 어깨와 목이 만나는 곳에서 목 옆으로 5cm 부항컵을 놓으면 된다. 제2부가점은 머리 부분에 있는데 중뇌와 간뇌 사이에 갑상선 호르몬 분비와 관련된 뇌하수체가 있으며 이 부분에 대한 사혈이다. 머리 위의 모든 부분은 머리의 일부이다. 그러므로 머리 전체에 대한 사혈을 우선적으로 진행하여야 하나 여기서는 갑상선 기능 부전에만 국한한 사혈자리를 말한다. 뇌하수체는 정면에서 보면 안구 뒤편에 있으며 위에서 보면 대뇌 밑에 있으며 중뇌와 간뇌 사이에 있다. 위에서 내려다보아 머리 중앙 가상선을 그어 보면 머리 앞뒤를 기준으로 보면 약 1/3지점에 위치해 있다. 그러나 이 위치는 두개골과 대뇌로 막혀 있다. 옆머리 쪽에서 보면 측두엽 밑 부분에 있다. 따라서 갑상선 제2부가점은 머리를 위에서 내려다보아 앞부분과 뒷부분의 중앙 가상선을 긋고 그 위의 1/3 지점에 5cm 부항컵의 중심이 오도록 놓으면 된다(이 자리는 전두골의 머리 상단 부분으로 얼굴 쪽에서 머리 뒤쪽으로 손으로 만져 가면 두정골과 접합되는 조금 푹 꺼지는 부분이다). 제3부가점은 제2부가점(부항컵의 중심)에서 직각으로 옆머리 귀 쪽으로 내려가다가 귓바퀴의 뿌리 부분서 얼굴 쪽으로 가상선을 그어 만나는 곳에 4cm의 부항컵의 밑 테두리 부분이 오도록 부항컵을 놓으면 된다. 제2부가점은 양쪽 옆머리 쪽에 동일한 부위에 있다.

3) 관련 질병

갑상선저하증, 갑상성항진증, 갑상선결절, 갑상선암 등

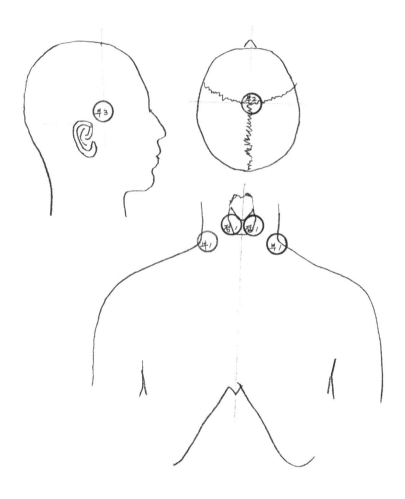

갑상선 사혈자리

갸. 머리(뇌, 頭)

머리(뇌, 頭)는 우리 몸의 모든 장기와 골격 및 신경계를 총망라하는 기관으로 구조와 기능에 대하여 전반적이고 개략적인 이해를 필요로 한다. 머리에는 뇌를 제외하고 눈, 코, 귀, 입이 포함되어 있다. 몸통에 있는 장기나 골격근들은 신경계와 호르몬 등을 통하여 뇌의 지배를 받지만 머리에함께 있는 이목구비는 신경계는 물론이고 뇌와 인근 위치에 있어 모세혈관을 공유한다는 점에서 이목구비는 뇌와 함께 눈과 코, 귀 등으로 따로인식해야 될 것이 아니라 머리의 일부라고 인식하는 것이 사혈의 입장에서는 바람직하다 할 것이다. 그 이유는 머리 뒷부분에 부항컵을 올려 음압을 걸면 눈 위나 머리 위(두정엽 부분)에 울림 현상이 나타나기도 하기 때문이다. 이는 서로 인근 장기로써 모세혈관을 공유하고 있기 때문인 것으로 추측된다. 물론 눈의 시각정보는 대뇌의 후두엽에서, 귀의 반사중추로는 소뇌에서 담당하고 있다. 따라서 이목구비에 문제가 있든지 뇌 쪽에문제가 있든지 간에 1차적으로 머리 사혈이 우선되어야 한다.

1) 위치와 구조 및 기능

뇌는 약 1,000억 개의 신경세포로 구성되어 우리 몸 전체의 신경계 및대사와 관련된 내분비계의 조절과 근육과 심장, 소화기관이나 모든 기관의 기능을 조절하며, 운동이나 지각, 감각 및 기억 등을 총괄 관리하는 중추신경계로써 두개골로 보호되어 있으며 대뇌와 소뇌, 간뇌와 중뇌 및 숨골(연수)로 나뉘어 있다. 이에 대한 각각의 위치와 기능을 개략적으로 살펴보자.

가) 대뇌

대뇌는 뇌 전체의 3/4을 차지하며 인체에 필요한 산소의 약 20%를 소비하는 것으로 알려져 있으며 머리 위에서 보면 전부가 대뇌이다. 대뇌는 좌우 2개의 반구로 되어 있고 이 반구는 고랑(주름이 져서 안으로 들어간 부분)으로 다시 나누어져 전두엽(이마)과 두정엽(마루모서리엽), 후두엽(뒤통수엽)과 측두엽(관자엽) 등 4개로 구분된다. 전두엽은 운동 기능, 언어 기능을 담당하고 있고 두정엽은 감각 신호를 이해하고 해석하는 기능을 하며, 후두엽은 시각 기능에 관여하고 있는데 소뇌의 바로 위에 위치해 있다. 측두엽은 청각 조절 중추가 있는 곳이다. 좌측 측두엽에 뇌졸중으로 손상을 받으면 실어증이 나타나며 우측 측두엽에 손상을 받으면 환각 현상 등 기억상에 문제가 나타난다. 대뇌 표면을 구성하고 있는 대뇌피질에서는 기능적으로 감각 영역과 운동 영역 및 연합 영역으로 나뉘어 있으며 기억, 집중, 사고, 언어, 각성, 의식 등의 중요 기능을 수행한다.

① 사혈자리
Ⓐ 정혈점
대뇌의 제1정혈점은 두정엽(백회)에 해당하는 자리로써 머리의 앞뒤로 중앙선 위로 뒤쪽 2/3 지점(이마를 기준)에 약간 들어간 부분이 있는데 여기에 부항컵을 놓으면 된다. 제2정혈점은 전두엽에 해당하는 자리로써 중앙선 1/3 지점에 움푹 들어간 부분이 있는데 이 지점에 부항컵의 끝을 잡아 이마 쪽으로 부항컵을 놓으면 된다. 제3정혈점은 후두엽에 해당하는 자리로써 뒷머리의 정중앙에 부항컵 아래 테두리가 오도록 놓으면 된다.
Ⓑ 부가점
대뇌의 사혈은 정혈점 세 곳만으로도 충분하나 치매나 뇌졸중 경우 등

에 유용하며 측두엽에도 영향이 있는 사혈자리이다. 대뇌의 제1부가점은 이마로부터 중앙 가상선을 긋고 그 1/2 지점에서 좌우로 머리 끝단까지 벌려 부항컵을 양쪽으로 놓으면 된다.

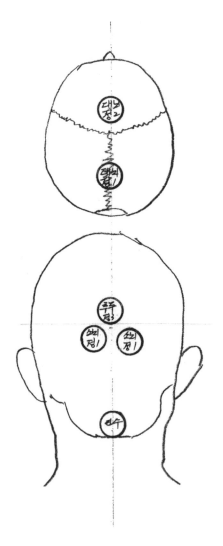

대뇌/소뇌/연수 사혈자리

나) 소뇌

소뇌는 대뇌 뒤쪽 후두엽의 아래에 위치하고 있다. 소뇌의 주요 기능은 대뇌의 기능을 보조하여 자발적 근육 운동을 보다 세밀하게 하고 조화롭게 만들고 있고 귀의 평형과 회전감각에 관여하고 있다. 소뇌 기능 장애가 생기면 몸의 운동 조절 장애가 생기며 움직임이 부자연스러워지는 것으로 알려져 있다. 위치는 뒷머리 중앙의 바로 아랫부분에 위치해 있다.

Ⓐ 사혈자리

소뇌의 제1정혈점은 두 군데인데 머리 중앙 부분에 가상의 가로선을 긋고 부항컵의 상단 부분이 오게 하고, 목 중앙의 가상선을 중심으로 각각 0.5cm 띄워 부항컵의 오른쪽과 왼쪽 테두리가 오도록 부항컵을 놓으면 된다. 이 부분을 손으로 만져 보면 중앙에서 약간 비켜 난 부분으로 좀 평평한 부분이다. 물론 사람마다 머리 생김이 달라 일률적이진 않다. 소뇌의 경우 메니에르병에는 반드시 사혈을 하여야 할 부분이다.

다) 간뇌

간뇌는 시상과 시상하부로 나누어져 있으며 대뇌 아래에 위치해 있다. 머리에서의 위치는 15) 갑상선 편의 부가점 편에서 언급한 뇌하수체의 바로 위이다. 사혈이 필요할 경우 이 사혈자리를 이용하면 된다. 시상은 각 기관에서 온 자극을 대뇌로 전달하는 역할을 하며 시상의 바로 밑에 있는 시상하부는 수분, 식욕, 체온, 혈압, 수면, 성욕 등의 조절에 관여하는 기관이다. 예를 들면 몸에 병원균이 침입하면 백혈구가 이를 잡아먹고 파이로젠이라는 물질을 분비하는데 이 물질이 간뇌의 시상하부를 자극하면 시상하부는 체온이 올라가게 한다. 간뇌의 위치는 뇌하수체 바로 위에 위치하고 있으며 갑상선의 제3부가점과 동일하다.

라) 뇌하수체

뇌하수체는 호르몬의 분비를 총괄하는 곳으로 전엽과 후엽으로 구분되어 있으며 간뇌의 바로 아래에 타원형의 내분비기관이다. 정확한 위치는 앞서 설명한 15) 갑상선에서 설명하였으니 참고하면 되겠다. 뇌하수체전엽에서는 부신피질 자극 호르몬(부신에 작용), 갑상선 자극 호르몬(갑상선에 작용), 성장 호르몬(뼈와 근육에 작용), 젖 분비 호르몬(젖샘에 작용), 난포 자극 호르몬(정소와 난소에 작용), 황체 형성 호르몬(난소에 작용) 등이 분비되며 후엽에서는 항이뇨 호르몬(바소프레신/신장에 작용)과 자궁 근수축 호르몬(전립선과 자궁에 작용) 등이 분비된다. 위치와 사혈점은 갑상선의 제2부가점, 제3부가점과 동일하다.

마) 중뇌

중뇌는 숨골(연수) 바로 위에 위치해 있다. 중뇌는 상구(윗부분)와 하구(밑부분)으로 구분되어, 상구는 시각의 반사작용에 관여하여 동공을 수축하거나 수정체의 두께를 조절하여 초점을 맞추는 작용을 하며, 하구는 주로 청각에 관여하여 귀에서 들어온 신호를 대뇌에 전달하는 역할을 한다.

바) 숨골(연수)

숨골은 대뇌와 척수를 잇는 마지막 단계의 기관으로 심장박동과 허파의 운동을 조절하는 중추이다. 대뇌에서 척수로 이어지며 운동을 조절하는 신경다발이 지나가는 장소이다. 즉, 뇌에서 내려가는 운동성 신경과 감각기관에서 대뇌로 올라가는 감각신경이 교차되는 자리이다. 왼쪽 뇌(좌뇌)의 신경은 몸의 오른쪽과 연결되고 오른쪽 뇌(우뇌)의 신경은 몸의 왼쪽으로 연결되어 교차하고 있는 것이다. 그래서 뇌졸중 등으로 우뇌가 상처를 입으면 좌측의 수족에 문제가 생기게 된다.

사) 척수(등골)

척수는 숨골(연수)에 연결되어 중추신경계를 구성하고 있으며 등뼈 속에 들어 있으며 가늘고 긴 원통형으로 길이가 40~45cm가 된다. 전주(배쪽), 후주(등 쪽), 측주(옆)로 구분되어 전주에는 운동신경세포가 있으며 후주에는 감각성 신경이 지나가고, 측주에는 31쌍의 자율신경계에 속하는 신경세포가 존재하며 전주를 통해 말초에 돌기를 낸다. 말초신경이라 함은 중추신경과 신체의 말초 부분을 연결하는 신경을 말하고 척수에 생기는 암이 골수암이다. 사혈자리는 뒷머리와 목이 만나는 곳의 위쪽으로 부항컵을 놓으면 된다.

아) 자율신경계

자율신경은 교감신경계와 부교감신경계로 구성된다. 뇌에서 나오는 미주신경과 숨골과 척수(등골) 아래 끝에서 나오는 신경이 부교감신경인데 미주신경은 숨골에서 나오는 제10 뇌 신경으로 심장, 인두, 후두, 내장기관 등에 작용하는 신경이다. 긴장 상태가 되면 부신에서 아드레날린이 분비되어 교감신경이 자극을 받으면 심장이 항진되고 호흡도 빨라지게 되며 혈관도 수축되어 심장으로부터 골격근으로 피를 빨리 보내게 된다. 시간이 지나면 신경절의 뉴런으로부터 분비되는 신경 전달 물질인 아세틸콜린이 분비되어 부교감신경이 작용하게 되고 이로써 심장이나 호흡이 제자리로 돌아오게 된다. 이렇듯 교감신경과 부교감신경은 길항적으로 작용하게 된다. 부교감신경과 교감신경이 목 부위로부터 경추와 흉추, 척추, 미골까지 교감신경과 부교감신경이 내려오면서 분절을 이뤄 몸통 안쪽으로 들어가게 되며 심장, 위, 소장과 대장, 방광 등의 내장기관에 연결되어 이완과 수축 등에 관여하게 된다. 사혈에서 중요한 점이 앞서 언급한 바와 같이 신경 역시 피가 통하지 않으면 무용지물이다. 따라서 장기의 상태는 문제가 없다 하더라도 각각의 내장기관에 연결된 자율신경이 문제가 되어 내장기관이 제대로 기능하지 않는 경우가 발생한다. 이를 신경근병이라 하는데 이는 경추나 흉추, 요추 등에서 옆으로 뻗어져 나와 분절(교감신경관, Sympathetic Trunk)을 이뤄 내장기관까지 이르게 되기까지 경로의 일부 또는 전체에 어혈로 막혀 신경계가 제대로 작동하지 않은 것으로 보인다. 교감신경관은 일부에서 화셋관절이라고도 하는 것을 보았는데 교감신경의 본관을 이루는 구조로써 척추의 전체 길이에 걸쳐 양측에서 각 20여 개의 교감신경절이 사슬 모양으로 연결되어 있다. 인체해부도에서 위치를 확인해 본 바에 의하면 이 교감신경관은 각 척추뼈의 횡돌기 바로 옆에 있다. 다음 그림 자율신경계와 교감신경계를 참조하여 사혈하면 된다. 분절(교감신경관)에 대한 사혈은 척추 중앙선으로부터 자신의 엄지손가락 길이만큼 띄운 자리에 5cm 부항컵의 중심이 오게 놓으면 된다.

냐. 눈(目)

1) 위치와 구조 및 기능

눈(目)은 머리의 일부이다. 이 의미는 기본적으로 머리 전체의 사혈이 필요하다는 의미이다. 눈의 안구와 시신경으로 대별된다. 이 시신경의 길이는 약 3.5~5.5cm이며 후두엽의 시각 중추에 연결되어 있다. 뇌종양이나 뇌막염 등으로 수액압이 올라가면 시신경이 영향을 받아 손상된다. 눈과 관련한 대표적 질환으로 녹내장과 백내장을 들 수 있다. 녹내장의 경우는 시신경에 이상이 생겨 시야 손상이 일어나 실명에까지 이르는 병이다. 과거 병원에서는 안압이 높아서 온다고 하였으며 대부분 당뇨병의 합병증 정도로 알려져 왔으나 현재는 안압이 높지 않아도 올 수 있는 것으로 바뀌었지만 정확한 원인 규명은 하지 못하고 있다. 당연히 사혈을 진행하면 치유 반응을 볼 수 있을 것이다. 백내장은 투명한 수정체에 안개가 낀 듯 뿌옇게 되는 질환이다. 병원에서는 전부 백내장 수술을 권하고 있다. 눈에는 눈물샘이 있는데 양쪽 눈꼬리 가까이의 눈썹과 속눈썹 사이의 눈꺼풀 부분에 있다. 눈물샘에서 눈물이 나오게 되면 반대쪽 눈 안쪽에 상하로 눈물점이 있고 여기를 통하여 비루관과 연결되어 코까지 연결되어 있다. 이런 경로로 사람이 눈물을 흘리게 되면 눈물과 콧물이 섞이게 되는 것이다. 눈물샘에 문제가 생기거나 눈물점이 막히면 눈물이 나오지 않아 안구가 뻑뻑해지게 된다.

2) 사혈자리

① 정혈점
눈의 제1정혈점은 눈썹과 눈꼬리 사이의 3cm 정도 귀 쪽으로 띄워서 4cm 부항컵을 놓으면 된다.

② 부가점
눈의 제1부가점은 대뇌의 제3정혈점(후두엽)이며 제2부가점은 두 군데인데 목 뒷부분과 머리가 만나는 부분으로 머리 양쪽 측면으로 움푹 들어간 부분이 있는데 이 부분 양쪽에 5cm 부항컵을 올려놓으면 된다. 여기에 사혈을 진행하면 눈 쪽에 울림이 온다.

3) 관련 질병

녹내장, 백내장, 안구건조증 등

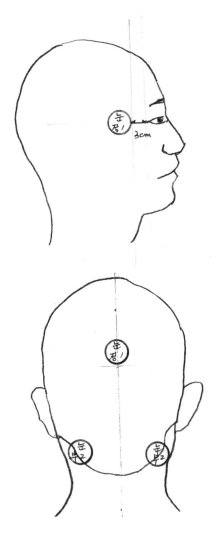

눈 사혈자리

댜. 귀(耳)

1) 구조 및 기능

귀(耳) 역시 머리의 일부이다. 이 의미는 머리 전체의 사혈이 필요하다는 의미이다. 귀는 귓바퀴로부터 고막까지의 외이(外耳)와 중이(中耳) 그리고 내이(內耳)로 대별되며 고막에 연결된 이소골(등자뼈, 모루뼈, 망치뼈)이라는 세 개의 뼈가 있는데 소리를 증폭하여 달팽이관에 전달한다. 중이에는 유스타키오관이 있어 귀와 인두(식도)와 연결되어 있다. 내이에는 균형감각을 담당하는 전정기관이 있고 회전감각을 담당하는 세반고리(3개의 반고리란 의미)가 90도 각도로 연결되어 있다. 세반고리에는 림프액이 차 있고 섬모가 있어 원심력이나 관성에 의해 한쪽으로 쏠리면 이를 인지하여 자세를 바로 잡게 되는데 한쪽으로 오랫동안 노출될 경우 중심을 잡지 못하고 쓰러지게 되는데 세반고리 내의 림프액이 같은 방향으로 계속 돌기 때문이다. 전정기관은 둥근 주머니(수직 방향 움직임을 감지)와 타원형 주머니(수평 방향 움직임을 감지) 등 두 개의 주머니로 이루어져 있으며 내부는 림프액과 이석(耳石)이 들어 있다. 머리를 기울이거나 몸을 움직이면 전정기관 내에 있는 이석이 움직이고 이에 따라 소뇌가 위치를 감각하게 된다. 달팽이관에 전달된 소리는 청신경으로 전달되어 다시 대뇌의 청각중추로 전달된다. 귀와 관련한 대표적인 질병으로 메니에르병을 들 수 있는데 내이에서 발생하는 대부분의 질병을 통칭하는데 이석증, 어지럼증, 난청, 이명을 망라한 의미이다.

2) 사혈자리

① 정혈점

귀의 제1정혈점은 상악골과 하악골이 만나는 점인데 입을 벌렸다 닫았다 하면 움직이는 부분으로 귀 쪽에 가깝도록 4cm 부항컵을 놓는다(좌우 동일). 제2정혈점은 제1정혈점에서 수직 하향하여 귓불 밑의 턱 부분에 4cm 부항컵을 놓는다(좌우 동일). 제3정혈점은 귓바퀴 뒤에 보면 목 옆으로 둥그스름한 뼈 부분이 있는데 이 부분의 밑 부분이 충분히 부항컵 속으로 들어가도록 4cm 부항컵을 놓는다.

② 부가점

귀의 제1부가점은 눈의 제2부가점과 동일한 위치이다.

3) 관련 질병

이명, 메니에르병 등

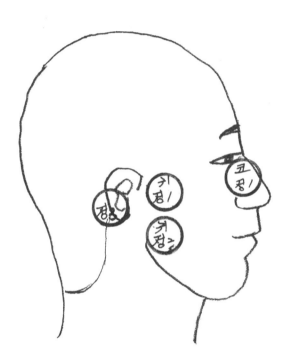

귀/코 사혈자리

랴. 코(鼻)

1) 구조 및 기능

코(鼻)도 역시 머리의 일부이다. 코는 호흡기의 일부로써 숨을 쉬는 기능과 후각을 담당하는 감각기관으로 외비와 그 내부를 구성하는 비강과 부비강으로 나뉘어 있다. 비강의 벽은 점액이 분비되어 있어 먼지나 세균에 반응한다. 점액 뒤에는 냄새를 맡는 후세포가 있고 냄새 자극을 후신경을 통하여 대뇌에 전달하여 냄새를 인식하게 된다. 이외에도 먼지를 거르거나 세균을 잡아 주어 폐를 보호하는 역할도 한다. 감기에 걸리면 콧물이 나는데 바이러스나 세균이 코의 점막을 자극하여 일어나는 현상이다. 이러한 콧물이 만성적으로 나오고 가려움증이나 재채기를 동반할 때 비염이라 하는데 대표적인 코의 염증 질환이다. 실상 병원에서는 비염의 원인을 제대로 규명하지 못하고 있다. 비염은 폐나 기관지가 나빠도 올 수 있으며, 신장과 간이 나빠도 올 수 있다고 본다. 신장과 간은 앞서 학습한 바와 같이 혈액의 정화 작용에 중요한 역할을 하고 있기 때문이다. 폐와 기관지와 함께 이에 대한 사혈이 필요함을 인식할 필요가 있다.

2) 사혈자리

코의 사혈자리는 코 자체의 사혈보다 폐와 기관지 그리고 간과 신장의 사혈을 해야 한다. 각 장기의 사혈자리 편에서 참고하면 된다. 굳이 코에 대한 사혈을 진행하고자 하면 양 손가락으로 콧구멍 옆쪽을 만져 미간 쪽으로 올라가면 약간 볼록 튀어나온 자리가 있는데 여기에 가장 작은 부항을 올려놓으면 된다. 앞서 언급한 바와 같이 몇 년간 병원 치료에도 불구하고 완치되지 않는 만성적 비염은 비강 쪽의 문제가 아니니 신장과 간, 폐장을 우선적으로 사혈하여야만 한다. 병원은 이비인후과라 하여 코만 다루니 다른 장기에 대하여는 알 바가 없고 약과 항생제를 실컷 먹여 놓고 종합병원 혹은 내과 진료를 권한다.

3) 관련 질병

비염 등

마. 입(口)

1) 구조와 기능

입(口)은 치아와 턱의 저작 운동을 통하여 침샘으로부터 나오는 침을 섞어 음식물을 식도로 보내게 된다. 입의 안쪽에는 목젖이 있고 기관의 입구인 후두개와 식도의 입구인 인두가 있다. 침이 분비되는 침샘은 혀밑샘과 귀밑샘(이하선), 턱밑샘 등 3개소가 있다. 이러한 침샘이 어혈로 막혀 기능이 떨어지게 되면 침마름병이 생기는데 병원에서는 그냥 노환에 의한 퇴행으로 말한다. 음식물이 입에서 식도로 넘어가면 후두개가 닫혀 음식물이 기도로 넘어가지 않도록 한다. 입과 관련된 대표적인 질병으로 치주염이 있다. 치주염이 있을 경우 병원에서는 발치와 함께 비싼 임플란트 식재를 권유받게 된다. 치주염이 올 경우 엄청난 치통과 함께 잇몸이 퉁퉁 붓기도 한다. 임플란트도 내구성이 약 10년 정도밖에 안 된다고 하니 본인 치아를 쓸 수 있을 때까지 써야 한다. 치주염이 생길 경우 통증이 있는 치아의 잇몸에 사혈을 하면 극통(極痛)이 사라짐과 동시에 다음 날이 되면 잇몸의 붓기까지 싹 날아가 버린다.

2) 사혈자리

해당 잇몸에다 직접 사혈을 하는 것이 아니라 턱 부분과 윗입술 주위로 해당 통증이 있는 부분을 꾹꾹 눌러 압진을 해보면 주변보다 아픈 부분이 나오는데 그곳에다 4cm 부항컵을 올려 사혈하면 되는데 NP 방법을 이용하여 검은 어혈이 나오도록 사혈을 진행하여야 한다. 어느 정도 빠지면 통증 대부분은 사라지게 되는데 약간 얼얼한 기분이 남아 있더라도 다음 날 아침이면 잇몸 붓기도 빠지며 밤잠을 이루지 못하게 하던 통증은 연기와 같이 사라지게 된다. 이빨은 멀쩡한데도 발치를 하는 것은 병원의 한계다. 통증의 원인이 어혈이라는 것을 확실하게 깨닫게 해주는 계기가 될 것이다. 그리고 신기하지 않은가. 잇몸과 떨어진 입술 혹은 턱 위에다 사혈하는데 치통이 가라앉으니 말이다. 이는 모세혈관이 서로 연결되어 있기 때문에 가능한 일이다. 입마름병일 경우는 턱밑샘과 귀밑샘 및 혀밑샘을 사혈하면 되는데 턱밑샘에 대한 사혈자리는 하악골 밑에 있으므로 턱밑에 각진 얼굴뼈 앞으로 4cm 부항컵을 놓으면 된다. 좌우 한 쌍이므로 반대편 턱밑에도 있다. 귀밑샘은 상악골과 하악골이 만나는 지점에 4cm 부항컵을 놓으면 된다. 귀밑샘 역시 좌우 한 쌍이므로 반대편 귀밑에도 있다. 혀밑샘의 경우는 턱의 중앙 밑 부분에 4cm 부항컵을 놓으면 된다. 귀의 사혈자리를 참고하면 된다.

3) 관련 질병

치주염, 입마름병 등

2. 인체골격학

- 주요 골격의 위치와 구조 및 사혈자리 중심으로

우리가 인체골격학을 학습하여야 하는 이유는 무엇일까? 그것은 인체구조학을 학습하여야 하는 이유와 일치한다. 통증과 함께 질병 발생의 부위가 뼈 사이의 관절에 주로 발생하기 때문이고 사혈자리 또한 그런 위치를 중심으로 이루어져야만 하기 때문이다. 인체구조학에서 장기를 모르면 안되듯 인체골격학에서 뼈의 구성과 이에 대한 개략적인 이론을 모른다면 뼈와 관련하여 발생하는 질병과 사혈자리에 대하여 알 수 없을 뿐 아니라 수많은 질병에 대한 통찰력을 가질 수 없음은 불문가지일 것이다. 물론 필자역시 모든 질병에 대한 임상적 경험을 가지고 있지는 못하다. 하지만 이런학습을 통하여 직접 경험하지 못한 질병조차도 그 원리적 본질을 찾아갈수 있었다는 점이다. 이 책의 서두에도 밝힌 바 있듯이, 지면의 한계도 있지만 이 책에서 모든 질병을 담아낼 수는 없다. 그러나 이 책을 충실히 학습한다면 질병에 대한 보다 높은 차원의 깊은 통찰력을 통하여 직접 경험해보지 못한 어느 질병에 대하여도 그 병적 현상과 함께 그 질병의 근원적이고 원리적인 부분에 대한 치료의 방법을 스스로 찾아내고 결론 내릴 수 있을 것이다.

우리 몸의 형상을 이루고 있는 것은 골격과 근육 그리고 피부이다. 그중에서 골격은 우리 몸 전체의 얼개를 형성하고 자세를 지탱할 수 있게 하는 기관이다. 기본적으로 머리의 두개골로부터 목과 척추와 흉추, 요추, 미골 그리고 팔과 손, 다리와 발 등 약 200여 개의 뼈들로 구성되어 있다. 이러한 뼈들은 각종 관절로 연결되어 있으며 뼈에 연결된 골격근과 인대에 의하여 작동하게 된다. 인대는 주로 관절에 위치하여 관절이 안정되게 유지되도록 하는 역할을 한다. 신경조직은 주로 골격근에 위치하고 있다. 기왕 언급하였으니 참고로 뼈의 연결법에 대하여 잠시 알아보자. 뼈와 뼈의 연결에는 세 가지 방법이 있다. 두개골과 같이 서로 붙여 놓은 듯한 봉합의 방법이 있고 척추와 같이 연골결합에 의한 방법, 어깨 부분의 상완골 같은 관절낭(관절낭 내에 여러 가지 인대로 뼈를 연결)에 의한 연결이 있다. 힘줄과 인대의 차이점은 인대가 뼈들의 연결하기 위한 것이라면 힘줄은 근육을 뼈에 붙이는 역할을 하고 있다. 둘 다 섬유질 조직이다. 인체 골격에 있어서의 각 마디의 관절은 1차적인 사혈자리이란 점을 기억해 두자.

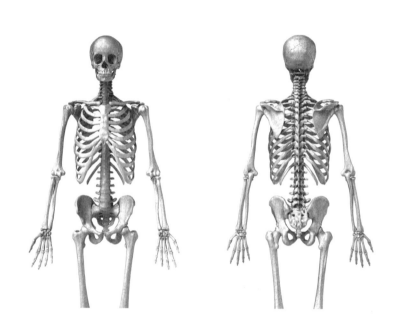

〈그림 2-1〉 인체골격도(정면/배면)

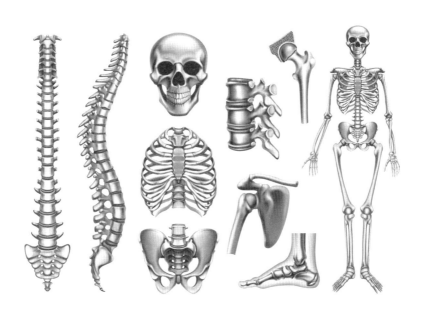

〈그림 2-2〉 인체골격도(세부도)

가. 두개골과 얼굴뼈

1) 위치 및 구조

머리를 구성하고 있는 뼈는 두개골과 얼굴뼈로 대별되며 얼굴뼈에는 입을 여닫도록 움직일 수 있도록 상악골과 하악골로 구성되어 있다. 두개골은 머리를 위에서 내려다보면 앞부분이 전두골이며 두정골은 좌우로 나뉘어 있다. 머리 뒤편의 절반은 두정골이 내려와 덮고 있고 그 밑에 후두골이 있으며 후두골 안에 소뇌가 위치해 있다. 상악골은 위턱에 붙어 있는 뼈로 2쌍이 있고 하악골은 아래턱에 붙어 있는 뼈로 2쌍이 있다. 상악골에는 윗니가 있고 하악골에는 아랫니가 있다. 잇몸과 더불어 상악골과 하악골이 만나는 관절에 주로 문제가 많이 발생한다.

2) 사혈자리

① 정혈점

머리에 대한 사혈자리는 인체구조학의 머리 편에서 설명된 것을 참고하면 된다. 상악골과 하악골 제1정혈점은 상악골과 하악골이 만나는 관절 부분인데 귀 앞부분에 손을 대고 입을 열었다 닫았다 하면 움직이는 지점이 있는데 여기에 4cm 부항컵을 올려놓으면 된다. 양쪽 두 군데이다. 이 사혈자리는 귀와 관련한 질병에도 관련된 사혈자리이기도 하며 안면신경이 분화되어 나가는 지점이기도 하다. 따라서 구완와사의 경우에 이 사혈자리는 필수이다. 잇몸 질병인 치주염일 경우의 사혈자리는 인체구조학의 입 편에서 참고하면 된다.

② 부가점

얼굴의 부가점은 얼굴동맥과 얼굴정맥이 얼굴로 들어오는 길목인데 턱의 앞부분에서 귀 쪽으로 가다 보면 얼굴의 하악골 밑의 각진 부분 가까이 가면 뼈 대신 두꺼운 얼굴 근육을 만나게 되는데 만져지는 뼈와 근육 사이 부분으로 얼굴동맥과 얼굴정맥이 들어온다. 따라서 얼굴에 대한 부가점은 얼굴에 피를 공급하는 길목에 대한 사혈자리로써 4cm 부항컵의 하단이 턱밑 부분에 오도록 놓으면 된다. 물론 좌우 두 군데이다. 여기의 좌우 얼굴동맥의 좌우의 경동맥에서 분기되어 나온 소동맥에 해당한다. 아래엔 턱밑샘이 위치하고 있고 귀 쪽으로 돌아 올라가면 귀밑샘이 있다.

3) 관련 질병

치주염, 구완와사 등

나. 경추

1) 위치와 구조

경추(頸椎)는 숨골(연수)에 연결되어 있는 척추의 첫 부분을 이루는 뼈들로써 7개의 뼈로 구성되어 있다. 아래에서부터 연결된 #1~#7번까지의 뼈가 경추를 이루고 있으며 특히 한의에서는 #7이 대추처럼 튀어나와 있다 하여 대추혈이라고도 한다. 여기는 목 관절의 통증에 유용한 사혈자리이기도 하다. 목뼈와 목뼈는 연골(디스크)로 연결되어 있다.

2) 사혈자리

① 정혈점

경추에 대한 정혈점은 경추 위에 직접적으로 사혈하는 자리이다. 제1정혈점은 목의 중앙에 가상선(경추 #7번 기준으로 그은 선)을 그어 목과 머리가 만나는 지점에 5cm 부항컵을 올려놓으면 된다. 이때 목과 머리 부분이 각각 1/2씩 들어가는 꺾이는 부분이다. 제2정혈점은 제1정혈점과 겹치지 않을 정도인 경추의 중간 지점에 5cm 부항컵을 놓으면 된다. 제3정혈점은 #7 경추(대추혈) 위에다 5cm 부항컵을 놓으면 된다.

② 부가점

경추에 대한 부가점은 어깨선을 따라 목을 거쳐 머리까지 올라오는 부위에 위치하고 있다. 제1부가점은 어깨선을 따라 올라오다가 목과 머리가 만나는 부분인데 귓바퀴 옆에 불뚝 튀어나온 뼈 옆으로 움푹 들어간 듯한 곳이다. 이곳을 눌러 압진을 해보면 다소간의 울림 등의 통증을 느낄 수 있다. 이곳에 5cm 부항컵을 놓으면 되는데 머리와 목의 경계 부분으로 보면 된다. 이 자리는 눈과 귀에도 영향을 미칠 수 있는 사혈자리이다. 제2부가점은 어깨선을 따라 올라오는 가상선상에서 목 중앙의 옆 부분이다. 목 옆선의 중간 지점에 5cm 부항컵을 놓으면 된다. 이 부가점은 좌우 양쪽에 위치해 있다. 제2부가점은 어깨선과 목이 만나는 굴곡 지점에 목 부위와 어깨 부분이 절반씩 들어가도록 5cm 부항컵을 놓으면 된다.

3) 관련 질병

경추추간판탈출증(경추디스크), 거북목 등

다. 흉추

1) 위치와 구조

흉추(胸椎)는 경추 아래에 위치하고 있다. 흉추에는 12개의 흉추 뼈와 12 쌍의 늑골로 구성되어 있다. 흉추는 위로부터 #1~#12번까지이다. 흉추에는 심장과 폐 등을 보호하기 위해 늑골이 연결되어 있는데 늑골은 등 뒤쪽 척추에서 뻗어 나온 형태로 앞쪽 가슴을 둘러싸고 가슴 정중앙부(흉골)에 연결된 둥근 원통 모양을 하고 있으며 양쪽 12개씩 있다. #1~#10의 늑골은 가슴 앞까지 원통 구조를 이루며 서로 연결되어 있으나 #11번 늑골은 거의 옆구리까지만 뻗어 있고 #12번 늑골은 등 쪽에서 끝날 정도로 짧다. 그래서 정면 쪽에서는 #11과 #12 늑골은 보이지 않는다. 마지막 늑골 #12번은 신장의 가장자리일 정도로 가장 짧다. 앞서 언급한 바와 같이 척추로부터 부교감신경과 교감신경이 뻗어 나와 횡돌기 옆에서 분절을 이뤄 내장 쪽으로 들어가고 있다.

2) 사혈자리

① 정혈점
흉추의 사혈자리는 척추 중앙의 가상선을 따라 관절 사이가 전부 사혈

자리이며 4cm 혹은 5cm 부항컵을 이용하여 척추 중앙선이 부항컵의 중심이 오도록 놓으면 된다.

② 부가점

흉추의 부가점은 흉추뼈의 횡돌기 옆 부분으로 척추 중앙선으로부터 대상자 엄지손가락 길이 정도 띄워 부항컵의 중심이 오도록 부항컵을 놓으면 된다. 이곳은 교감신경 등이 분절되는 지점이다.

3) 관련 질병

신경근병 등

라. 요추

1) 위치와 구조

요추(腰椎)는 사람의 허리 부분에 해당하는 것으로 5개의 추골로 이루어져 있다. 흉추에 이어져 위에서부터 #1~#5번까지이다. 대표적인 요추의 질병으로 추간판탈출증과 척추관협착증이 있다. 협착증과 추간판탈출증이라 하면 대부분 #3과 #4 #5번의 요추에서 주로 발생한다. 드물게는 #1~#2번까지도 발생하기도 한다. 각 뼈의 관절 사이에는 뼈에 가해지는 충격이나 압력을 완화하고 뼈 간의 마찰을 방지하기 위해 연골(일명 디스크)이 있는데 이 연골은 탄력성이 있어 충격이나 압력이 있을 경우에는 그것에 의해 튀어 나갔다가 연골을 잡아 주는 근육에 의해 제자리로 돌아온다. 그러나 이 근육에 피를 공급하는 모세혈관이 어혈로 막히게 되면 경화가 진행되고 그로 인하여 종국에는 디스크(연골)가 튀어 나가도 제자리로 돌아오지 못하게 된다. 이것이 일명 허리디스크(추간판탈출증)인 것이다. 협착증은 신경의 통로라 할 수 있는 것으로 척추관이 좁아져 신경을 누름으로 통증이 생긴다는 것이다. 과연 병원에서 추간판탈출증과 척추관협착증에 대하여 내린 질병의 원인에 대한 타당성과 사혈자리에 대하여는 심화 과정에서 따로 다루겠고 여기서는 골격 구조에 국한하여 설명하겠다. 한의에서는 장골능(장골의 가장 높은 곳)을 임의의 가상선을 긋고 이를 야코비선이라 하는데 이는 #4번과 #5번 사이의 연골 지점을 지나므로 이를 중심으로 추골을 확인하면 되는데 사람마다 조금 다를 수도 있고 사실 만져서 알기는 오랜 경험이 있지 않으면 쉽지 않다. 요추 역시 흉추와 함께 척추의 일부를 이루고 있고 추골에서 뻗어 나온 교감신경들이 추골의 옆부분인 횡돌기 근처에서 분절을 이뤄 내장기관들에 들어가고 있다. 다리로 혈액을 보내는 주요 동맥인 하대동맥(총장골동맥)이 제#4번 요추 앞(복부 쪽 기준이며 등 쪽에서는 야코비선 근처)에서 좌우로 나뉘어 내려간다. 하대정맥도 비슷한 위치의 하대동맥 뒤에서 좌우로 나뉘어 뻗어 있다.

마. 미골

1) 위치와 구조

일명 꼬리뼈라고 하며 척추의 끝부분에 해당하는데 하방의 삼각형 모양의 뼈이다. 4~5개의 천추로 이루어져 있다. 미골(尾骨)에는 천추공이 있다.

2) 사혈자리

미골에 대한 사혈자리는 직장의 사혈자리와 동일하며 척추 중앙선에서 엉덩이 끝부분에 부항컵을 놓되 항문 쪽으로 양쪽 엉덩이가 합하여 골짜기를 이루는 곳을 최대한 피할 수 있는 끝단에다 부항컵을 놓으면 된다. 골짜기 부분이 포함되면 부항컵의 음압이 소실되기 때문이다. 이 자리는 미골에 대한 사혈자리라기 보다 직장과 항문 그리고 생식기에 좋은 사혈자리라고 볼 수 있다.

바. 장골

1) 위치와 구조

장골(腸骨)은 골반이라고도 하며 양쪽 엉덩이를 형성하는 부분이다. 이 장골 내에는 방광을 비롯하여 남녀 생식기가 포함되어 있으며 특히 여성의 경우 자궁도 포함되어 있다. 이 장골은 양쪽 다리가 연결되어 있어 몸의 균형을 유지하고 몸체와 하지가 움직이는 데 지렛대 역할을 한다. 무엇보다도 장골은 요추와 함께 인체에 있어 가장 통증이 많이 발생하는 부분이다. 허리가 아프다고 하는 사람들 80% 정도는 실제 확인해 보면 허리가 아닌 장골통일 정도이다. 장골통은 장골 주위에 어혈이 많아 생기는 것인데 여자의 경우 생리통이 발생하는 주요 원인이 되며 자궁의 환경을 이루고 있어 자궁근종이나 자궁내막증 등을 일으키는 요인 중 하나이다. 다시 말해 여성의 자궁 관련 질병은 자궁 자체의 사혈자리도 중요하지만 자궁 환경을 이루고 있는 장골의 사혈도 대단히 중요하다는 의미이다. 생리통도 하나의 질병이며 장골통과 밀접한 관계가 있다. 마치 병원에서는 여자의 숙명이자 천형처럼 겪을 수밖에 없는 것으로 취급하고 있으나 분명히 치유할 수 있는 질병인 것이다. 생리통에 대하여는 심화 과정의 해당 질병 편에서 다시 설명하도록 하겠다. 장골에 어혈이 많으면, 그리고 넓은 부위에 걸쳐서 어혈이 존재하게 되면 하지로 가는 신경에 영향을 주게 되어 하지가 저리거나 마비가 오게 된다. 병원에서는 마치 추간판탈출증에 의하거나 척추관 협착증에 의한 것으로 신경이 눌려서 하지에도 그 영향이 있는 것으로 말하고 있으나 이것은 대단히 심각한 오류이다. 앞서 언급한 바와 같이 허리가 아픈 사람의 80%는 요추가 아닌 장골통이었으며 이런 부류의 많은 사람이 하지에 저림 현상을 겪고 있었다. 이는 다리의 신경이 장골에서 연결되어 하지로 뻗어 내려가기 때문에 일어나는 현상이다. 그런데 병원에서는 이의 원인을 요추에서만 찾고 있다. 왜 병원에서는 그럴 수밖에 없는가이다. 장골에는 통증을 일으킬만한 이유를 찾지 못하는데 그 원인이 있다. 장골에는 요추와 같이 신경이 눌릴 만한 곳이 없기 때문이다. 물론 요추과 장골 모두에 어혈이 있을 수는 있다. 다시 말해 최첨단 영상 장비인 CT나 MRI를 통해 장골을 열심히 찍어 봐도 사진상 나타나는 것은 전혀 없다. 장골 부위의 모세혈관을 찍지 못하기 때문이다. 병원에서는 기계적으로 판별되지 못하면 진단하지 못한다. 장골에서 이유를 찾지 못하다 보니 허리(요추)에서 그럴듯한 이유를 찾는 것이다. 요추 부분의 신경이 디스크에 의해 눌려서 하지에 저림 현상이 온다는 것이다. 그렇다 보니 장골 부위에서 일어나는 통증을 좌골신경통이라 이름 짓고 있다. 참 개그스러운 이름이다. 몇 번을 되풀이하며 말하지만 신경은 자체가 통증을 가지고 있지 않다. 그러면 왜 이런 현상이 일어나느냐 하면 장골에 어혈이 많아 모세혈관이 막히면 혈류가 느려지고 그만큼 조직이 경화되고 경화도가 높은 만큼 신경이 무디어지게 되므로 일어나는 현상인 것이다. 장골의 통증은 신경의 통증이 아니라 어혈로 인하여 통증이 발생하므로 어혈의 존재의 표시일 뿐이다. 장골의 어혈을 제거하면 통증은 사라진다. 무뎌진 신경도 살아난다. 그러면 하지에 나타나는 방사통은 무엇일까이다. 두 가지로 나누어 볼 수 있는데 하나는 장골과 마찬가지로 하지에도 모세혈관의 일부가 막혀 있다는 것이다. 하지에는 관절 외에 질병을 일으킬만한 장기는 없으며 주로 근육통일 뿐이다. 근육에 있는 어혈을 제거하면 되고 주로 해당 부위에 대한 사혈과 하지에 대한 핏길 열기 사혈을 진행하면 하지에 발생하는 통증이나 마비 등은 치유될 수 있다. 또 하나는 장골에 좌골신경통이라 할 만큼 통증이 많게 되면 장골에 어혈이 많이 존재한다는 의미이자 장골 주위의 조직이 경화되었다는 의미이다. 하지로 내려가는 신경은 척수에서 빠져나와 장골을 거쳐 하지동맥과 같이 좌우로 나뉘어 하지로 내려간다. 그러므로 장골에 혈액순환이 되지 않으면 신경이 중간에 차단되거나 둔화되는 것과 같은 현상이 생겨나게 되고 그러므로 하지의 신경감각에 문제가 발생하게 되는 것이다. 장골에 어혈이 많은 사람은 거의 예외 없이 하지로 연결되는 고관절에도 통증이 발생하게 되고 걸음을 걸을 수 없을 정도가 되는데 이것이 고관절무혈괴사증이다. 병명 자체에서도 말해 주듯 장골에 연결된 고관절 주위에 어혈로 인하여 주변 조직이 경화되고 혈액의 공급이 거의 끊기다시피 하여 고관절 괴사가 일어나는 것이며 통증과 함께 연골 재생이 되지 않는다. 병원에서는 다른 방법이 없으니 절단하고 인공관절 수술을 하고 있다. 그리하면 보행은 가능할 수 있겠으나 운동은 불가능하다. 무릎관절과 함께 고관절에도 뼈 간의 마찰을 줄이기 위하여 연골이 있다. 연골이 닳아 거의 없어진 상태에서 뼈끼리 부딪치고 마찰되어 오는 통증은 이미 관절을 포함하여 주변 조직의 경화가 상당히 진행되어 나타나는 것이다. 병원에서는 무릎관절의 연골이 파괴되고 남아 있는 부분의 정도에 따라 5기(期)로 나누고 있다. 5기는 전혀 남아 있지 않음을 의미한다. 사혈로 치유할 수 있는 정도의 관절염은 어느 정도 연골이 남아 있을 정도이며 뼈의 마찰로 인한 통증은 어혈로 인한 통증과는 별개로 연골이 재생되지 않는 이상 사혈로 없어지진 않는다.

2) 사혈자리

① 정혈점

장골은 크기가 큰 만큼 사혈할 부위도 많다. 장골통을 일으키는 부분을 위주로 정혈점이 정해진다. 보통의 경우는 해당 부위에 압진을 해보면 바로 알 수가 있다. 장골의 제1 정혈점은 장골능에서 양 허리 끝으로 재봉선에서 엉덩이 쪽 위에 있다. 즉, 야코비선(허리주름이 있는 곳)이 부항컵의 윗면이 오도록 5cm 부항컵을 놓으면 된다. 좌우 두 군데이다. 이곳은 살이 많고 어혈이 깊은 곳에 위치해 있어 잘 나오지 않는다. NP 방법을 이용하면 보다 효과적으로 사혈할 수 있다. NP 방법을 모르면 사혈하다 지칠 정도로 오랜 시간이 걸리거나 포기할 수도 있다. 제2정혈점은 제1정혈점 중심에서 좌우 엉덩이가 만나 항문으로 가는 골짜기와 1/2 지점을 압진해 보면 살짝 들어가는 느낌이 나는 곳이 있는데 여기에 5cm 부항컵을 올려놓으면 된다. 제3정혈점은 제2정혈점 중심과 항문 골짜기의 1/2 지점을 눌러보면 울림이 있는데 이곳에 5cm 부항컵을 놓으면 된다. 제5정혈점은 미골의 정혈점과 동일하며 척추 중앙선 위에서 미골 쪽에 바짝 붙여 부항컵을 놓되 항문 골짜기로 인하여 음압이 소실만 되지 않도록 바짝 붙여 5cm 부항컵을 놓으면 된다. 제4정혈점은 의자에 앉은 자세에서 접히는 부분인데(다리와 장골이 만나 접히는 부분) 재봉선의 위치에서 약간 앞쪽으로 위치해 있는데 압진을 통해 알 수 있다. 여기의 정혈점은 모두 좌우 양쪽에 사혈자리가 있다.

② 부가점

장골의 제1부가점은 고관절 주위이다. 재봉선을 따라 대퇴부 쪽으로 내려가면서 손으로 만져 보면 고관절을 만질 수 있는데 이 주변을 사혈해주면 되고 고관절 바로 아래의 대퇴부 부분에도 사혈을 해주어야 한다.

3) 관련 질병

생리통, 자궁근종, 자궁내막증 등의 부인과 질병, 좌골신경통, 고관절 무혈괴사증, 하지저림, 하지마비(쥐) 등

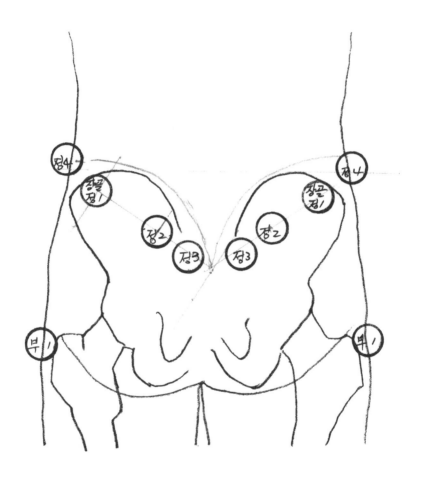

장골 사혈자리

사. 견갑골

1) 위치와 구조

몸 뒤쪽에서 두 팔로 연결되는 마름모꼴의 골격으로 제2 늑골과 제7 늑골에 걸쳐 있고 목 부근에서 어깨 쪽으로 나오는 빗장뼈와 등 쪽 견갑골에서 연장되어 나온 뼈가 만나 견봉을 이루며 견갑골 쪽의 오목한 부분인 관절강(관절와)과 함께 상완골두(팔 끝부분)와 관절로 연결되어 있다. 이 부분의 관절은 관절낭으로 연결되어 있으며 관절낭 내에 어깨의 회전을 담당하는 인대가 있으며 팔을 들 수 없거나 팔을 회전하기 힘들 때 관절낭 내의 인대에 문제가 생긴 것이고 이를 회전근개파열이라는 질병이다. 흔히이와 혼동하기 쉬운 것이 오십견인데 나이 오십이 되면 찾아오는 질병이라 하여 오십견이라고 하는데 실제로는 나이와 관련성은 없고 40 대에도올 수 있는 병으로 어깨의 회전 운동을 담당하는 회전근의 파열에서 오는회전근개파열과는 달리 회전근의 파열 없이 관절낭 염증으로 인하여 통증이 오는 것으로 정의되어 있다. 회전근개파열과 오십견에 대하여는 심화 과정 해당 질병 편에서 다시 설명하겠다.

2) 사혈자리

① 정혈점

견갑골의 제1정혈점은 등의 양쪽 견갑골 중앙 부분에 5cm 부항컵을 올려놓으면 된다. 이 부분은 팔의 말단까지의 혈액순환을 위해서 필요한 사혈자리이고 폐장에 질병이 있을 경우에도 울림이 있을 때의 사혈자리이다.

② 부가점

견갑골의 부가점은 견갑골 주위로 통증이 나타나기도 하는데 이는 폐장이나 간 등에 문제가 있을 경우에 울림 현상이 나타나기도 한다. 마름모꼴의 견갑골 주위의 압진을 통하여 울림이 있는 부위에 사혈하면 된다.

3) 관련 질병

회전근개파열, 오십견, 폐, 간 질환 등

아. 어깨

1) 위치와 구조

어깨 끝부분 부분을 견봉이라 하는데 이는 빗장뼈에서 연결되어 나온 부분과 몸 뒤쪽 견갑골에서 연결되어 나온 부분이 서로 연결되어 견봉을 이루고 있다. 견봉의 아래에는 견갑골에 움푹 팬 곳(Glenoid Cavity)과 더불어 주위의 견봉 등의 뼈들과 상완골두(팔의 둥근 끝부분)가 관절낭으로 쌓여 있고 이 관절낭에는 뼈와 뼈들을 서로 이어 주어 회전 운동을 할 수 있도록 하는 여러 인대들로 구성되어 있다. 이와 같이 팔의 회전 운동과 안정성을 유지하는 인대가 파열되어 통증이 오는 것이라 하여 병원에서는 회전근개파열이라 명명하였다. 회전근개파열과 오십견을 혼동하기 쉬운데 회전근개파열은 회전 운동을 하는 근육(인대)의 파열을 일으킨 경우이고 오십견은 관절낭의 염증으로 인한 것으로 정의되어 있다. 한결같이 똑같은 논쟁이지만 병원에서는 어깨 끝부분의 통증을 팔의 회전에 관계하는 관절낭 혹은 인대가 끊어지거나 문제가 생겨 통증이 발생하였다고 말하고 있다. 교통사고 등의 외상에 의하여 회전근개의 파열이 발생할 수는 있겠으나 무리한 운동을 한 적도 없는데 왜 멀쩡한 회전근개가 파열되었을까? 과연 그것 때문에 통증이 온 것일까? 추간판탈출증의 경우에는 추간판이 신경을 눌러서 통증이 발생하였다고 설명하고 있는데 이때는 왜 신경이라는 소리를 안 하고 회전근개가 파열되어 통증이 생긴다고 말할까? 적당한 이유가 없어서 그런 것인가. 대부분 팔을 통증 때문에 돌릴 수 없어서 그렇지 팔 자체가 돌아가지 않는 것은 아니다. 그런데도 회전근개는 파열된 것일까? 이 책을 여기까지 학습한 사람이라면 이 논쟁은 더 이상 필요 없을 것이다. 실제로 회전근이 파열되어 회전근개파열증이 온 것이라면 당연히 외과적 수술이 필요하겠지만 대부분의 회전근개파열의 경우와 오십견의 경우는 어깨 견봉과 상완골두 주위의 어혈만 제거해 주면 어깨의 통증은 당연히 사라진다. 문제는 어깨의 통증을 느껴 팔을 돌릴 수 없을 되면 상당히 경화가 진행된 상태이고 상완골두 안쪽의 관절낭 주위에 많은 어혈이 포진해 있으므로 사혈자리도 많을 뿐 아니라 꽤나 깊은 곳에 있으며 진하고 검은 어혈이 상당히 많이 나온다는 것이다. 이 역시 NP 방법을 활용하지 않는다면 상당히 오랜 시간이 걸린다.

2) 사혈자리

① 정혈점

어깨의 제1정혈점은 어깨에서 팔로 90도로 꺾이는 각진 부위의 중앙에 5cm 부항컵을 놓으면 된다. 제2정혈점은 어깨 끝에서 앞쪽인데 팔을 살짝 움직여 보면 상완골두가 움직이는 부분이다. 여기에 5cm 부항컵을 놓으면 된다. 제3정혈점은 등 쪽으로 제2정혈점과 반대 부분인데 팔을 약간 움직여 보면 찾을 수 있는데 견갑골과 상완골두 사이이다. 무엇보다도 압진을 해보면 쉽게 알 수 있을 것이다. 제4정혈점은 제1정혈점 아래 부분이며 팔의 중앙 재봉선을 따라 약간 평평한 부분에 놓으면 된다. 견갑골과 함께 제4정혈점은 팔의 혈행에도 관계가 깊다. 여자의 경우는 4cm 부항컵을 사용하면 된다.

② 부가점

어깨의 제1부가점으로 견갑골 중앙에 5cm 부항컵을 놓으면 된다. 제2부가점으로는 목 뒤에서 어깨 쪽으로 오는 부분(견정혈)이 경화되어 어깨가 뻐근해지며 심할 경우 통증과 함께 두통을 동반하기도 한다. 양의에서는 별 의미를 두지 않고 있으나 한의에서는 견정혈(肩井穴)이라 하여 혈자리로 지정된 자리이다. 이 자리는 나이가 들거나 혹은 젊어도 스트레스를 많이 받거나 하면 어깨 중에서도 특히 이 자리가 돌처럼 딱딱하게 느껴질 정도이고 누르면 통증을 느끼는 곳이다. 여기에 통증을 느끼면 머리로 가는 혈류도 막혀 있다고 보면 되고 이로 인하여 두통도 일어난다. 이곳의 통증 역시 어혈로 인한 것이며 이를 제거하지 않으면 어혈이 머리로 가는 목의 혈류를 막거나 머리로 올라가서 머리의 혈류를 막아 더 큰 위험에 노출될 수 있으므로 가능한 빨리 제거하는 것이 좋다. 제2부가점은 #7번 경추(대추혈)와 어깨 끝의 견봉과의 1/2 지점에 5cm 부항컵을 놓으면 된다 (견정혈). 우측 어깨 중간 지점일 경우는 좌측 팔로 어깨를 만져 보면 쉽게 짚이는 부분인데 압진을 해보면 찾을 수 있다. 양쪽 두 군데 있다. 오십견이 올 정도의 혈류 상태라면 어깨(견봉 부위)와 목 주위도 어혈로 막혀 있을 경우가 대부분이다. 대상자의 문진이나 압진을 통하여 추가로 사혈을 진행할 필요가 있다.

3) 관련 병증

오십견, 회전근개파열 등

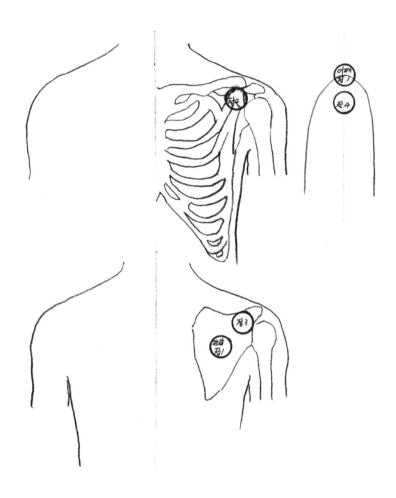

어깨/견갑골 사혈자리

자. 팔과 다리의 핏길 열기

1) 위치와 구조

팔과 하지의 경우 통증과 더불어 질병이 생길 수 있는 부분이 대부분 관절이 있는 부분이다. 특히 어깨 끝의 관절이나 다리의 고관절과 무릎관절 및 손목관절 등이다. 회전근개파열과 고관절 및 무릎관절과 손목관절에 대하여는 심화 과정의 해당 질병 편에서 사혈자리와 함께 설명하겠다. 팔과 다리의 관절을 제외하면 거의 뼈와 근육, 인대와 힘줄 그리고 신경으로 구성되어 있다. 특별한 장기가 없으므로 손발 끝의 말단까지 핏길을 열어 주면 혈액의 순환이 잘 이루어지게 되며 특정한 부위에 통증이 생길 경우에는 해당 부위에 사혈을 진행하면 된다. 물론 어깨 끝부분 관절(상완골)에 문제가 있으면 팔의 말단까지의 혈류에 문제가 생기게 되며, 무릎관절이나 손목관절, 하지마비(주) 등은 하지나 팔로 가는 혈액의 순환에도 문제가 있기에 발생하는 것인데, 다만 무릎관절의 경우 무릎관절과 그 주변에 어혈이 존재하는 동시에 혈액의 정화 즉, 신장과 부신의 기능 부전도 그 원인이 있다. 신장 기능의 부전으로 하지에 올 수 있는 병의 하나는 통풍이다. 통풍에 대하여는 심화 과정 해당 질병 편에서 설명하겠다.

2) 사혈자리

팔의 핏길 열기는 차렷 자세에서 재봉선을 따라 사혈을 진행하면 된다. 팔뚝의 경우는 어깨 끝에서 팔꿈치를 3등분하여 두 군데를 사혈을 하면 되고 팔목의 경우에도 손목까지 3등분하여 두 군데를 사혈하면 된다. 이

때 주로 4cm 부항컵을 사용하면 된다. 다리의 핏길 역시 대퇴부(고관절부터 무릎까지) 재봉선을 중심으로 두 군데 혹은 세 군데를 사혈하면 되고 무릎에서 발목까지도 두 군데 혹은 세 군데를 사혈하면 된다. 다만 다리의 경우 특히 하지마비(쥐)가 발생할 경우 재봉선의 반대쪽인 다리 안쪽 부분에도 중간 지점을 따라 사혈하여야 한다. 팔과 다리의 핏길 열기를 하기 위해 부위별로 두세 군데를 지정하였으나 당뇨발 등 병증이 심할 경우 사혈 간격(부항 간의 이격 거리)을 좀 더 촘촘하게 사혈하면 된다. 어떤 분들은 발바닥의 앞부분 중간쯤 한문으로 팔(八) 자 형태의 오목한 곳(한의에서 용천혈이라 한다)이 있는데 여기를 사혈하기도 한다. 하지 혈류 상태가 최악이 아니라면 굳이 이 부분까지 할 필요는 없을 것이다.

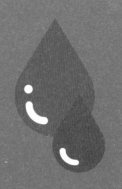

제3장

심화 과정

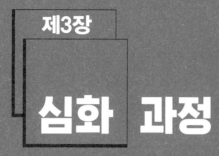

- 현대 의학 중심 시각과 사혈요법과의
차이점을 중심으로 설명

이 과정에서는 우리 주위의 사람들이 앓고 있는 수많은 질병들 중
에서 고혈압이나 추간판탈출증과 같이 만성적 질환이나 잘못된
질병 원인에 대한 올바른 개념을 제시하기 위하여 해당 질병에 대
한 현대 의학 중심의 시각과 사혈적 측면의 시각을 대비하여 살펴
봄으로써 그동안 기초 과정과 고급 과정을 통하여 학습하여 온 내
용을 중심으로 실제 질병을 통하여 보다 근본적이고 폭넓은 사고
함으로써 질병에 대한 깊이와 통찰력을 제고하고자 한다.

1. 고혈압과 저혈압

가. 고혈압

1) 현대 의학 중심의 시각

① 기본적으로 혈압은 심장의 펌프질에 의해 발생한 압력에 의하여 생성되며 우리가 일반적으로 말하는 혈압은 팔의 동맥에서 측정하는 동맥압을 말한다. 병원에서 정한 정상적인 혈압은 120/80mmHg이며 140/90mmHg 이상일 경우 고혈압 환자군으로 분류하며 고혈압약을 복용하기를 권장한다. 앞의 120mmHg는 수축기 혈압(심실이 수축하고 심방이 이완하는 경우)이고 뒤의 8mmHg는 이완기 혈압(심실이 이완하고 심방이 수축하는 경우)을 말한다.

② 고혈압의 발생 원인을 1차성 고혈압과 2차성 고혈압으로 나뉘는데 1차성 고혈압은 본태성 고혈압이라 하여 원인을 모르기 때문에 유전성, 신경성, 증후군 등과 같은 의미로 붙여진 이름이다. 다만 소금이 주요 원인으로 보고 있을 뿐이고 여러 가지 질병의 원인으로 주목받고 있다. 그 외에도 음주, 흡연, 스트레스, 유전적 요인까지 총망라하여 그 이유를 들고 있다. 2차성 고혈압은 고혈압의 원인으로 미상의 알 수 없는 질환을 꼽고 있다. 주로 약물에 의한 고혈압을 들고 있다. 병원에서 소금을 본태성 고

혈압의 주요인으로 들고 있는 이유는 소금을 섭취하게 되면 혈액 내 염분 농도가 높아져 이를 낮추기 위하여 우리 몸의 항상성 기전에 의하여 물을 혈관 내로 흡수하게 되어 혈관 내압 즉, 혈압이 높아진다는 논리이다.

③ 고혈압은 뇌졸중(뇌출혈/뇌경색), 신부전, 수면호흡증, 갑상샘 질환, 당뇨병 등 여러 가지 합병증을 일으키는 것으로 알려져 있다.

2) 사혈적 측면에서의 시각

① 혈압은 기본적으로 심장의 펌프질에 의하여 압력이 발생하고 그 압력에 의해 피가 좌심실에서 대동맥을 나와 소동맥과 세동맥 등을 거쳐 모세혈관으로 들어갔다가 다시 정맥 혈관으로 빠져나와 여러 정화기관을 거쳐 다시 심장의 우심방을 들어와 폐순환을 거쳐 좌심방으로 들어오게 되는 경로를 거친다. 우선 여기서 압력이 생기는 근본적 원리에 대하여 생각해 보자. 왜 120/80mmHg이라는 혈압 내압이 생기는 것일까. 혈압은 순수하게 심장의 펌프질만으로 생기는 것이 아니라는 사실이다. 즉, 심장의 펌프질로 혈관 내의 기본 압력은 생기지만 현대 의학이 정상 수준이라고 제시하는 120/80mmHg는 순수하게 심장에서 뿜어내는 압력에만 의존한 수치가 아니라는 점이다. 심장을 빠져나온 혈액은 굵은 동맥에서 가늘디 가는(0.8~2μm) 모세혈관으로 들어가게 된다. 이 지점에서 저항이 걸리면서 압력이 높아지게 되는 것이다. 120/80mmHg는 심장의 펌프질에 의한 압력과 모세혈관 입구에서 걸리는 저항의 합이라는 의미이다. 만일 모세혈관과 정맥 혈관의 굵기가 모두 동맥 혈관과 동일한 굵기였다면 심장의 펌프질로 좌심실을 출발한 혈액은 다시 좌심방에 들어올 때까지 압력

의 변화가 거의 없는, 순수한 심장만의 펌프질에 의한 압력일 것이고 혈압계에 나타나는 동맥압은 120/80mmHg가 아닌 절반에도 미치지 못할 것이다. 참고로 피가 굵은 동맥에서 가늘디가는 모세혈관으로 들어가다 보니 압력은 높아지지만 속력은 높아져서 그 많고 긴 모세혈관을 무사히 돌아 나올 수 있음은 학창 시절에 배운 바 있는 베르누이의 정리를 통해 이해할 수 있을 것이다. 이해를 돕기 위하여 예를 들어 설명하겠다. 정원의 화단에 물을 주기 위해 수돗가의 물을 끌어다 화단에 물을 준 경험이 있을 것이다. 고무호스로 멀리 떨어진 화단에 물을 주려고 어떤 행동을 하였는지 기억해 보라. 당연히 수돗가와 떨어져 있는 화단에 물을 주기 위해 호스 주둥이(끝)를 꼭 눌러서 멀리 화단까지 물을 뿌렸을 것이다. 여기에서 왜 호수 주둥이를 꼭 눌렀을까? 그리고 멀리 나가지 않고 발밑에 떨어지던 물이 호스 주둥이를 누르자 물이 멀리 화단에까지 날아갔는데 물리적으로 어떤 변화가 일어난 것일까? 원래의 수돗물의 압력만으로는 화단까지 물이 날아가지 못한다. 그러나 호스 주둥이를 누른 것은 출구의 단면적을 좁힌 것이며 그리하여 속력이 빨라진 것이다. 당연히 손으로 눌렀던 호스 주둥이 부분의 압력이 증가하여 호스 주둥이 부분의 속력(압력)이 증가한 것이다. 멀리 화단까지 날아간 것이 본래의 수도꼭지의 압력에 의한 것이 아니라는 것이다. 수도를 심장으로 대체하여 생각해 본다면 심장 자체의 압력만으로는 12만km가 넘는 모든 혈관을 돌고 돌 수가 없는 것이다. 호스 주둥이를 누르지 않으면 화단 끝까지 물이 도달하지 못하는 것과 같이 굵은 동맥에서 눈에 보이지도 않는 모세혈관으로 피가 들어가면서 생기는 압력(저항)의 증가 때문에 우리 몸속의 길고 길 혈관을 돌아나올 수 있는 것이고 심장(수도)의 압력과 모세혈관에서의 압력(호스 주둥이의 끝)의 합이 혈압이라는 것이다. 엄밀히 말하자면 모세혈관에서만 추가 압력이 생기는 것은 아니다. 심장의 펌프질로 대동맥으로 나온 피는 소동맥 세동맥으로 나뉘어 흘러간다. 대동맥보다는 점점 더 가는 동맥으로 분지되어 흘러가서 모세혈관으로 연결되기 때문에 이런 부분에서도 일정 부분 압력은 증가되어 간다는 것이다.

② 위에서 혈압이 생기는 기본 원리에 대하여 알아보았다. 그러면 왜 정상 혈압에서 고혈압으로 이행되어 가는 것일까? 앞서 기초 과정을 충실히 학습한 뒤에 이 장을 학습하는 사람이면 충분히 그 이유를 알 수 있을 것이라 생각된다. 가늘디가는 모세혈관일지라도 그나마 뚫려 있어야 하는데 그러질 못하고 12만km가 넘게 깔려 있는 몸 곳곳의 모세혈관이 어혈로 막혀 있기 때문에 모세혈관 입구의 저항과 더불어 추가적으로 저항이 걸려 혈관 압력이 높아지게 되는 것이다. 동맥과 정맥은 눈으로 볼 수 있을 정도로 굵기가 굵어 잘 막히지 않는다. 물론 심근경색과 같이 관상동맥이 막히는 경우도 있다. 허나 이 경우는 관상동맥에 연결되어 있는 심장의 모세혈관이 먼저 막혔기 때문에 이어서 관상동맥이 막힌 것인데 병원에서는 이를 알지도 못하고 있을 뿐이다. 이에 관하여는 후술되는 심근경색 편에서 설명하겠다.

③ 보통의 경우 청년기를 거쳐 중년기, 장년기, 노년기로 오면서 혈압이 높아지는데 그 이유는 무엇이며 장년기나 노년기에도 혈압이 정상 범위 내에 있을 경우 그 혈압이 정말 정상일까? 요즘은 청년기에 있는 사람도 혈압이 높은 경우가 있기는 하다. 세월이 흘러 중년기, 장년기로 가면서 많은 사람들에게서 고혈압 증세가 나타난다. 거의 장년층 이상에서는 고혈압이거나 고혈압 위험군에 속한 사람이 대부분일 정도이다. 과거 대

한민국이 빈국이었던 시절보다 통계적으로 고혈압 환자가 큰 폭으로 증가해 있다. 물론 과거보다 훨씬 병원이 가까워져 있는 것에도 통계적 영향은 있으리라 생각된다. 현재는 140mmHg 이상을 고혈압 환자군으로, 130~140mmHg 미만을 고혈압 위험군으로 규정하고 있으나 최근 WHO(세계보건기구)에서는 고혈압 환자군을 130mmHg 이상으로 낮추어 관리하도록 추천하고 있는데 이는 고혈압 환자군에 대한 기준을 낮출 정도로 환자가 많아졌고 심각하다는 의미이다. 첫 번째 질문인 왜 나이가 들수록 혈압은 높아지는지에 대한 대답을 찾아보자. 나이가 들수록 각종 항생제 등 약의 오남용과 음식물의 섭취과정에서 오는 각종 유해 물질의 섭취와 생활 과정에서 받는 스트레스 및 간과 신장 등 장기의 기능 저하로 점차 어혈의 발생이 증가되고 이러한 어혈들이 점차적으로 모세혈관을 막게 되어 점점 혈관 내압이 높아지게 되기 때문인데 보통의 경우 질병으로 발생하기 전까지는 통증이나 기타의 자각 증상이 나타나지 않아 이에 대한 인식이나 심각성에 대하여 모른 채 지나간다. 다음으로 장년기 혹은 노년기에 이른 사람의 혈압이 정상 범위 내에 있는 사람은 정말 정상일까 하는 점이고 비정상이라면 그 이유는 무엇인가 하는 점에 대하여 살펴보자. 이의 설명을 위해서는 심장의 역할과 모세혈관의 역할을 나누어 생각해야 하는데 이해를 높이기 위하여 그림을 통하여 설명해 보겠다.

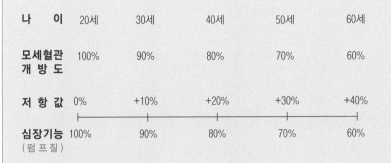

〈그림〉고혈압에 대한 이해

나 이	20세	30세	40세	50세	60세
모세혈관 개 방 도	100%	90%	80%	70%	60%
저 항 값	0%	+10%	+20%	+30%	+40%
심장기능 (펌 프 질)	100%	90%	80%	70%	60%

*가정 1: 사람은 나이가 들수록 어혈로 인하여 점차 모세혈관
        은 막히게 되고,

*가정 2: 모세혈관은 점차 막히게 되어 모세혈관의 개방도는
        나이가 들수록 떨어지게 되며,

*가정 3: 모세혈관이 막힐수록(모세혈관의 개방도가 낮아질수록) 모세혈
        관의 저항값은 높아지며,

*가정 4: 심장 기능은 나이가 들수록 떨어진다고 가정한다.

*혈압=심장 기능(펌프질)+저항값

위의 도표와 가정에서 살펴보면 비록 가정이긴 하지만 나이가 들어갈
수록 모세혈관이 막히고 그에 따라 저항값이 높아지면 결국 혈압이 높아
지게 된다는 것과 심장 기능은 세월이 흐를수록 떨어진다고 가정하였는
데 설명을 위하여 인위적으로 나누긴 했으나 무리한 가설은 아니라고 본
다. 이 도표는 숫자가 중요한 것이 아니라 대체적인 흐름을 파악하고자
하는 것임을 참고 바란다. 이 도표를 보는 순간 왜 나이가 든 장년층과 노

년층의 혈압이 혈압계의 수치상 정상 범위 내에 있다 하더라도 정상이 아님을 단번에 알아차렸을 것으로 생각한다. 굳이 설명을 보태자면 나이가 들수록 심장 기능이 부전하게 되고 그 떨어진 심장의 압력만큼 교묘하게도 적당히 모세혈관이 막혀(모세혈관의 개방도가 낮아짐) 모세혈관의 저항이 높아지게 되고 혈압을 측정하는 계기상에는 40~60대가 되어도 정상 혈압의 범위 내에 있는 것처럼, 그래서 건강한 것처럼 착각하게 만들고 있는 것이다. 결코 정상이 아닌 정상인 것이다. 병원에서는 계기에 나오는 수치가 정상 범위 이내이면 "혈압이 정상이네요"라며 아무 일 없었다는 듯이, 건강하다는 듯이 쉽게 말한다. 환자에게 정신적 안도감은 주었을지 모르겠으나 이것이 과연 정상인가? 이 그림대로 본다면 혈압계는 정상을 가리키고 있어도 심장 기능이 떨어진 저혈압 환자이자 어딘가는 모세혈관이 막혀 있는 고혈압 환자가 아닌가.

그렇다면 여기서 심장 기능이 나이가 들어도 계속 100%로 작동하는 경우를 가정해 보면 어떻게 될까? 당연히 고혈압 환자가 되어야 한다. 실제로 고혈압은 어떻게 해서 일어나는 것일까? 보통의 경우에는 심장의 기능이 떨어진 것보다 모세혈관이 막히는 정도가 더 심하기 때문에 혈압계에는 고혈압으로 나타나는 것이다. 여기서 한 발짝 더 나아가 보자. 나이가 들었는데도 불구하고 혈압계상 정상 혈압보다 낮은 100mmHg 이하의 저혈압으로 나타날 경우에는 위의 도표와 연관시켜 보면 혈압계상 나타난 것 이상으로 심각한 저혈압 환자일 가능성이 높다는 것이다. 나이가 들어 모세혈관의 저항값은 높아졌는데도 이를 상쇄하고도 정상 혈압보다 낮게 나타났기 때문이다. 즉, 모세혈관의 막힌 정도보다 심장의 기능이 훨씬 더 떨어졌기 때문이다. 이 경우의 환자는 고혈압 환자이면서 동시에 심각한 저혈압 환자인 것이다. 정말 중요한 개념이다. 반드시 기억해 두자. 모세혈관의 막힘이 적은 젊은 사람이 저혈압으로 나타난 것과는 구분되어야 하며 이 경우는 순수한 저혈압 환자라 할 수 있을 것이다. 즉, 순수한 심장병 환자라 할 수 있겠다. 참고로 고혈압과 저혈압은 같은 혈압이라는 말을 포함하고 있지만 전혀 다른 질병임을 알아야 한다. 고혈압은 혈관병 특히 모세혈관이 막혀서 오는 병이고 저혈압은 심장의 기능 부전으로 오는 심장의 질병이다. 병원에 갈 때마다 간호사가 혈압을 재곤 한다. 허나 그렇게 측정한 혈압으로 언제, 그리고 무엇에다 쓰는지 도무지 알 길도 없고 알아도 별 소용이 없을 것이다. 실상 병원에서도 늘 혈압계로 환자의 혈압을 재기는 하지만 별 쓸모가 없기 때문이다. 그저 병원이니까 형식적, 의례적으로 하는 행위에 불과한 것이다. 가장 의문스러운 일은 병원에서 환자의 혈압이 높아 수술을 못 하고 미룬다는 말을 들을 때이다. 저혈압일 경우에는 일면 이해를 할 수 있겠으나 고혈압일 때 수술을 할 수 없다는 것은 혈압을 심장의 펌프질 압력과 동일시하는 오류에서 온 것은 아닌가 하는 의구심이 들기 때문이다. 실제로 병원에서는 심장 기능 부전(심장항진)으로 인하여 고혈압이 발생하는 것으로 추정하고 있다. 이 또한 참 개그 같은 현실이다.

④ 현대 의학에서는 고혈압의 발생 원인에 대하여는 합리적인 설명을 하지 못하고 있다. 단지 소금을 적게 먹으라고 권유만 반복하고 있을 뿐이다. 마치 소금이 주요 원인인 양 하고 있는 것이다. 앞서 언급한 바도 있지만 소금은 고혈압을 잠시 악화시키는 원인이 될 수는 있을 것이나 주요 원인은 아니며 고혈압 발생의 근본적 원인을 모르는 데서 오는 심각한 오류인 것이다. 저염식 식사 즉, 소금의 절제는 오히려 다른 많은 질병에 노출될 위험이 있다. 저염식의 식사를 할 경우에는 세균으로부터의 방

어에 취약하여 자연 치유력이 저하될 수가 있으며 체온유지와 세포 간 삼투압 유지와 균형에 문제가 생길 수 있고 음식물의 소화 흡수와 대사에도 장애가 생길 수 있다는 것이다. 그리고 암 환자나 염증 환자의 발병 부위의 경우 혈액의 염분 농도가 낮다는 연구 결과는 시사하는 바가 크다고 볼 수 있다. 이렇듯 소금은 우리 인체에서 기능적인 측면과 영양학적인 측면도 있지만 음식의 맛을 풍성하게 해주는 역할도 한다. 훌륭한 요리는 소금 간을 맞추는 것에서부터 출발하기 때문이다. 허나 원인도 모르고 치료도 할 수 없는 병원의 입장에서는 고혈압을 위한 소금의 절제는 어쩔 수 없는 선택일 수밖에 없을 것이다.

⑤ 병원에서는 고혈압의 합병증으로 신부전 등의 많은 질병을 들고 있다. 질병에는 원인과 결과가 있다. 병원에서도 감기가 만병의 원인인 것처럼 말하듯이 고혈압이 있는 환자의 경우 신부전 등의 합병증이 있거나 걸릴 위험이 있다고 말하고 있다. 과연 그럴까? 이 책을 충실히 학습하여 여기까지 온 분이라면 당연히 정답을 알 수 있으리라 본다. 모든 질병의 출발이 모세혈관에 있고 그 모세혈관을 막는 어혈이 문제가 되어 일어나는 현상이며 모세혈관이 막혀 오는 것이 고혈압이며 고혈압의 합병증처럼 말하는 신부전 등을 비롯한 모든 질병들은 대부분 장기의 모세혈관이 어혈로 막혀 기능 부전에 빠지게 되어 질병으로 나타난 것이다. 결론은 고혈압이든 신부전이든 결국은 발생 원인이 동일하다는 것이고 단지 고혈압은 혈관 내에 온 것이고 병원에서 고혈압의 합병증이라는 신부전 등의 질병은 해당 장기에 온 것으로 장소와 시차만 달리하고 있을 뿐이라는 것이다. 다시 말해 고혈압 때문에 신부전이 온 것이 아니라는 것이다. 오히려 신장 등의 장기가 모세혈관이 막혀 기능 부전이 왔으며 결국 신부전

이라는 질병이 모세혈관의 저항을 높여 고혈압을 발생케 하거나 혹은 더욱 악화시키는 역할을 하였을 것이라는 점이다. 신장뿐만 아니라 몸속 주요 장기나 근육 등 어느 곳의 모세혈관이라도 어혈로 막힐 수 있고 그로 인하여 혈압이 높아지게 되는 것이다. 시계열적으로 생각해 보면 현상적으로 고혈압이 생긴 뒤에 신부전 등의 합병증이 생길 수도 있다. 이는 고혈압이라는 진단에 이를 정도가 되기 전에 신장의 모세혈관이 막힐 경우 즉, 신장이 막혀 어느 정도의 혈압은 올라가나 고혈압으로 진단될 정도에 이르지 아니할 경우를 말한다. 그러나 보통의 경우는 신장을 비롯하여 다른 장기와 부위들의 모세혈관이 막히게 되어 혈관의 저항값이 높아짐으로써 고혈압이 발생하게 되는 것이다. 되새김질하자면 모세혈관은 우리 몸 빼곡히 깔려 있고 어혈은 장기나 근육 등 이들 모세혈관 어디라도 흘러가 막을 수 있어 혈관 내의 저항값을 높일 수 있고 이러한 과정에서 고혈압이라는 질병이 걸리게 되는 것이다.

⑥ 그러면 고혈압의 경우 나을 수 있는 질환인가? 나을 수 있다면 어떻게 해야 할 것인가? 분명 치유될 수 있다는 정답을 말할 수는 있지만 어떻게 해야 할 것인가에 대하여는 조금 고민이 필요하다. 고혈압의 주요 원인을 또 얘기해야 하기 때문이다. 고혈압이 모세혈관이 막혀서 오는 것이라 하였는데 좌우지간 몸속 어느 부위든 막혀서 오는 것이다. 몸속에 깔려 있는 12만km가 넘는 모세혈관 중에서 어느 부분에서 막혔을까를 알아맞히는 재주는 필자에게는 없다. 단지 몸의 어딘가는 막혀 있다는 사실은 보증수표와 같다 하겠다. 필자의 경험에 비추어 그 해답을 찾아가 보자. 문헌에는 신장이 혈압을 조절하는 기능이 있다고 하였는데 그것은 신장에서 물을 배출하거나 재흡수하는 기능이 있고 이는 결국 혈관 내에 있던

물이고 물의 배출이 혈관 내압에 영향을 미칠 수도 있는 것이어서 혈압을 조절하는 기능이 있다고 말한 것 같은데 이는 겉만 보고 내린 잘못된 추측에 불과한 것으로 생각된다. 좀 더 세밀하게 지적해 보자. 그렇다면 물을 흡수하는 소장과 대장도 혈압 조절한다고 말할 수 있을까 하는 점이다. 그리고 만일 신장이 혈압을 조절하는 기능이 있다 하였는데 그 기능이 부전하여 혈압이 온 것인가? 그렇다면 신장만 고치면 혈압이 고쳐질까 하는 점이다. 신장 본연의 기능에 혈압 조절 기능이 있다면 자율신경이나 호르몬 작용에 의한 것일진대 왜 우리 인체는 스스로 혈압을 낮추도록 작동하여 고혈압을 치유하지 않는 것일까? 이런 이유인지는 모르겠으나 어떤 사혈에서는 고혈압혈이라고 해서 마치 신장만 사혈하면 고혈압을 고칠 수 있는 것처럼 말하고 있는 것을 보았는데 이 역시 고혈압의 본질에 대한 몰이해에서 오는 오류일 뿐이다. 물론 신장만 제대로 사혈해도 고혈압에 많은 도움이 될 수도 있다. 신장 부위가 많이 막혀 있었다면 그럴 수도 있다는 의미이다. 이쯤에서 본론으로 돌아가면, 고혈압을 치료하는 방법은 다름이 아니다. 기초 사혈인 신장과 간 소장 등을 사혈하고 대상자가 자각하고 있거나 질병이 있음 직한 부위에 대하여 계속 사혈을 진행하다 보면 어느 순간 모세혈관의 저항값은 낮아져 혈압은 제자리로 돌아오고 있거나 돌아와 있음을 알게 될 것이다. 위에서 학습한 바와 같이 주요 장기 위주로 또는 관절이나 장골 등에 어혈이 많고 이로 인하여 높아졌던 혈류의 저항값이 사혈을 통한 어혈의 제거로 본래의 상태에 가깝게 돌아오게 되는 것이다.

⑦ 과거에 병원에서는 고혈압 환자에게 고혈압의 치료가 아닌 관리를 위한 약으로 이뇨제와 베타차단제 등의 약물을 처방하였다. 그러나 지금

은 이 약물을 고혈압 환자용으로 사용하고 있지는 않다. 왜냐하면 심장에 영향을 줄 뿐 아니라 이뇨제의 경우 신장 기능에 영향을 미치기 때문이다. 그래서 요즘은 혈전 용해제의 일종인 니트로글리세린이라는 조그만 알약을 주는데 단언컨대 이 약을 포함하여 세상의 모든 약은 간독성을 가지고 있다. 즉, 고혈압약이라 처방하는 니트로글리세린을 포함하여 모든 약은 해당 병을 가진 병소에 작용하여 약성(藥性)을 통하여 완화 또는 치료할 수도 있겠으나 그 약 자체가 가지는 부작용뿐만 아니라 약이 가지고 있는 독성을 간이 해독하여야 한다는 것이며 간의 해독 능력 범위를 넘어서는 한계점에 이르게 되면 결국 간장의 기능 부전으로 이어진다는 사실을 명심하여야 한다. 실제로는 간뿐만이 아니라 머리나 위, 소·대장 등도 영향을 받는다. 쉽게 말하면 심장병을 치료하기 위해 심장약을 장기 복용하면 심장병이 아닌 간경화 등으로 사망할 수 있다는 말이다. 류머티즘관절염도 마찬가지이다. 류머티즘관절염으로 고통은 있되 이로 인하여 사망에 이르지는 않는다. 그러나 이를 치료하기 위하여 복용하는 약으로 인하여 간경화 등 간 기능이 부전하게 되며 2차적, 3차적 질병이 생기게 되는 통로가 되는 것이다. 요즘에 와서는 일부 병원에서는 고혈압 환자에게 아스피린의 상용을 권장하는 곳도 있다. 정말 말도 안 되는 소리이다. 이들은 아스피린에 대한 편익성을 강조하고 있는 것이다. 편익성이란 먹어서 부작용도 있을 수 있지만 먹지 않아서 오는 통증 등의 불편함이나 뇌경색 등의 연쇄적으로 일어날 수 있는 보다 심각한 질병을 막을 수 있는 이점을 강조하는 말이다. 본래 아스피린은 감기 해열 진통제이다. 인간이 만든 약 중에서 부작용이 거의 없는 약으로 참으로 좋은 약중 하나이긴 하다. 아스피린이 혈전 용해제의 역할도 한다는 점이 최근에 와서 알려지자 의사들의 처방전이 있어야만 구입이 가능한 니트로글리세린보다는 약국에서 의사의 처방전 없이 쉽게 구입할 수 있는 아스피린의 상시 복용을 권장하고 있는 것이다. 한때는 아스피린이 약국에서 동이 나는 사례도 있었다. 아스피린이든 니트로글리세린이든 이 약들로 고혈압을 치료하지는 못한다. 이러한 약들은 어혈이나 혈전들을 묽게 만드는 역할을 한다. 딱딱한 흙길을 질퍽질퍽한 진흙탕 길로 만드는 역할로 보면 된다. 이는 어느 정도의 역할은 기대할 수 있겠으나 그 부작용 또한 만만치 않다는 사실이다. 두드러진 부작용은 외과적 수술을 하거나 상·하복부의 내출혈이 있을 경우 지혈이 제대로 되지 않는 문제점이 있다는 것이고 아스피린 자체도 간에는 부담이 된다는 사실 때문에 상시 복용은 하지 않는 것이 바람직한 것이다. 또 하나의 중요한 사실은 아스피린의 약성도 결국 혈관을 타고 돈다는 것인데 모세혈관이 막혀 경화가 높은 부위에서는 혈액의 흐름이 없으므로 결국 제 효력을 발생하지 못한다는 것이며 이는 결국 아스피린만으로 혈압이 완전히 정상으로 돌아오지 않는 이유이기도 하며 뇌경색이나 뇌출혈의 발생을 완전히 막을 수도 없다는 사실이기도 하다.

⑦ 실상 필자가 이 고혈압 한 가지만 가지고도 한 시간 이상의 강의를 너끈히 할 정도이다. 피를 이해하는 데 있어서 그만큼 중요하기 때문이다. 앞의 기초 과정과 고급 과정에서도 설명하였지만 피와 혈관의 역할과 중요성에 대한 그 모든 것을 대변하고 있다 할 정도인 고혈압 발생의 원인과 과정에 대한 내용만 제대로 이해한다면 그동안 우리가 무한 신뢰하고 권위와 존중을 주었던 병원에 대한 환상이 얼마나 많은 부분이 허구였나를 깨닫게 되었을 계기가 되지 않았나 싶다.

나. 저혈압

① 저혈압은 당연히 심장병의 하나이다. 그러나 위의 고혈압 편에서 설명한 바와 같이 대부분의 저혈압 환자는 고혈압 환자이면서 동시에 저혈압 환자인 것이다. 대단히 중요한 사실이다. 심장 관련 질병은 시간을 다투는 응급 사혈에 속하니 당연히 인체구조학의 심장 편을 참고하여 사혈을 진행하여야 한다. 다음으로 고혈압을 치료하는 길이기도 하지만 기초 사혈로 돌아와 사혈을 진행하면 될 것이다.

② 저혈압 환자는 빈혈감과 함께 기침이나 야간을 비롯하여 자주 갈증을 느끼며 숨이 가쁜 것을 느끼기도 하는데 병원에서는 주로 수술을 통해 페이스메이커(pacemaker)라고 하는 심장박동기를 달아 준다. 물론 약도 남은 여생 동안 끊지 않고 먹어야 한다. 정상적인 생활은 가능하나 그렇다고 운동까지는 할 수 없다. 왜냐하면 심장박동기는 배터리로 작동하기 때문에 라디오 볼륨을 높이면 빨리 배터리가 소모되듯이 운동 등을 위해 심장박동기를 빨리 작동시키면 배터리 소모가 많아져 다시 배터리를 교체하는 수술을 또 해야 하기 때문에 겨우 기본적인 생활을 영위하는 수준에 그친다고 보면 된다. 병원에서도 얼마 이하면 저혈압이라는 정확한 기준은 없다. 단지 100mmHg 이하일 경우 저혈압 환자로 분류하고 있고 보통 수축혈압이 80~90 정도이면 수술을 권한다. 저혈압 환자로 심장박동기를 달고 살고 있는 사람도 사혈을 진행해도 전혀 문제가 없으며 오히려 뛰지 않던 심장이 다시 뛰는 기적과 같은 일이 생겨날 것이다. 비록 심장박동기를 달고 살아도 약은 먹지 않아도 괜찮은 날이 올 것이다.

③ 저혈압에 대한 사혈자리는 인체구조학의 심장 편을 참고하면 된다.

2. 추간판탈출증(허리디스크)/ 척추관협착증

가. 현대 의학 중심의 시각

① 척추는 경추, 흉추, 요추, 미골로 이루어져 있으며 각각의 척추뼈는 추간판이라는 연골로 연결되어 있으며 이러한 연골은 척추에 가해지는 마찰이나 충격과 압력에 견디는 역할을 하고 있다. 어떤 원인에 의해 손상을 입으면서 추간판 내부의 수핵이 튀어나와 주변의 척추 신경을 압박하여 통증을 유발하는 질병이다. 이러한 증상이 경추 부분에 나타나면 경추 추간판탈출증이 되는 것이고 요추 부분에 나타나면 요추 추간판탈출증이 되는 것이다. 보통의 경우는 허리디스크라는 요추 추간판탈출증을 의미하며 주로 #3, #4의 요추에서 많이 발생한다.

② 병원에서는 왜 추간판이 튀어나온 것인지에 대한 이유는 제대로 규명하지 못하고 있으나 주로 나쁜 자세로 오랜 시간 동안 일을 하거나, 척추에 무리한 힘을 가하거나 교통사고 등에서 원인을 찾고 있다. 통증의 발생은 튀어나온 추간판에 신경이 눌려서 발생한다는 것이다.

나. 사혈적 측면에서의 시각

① 앞서 혈액과 신경 편에서와 인체골격학의 요추 편에서도 설명한 바 있듯이 추간판이 왜 튀어 나가서 제자리로 돌아오지 못하고 튀어 나간 채로 신경을 누르고 있는 것일까? 그리고 통증은 신경이 추간판에 눌려서 발생한다고 하는데 사실일까? 이에 더하여 추간판은 환자가 통증을 느낄 당시 튀어 나가 제자리로 돌아오지 않은 것일까? 이에 대하여 하나씩 해답을 찾아가 보자.

② 먼저 추간판은 왜 튀어 나가 제자리로 돌아오지 못하고 튀어 나간 채로 신경을 누르고 있는 것일까 하는 점에 대하여 알아보자. 추간판(디스크/연골)은 척추뼈 간의 마찰을 방지하고 척추에 가해지는 충격이나 압력을 완화해 주는 역할을 한다. 근데 이 추간판은 탄력성이 있어 충격이나 압력이 있을 경우에는 그것에 의해 튀어 나갔다가 충격이나 마찰이 해소되면 추간판 자체의 탄력성과 추간판을 잡아 주는 근육에 의해 제자리로 돌아오게 된다. 그러나 이 근육에 피를 공급하는 모세혈관이 어혈로 막혀 경화가 진행되면 점점 탄력성을 잃어 가게 되고 그리하여 종국에는 튀어 나간 채로 돌아오지 못하는 모양이 된다. 이것이 추간판탈출증인 것이다. 그러면 이러한 경화로 인한 추간판탈출이 환자가 통증을 느낄 그 당시에 바로 일어난 것일까 하는 점이다. 왜냐하면 경화라는 것은 앞서 4. 경화 편에서도 설명하였지만 한순간이나 짧은 순간에 진행되는 것이 아니라 오랜 시간을 두고 진행하기 때문이고 만일 오래전부터 진행되어 온 것이라면 추간판이 튀어나와 신경을 눌러서 통증이 발생하였다는 것에 설득력이 없기 때문이다. 통증이란 수치로 나타낼 수도 없고 기계적으로 촬영이나 측정할 수 없는 것

으로 순수하게 환자의 문진을 통해서만 파악하고 알 수 있는 영역이기 때문이다. 여기에서 한 가지 알고 넘어가자. 뼈와 뼈를 연결하는 방법에는 세 가지가 있다고 설명한 바 있는데 그중 척추뼈는 디스크같이 생긴 추간판에 의한 연결이고 고관절이나 무릎과 같은 뼈의 둥근 부분에 맞춰 마찰을 완화하기 위한 연골이 있다. 이러한 연골들은 사용할 때마다 조금씩 닳는다. 그러나 재생이 된다. 하지만 그것은 연골 주변에 피가 원활하게 잘 공급될 때라는 전제 조건이 붙는다. 사람은 움직이고 생활하다 보니 연골은 끊임없이 닳고 다시 재생되고 있는 것이다. 그러나 시간이 흐르면서 해당 연골의 주변의 모세혈관이 막히게 됨으로써 경화가 시작되고 연골은 닳은 부분보다 적게 재생되거나 재생되지 않고 닳기만 하게 되고 튀어 나간 추간판은 점점 그 탄력성을 잃게 되어 제자리로 돌아오지 못하고 종국에는 육안으로 보기에 튀어 나간 채로 신경을 누르고 있는 듯한 모양새를 하고 있는 것이다. 과거 병원에서는 연골이 재생된다는 사실에 착안하여 무릎의 퇴행성관절염의 경우 환자 신체의 다른 부위에서 연골을 떼어 와 무릎에 이식하는 수술을 많이 하였으나 지금은 하지 않고 인공관절로 대체하는 수술이 대종을 이루고 있다. 그 이유는 뼈를 대신할 수 있는 소재 산업이 발달한 덕분도 있겠으나 이식한 연골이 제대로 재생이 되지 않았기 때문이다. 소재가 아무리 발달된다 한들 어디 제 자신의 뼈만 할까. 무릎 주위의 조직에 산소와 영양을 공급하는 모세혈관이 막혀 연골이 재생되지 않은 것인데 원래의 연골이 재생되지 않을 정도의 무릎 주위의 환경이 개선되지 않는 한 새로운 연골을 이식하여도 연골이 재생될 수 없기 때문이다. 논제의 중심으로 돌아가서, 경화는 작위적으로 혈관을 끊지 않는 한 오랜 시간에 걸쳐 진행되는 것이며 따라서 환자가 "억" 하며 허리 부위에 통증을 느낄 때가 추간판이 튀어 나가 돌아오지 못하고 척추 신경을 누르고 있을 때부터가 아니라는 것이다.

③ 그러면 허리의 통증은 왜 생기는 것이며 추간판이 신경을 눌러 통증이 발생하였다는 병원의 설명은 어떻게 해서 나온 설명일까? 신경이 눌려서 통증이 왔다면 팔이 잘리거나 다리가 절단된 환자는 평생 통증을 느끼며 살아야 할까? 앞서 설명한 바와 같이 통증은 전적으로 환자의 문진에 의한 것이고 추간판의 눌림에 의한 신경의 통증은 상황적으로 적당한 이유가 될만한 거리를 찾은 것에 불과한 것이다. 앞서 3. 통증과 신경과의 관계에서 설명한 바와 같이 신경은 구부리거나 눌린다고 해서 통증이 발생하는 것이 아닐뿐더러 신경 자체는 통증을 가지고 있지 않다는 사실이다. 실상 통증은 우리 인체 중 대뇌가 지각하고 신경은 뇌로 전달하는 역할을 수행할 뿐이지 신경 자체가 통증을 가지고 있지 않다는 것이다. 예를 들면 충치나 치주염이 생기면 치과에서는 신경차단술을 하여 통증을 없애 버린다. 이것은 신경을 끊어 버려 뇌가 통증을 인지하지 못하게 하여 일어난 일이지 통증의 원인인 어혈을 없애 버려 통증이 없어진 것이 아닌 것이다. 즉, 통증의 원인은 그대로 존재하는데 그것을 전달하는 신경만 끊어 버린 처치인 것이다. 통증의 원인은 바로 어혈이다. 인체구조학 입(ㅁ) 편에 설명한 대로 잇몸을 사혈해 보라. 귀신같이 통증이 사라진다. 이런데도 아직도 허리와 잇몸의 신경이 눌려서 통증이 온 것이고 신경을 제거하여 통증이 사라졌다고 말할 수 있을 것인가? 만일 이것을 부정한다면 사혈을 통해 잇몸의 통증이 사라진 것은 무엇으로 설명할 수 있을 것인가? 허리의 통증도 치주염의 통증과 같이 한치의 틀림도 없이 동일하다는 것이다. 척추에 피를 공급하고 있는 모세혈관이 막히고 그에 따라 점점 경화가 진행되고 그에 따라 추간판은 압력과 충격에 의해 튀어

나갔다가 돌아오지 못한 채로 있게 되고 그리고도 경화는 계속되어 어느 순간 한계점에 이르자 통증이 발생하게 된 것이다. 시계열적 순서로 보면 경화가 진행되어 추간판이 튀어 나가 돌아오지 못한 채 신경을 누르고 있는 모양새를 이루고 있는 상태에서 경화도가 더욱 높아지게 되자 통증이 왔고 환자는 병원을 찾게 되며 검사에서 신경을 누르고 있는 추간판을 확인하게 되는 것이다. 경화에 대하여 좀 더 설명하자면 경화는 모세혈관이 어혈로 막히게 되면 주변 세포나 조직이 경화되어 간다고 설명한 바 있다. 사람은 나이가 들어가면서 몸 전체의 안과 밖의 모든 조직에서 경화가 일어나고 있다. 다시 말해 나이가 들어감에 따라 어혈로 모세혈관이 막히는 부위나 조직이 늘어 가고 그에 따라 경화가 진행되는 부위나 조직이 늘어 간다는 의미이다. 허리도 마찬가지다. 자신이 다친 경험이 있든 없든 혹은 오랜 시간 허리에 무리가 가는 작업을 하든 하지 않든 상관없이 허리 부분에도 경화는 진행되고 있다는 사실이다. 단지 이러한 요인들은 허리의 경화를 악화시키는 요인은 될 수 있을 것이나 허리 통증의 주요한 발생 원인은 아니라는 것이다. 예를 들어 보자. 연령대별로 허리를 촬영해 보면 그 연령대별로 허리의 경화도가 달라서 오랜 경험이 있는 전문적인 정형외과의들은 X-RAY 촬영 사진만 보고도 환자의 연령대를 가늠할 수 있을 정도이다. 비근한 예로 서울시장 아들이 병역 면제를 위해 제출한 사진을 두고 논란이 있는 것을 기억할 것이다. 병역 면제를 위해 제출한 허리 촬영 사진이 20대가 아닌 최소 50대 이상의 것이라는 주장이다. 당연한 사실이다. 젊은 20대에서 척추가 사고에 의한 추간판탈출증이 일어났다면 그 사진과 같이 그렇게 경화는 일어나지 않는다는 사실 때문이다. 즉, 20대의 척추에서는 아주 특별한 경우를 제외하고는 제출한 사진과 같은 경화가 거의 100% 일어날 확률은 없다는 뜻이다. 당연한 이야기이다. 경화는 주변 혈관을 몽땅 한꺼번에 끊어 버리지 않는 이상 시간적으로 오랜 경과가 필요하기 때문이다.

④ 그러면 허리 주위의 조직으로부터 어혈을 제거해 주면 통증을 사라지고 추간판은 제자리로 돌아올까? 통증은 어혈로 인하여 추간판 주위의 조직이 경화되고 한계점을 넘게 되자 인체가 알려 주는 신호인 것이니 당연히 어혈을 제거해 주면 통증은 사라진다. 그러나 병소의 추간판이 제자리로 되돌아오는 것은 해당 부위의 조직이 활성화되어야 가능하다. 그러므로 시간은 다소 걸리게 될 것이나 반드시 치유될 수 있다는 것이다.

⑤ 척추에는 척추공이 있고 이 관에는 머리의 숨골에서부터 연결된 척수와 신경 다발로 채워져 있다. 교감신경 등이 여기에서 나와 내장기관으로 들어가는 것이다. 척추관협착증이란 이 관이 좁아져 추간판탈출증과 같이 신경이 눌려서 통증이 발생한다는 것이다. 통증이 생기는 원인에 대하여는 추간판탈증과 한 치의 다름이 없다. 사혈 방법 또한 동일하다.

⑥ 사혈자리
척추의 제1정혈점은 바로 해당 척추의 중심 위이다. 보통 추간판탈출증이나 협착증의 경우 2~3개의 척추에 걸쳐 통증이 나타나므로 문진이나 압진을 통하여 해당 부위에 4cm 부항컵을 사용하여 사혈을 진행하면 된다. 보통의 경우는 요추 #3~#4 혹은 #4~#5(야코비선 위인데 보통 허리와 엉덩이 사이의 주름진 부분)에서 발생한다. 척추의 부가점은 해당 척추의 양쪽에 있다. 주로 척추돌기에 해당하는 부분인데 제1정혈점을 사혈하고 난 뒤 순차적으로 제1정혈점과 겹치지 않도록 4cm 부항컵을 양쪽에 놓고 사혈하면 된다. 해당 부

위의 경화도가 높아 NP 방법에도 불구하고 사혈이 잘되지 않으면 5cm 부항으로 바꾸어 사혈하면 훨씬 효과적으로 어혈을 뽑을 수 있다.

3. 뇌경색/뇌출혈

가. 현대 의학 중심의 시각

① 뇌 관련 대표적 질환으로는 뇌경색과 뇌출혈이 있다. 뇌경색은 뇌세포에 산소와 영양을 공급하는 혈관이 막히게 되어 뇌의 세포가 괴사하는 것이고 뇌출혈은 뇌혈관이 파괴되고 그에 의하여 동반되는 출혈에 의하여 의식장애나 언어장애, 반신불수 등을 일으키는 것으로 통칭하여 뇌졸중이라고도 한다. 뇌는 불과 몇 분 만이라도 혈류가 차단되면 바로 조직이 괴사된다.

② 대부분이 고혈압과 동맥경화증이 원인이고 뇌출혈의 경우 드물게는 백혈병이나 종양이나 외상, 매독 등에 의해 발생하기도 한다.

③ 뇌경색의 경우 MRI 촬영 등을 통하여 뇌를 촬영하더라도 경색이 된 모세혈관을 촬영할 수는 없으나 부분적으로 경색되거나 괴사된 부분의 색상이 어둡게 변한 것을 통하여 뇌경색 부위를 판단할 수가 있다고 한다. 뇌출혈의 경우는 뇌출혈이 발생한 부위에 혈흔이 있기에 사진상으로 발생 부위를 판별할 수가 있다.

④ 전조 증상으로 구토나 빈혈 또는 일시적으로 팔이나 다리에 힘이 빠

지는 등의 증상을 느낀다.

나. 사혈적 측면에서의 시각

① 보통 뇌경색이라고 하면 뇌의 혈관이 막혀 뇌세포에 산소와 영양을 공급을 할 수 없게 됨으로써 의식을 잃게 되고 나아가 뇌세포의 뇌사가 일어나고 적절한 조치가 취해지지 않을 경우 중풍 등의 후유증을 남기는 질병이다. 좀 더 상세히 알아보자. 과연 누구나 생각하듯이 뇌경색이 뇌 혈관 특히 뇌의 모세혈관만이 막혀서 오는 것인가 하는 점이다. 심장에서 출발한 피가 목 부위의 경동맥을 거쳐 머리로 올라가서 뇌의 세포에 산소와 영양을 공급하게 된다. 이때 뇌의 특정 부위의 모세혈관이 막히면 막힌 뇌의 모세혈관의 뒷부분에는 혈액 공급이 끊겨 괴사가 일어나는 것은 분명하다. 그런데 과연 뇌경색이 뇌의 혈관이 막힌 것에 의해서만 일어나는 것인가에 대하여 생각해 보자. 뇌에 공급되는 피는 경동맥을 통하여 올라가기는 하지만 목을 통해 머리 쪽으로 올라가면서 목에서부터 얼굴 쪽으로 안면동맥과 후두동맥 등으로 분지를 이뤄 올라가며 일부는 중간 대동맥(중간측두엽동맥)을 통하여 옆머리로 올라가며 이들 안면과 후두 쪽에서 다시 세동맥으로 분화하며 머리로 올라가고 있다. 경동맥도 세 갈래의 동맥으로 나뉘어 있다. 총경동맥과 외경동맥 및 내경동맥이다. 좀 복잡하지만 이해할 필요가 있다. 이렇게 분지되어 나가는 동맥들에 의하여 이목구비를 비롯하여 뇌의 모세혈관까지 연결되어 있다는 점이다. 실제로 목 부위에 음압을 걸면 눈 등 멀리 떨어진 곳에도 울림 현상이 나타난다. 이러한 혈관의 구조와 피의 흐름은 뇌 구조와 작동원리를 이해하는 만큼이나 중요하기 때문이다. 현대 의학에서는 뇌의 모세혈관의 문제를 알지 못

하니 원인을 뇌의 동맥이나 정맥에서 원인을 찾고 있으나 모든 질병들이 그러하듯이 뇌세포에 직접 접촉하여 피를 공급하는 모세혈관의 문제이며 동맥과 정맥은 모세혈관으로 이어지는 통로에 불과하다. 복잡한 것 같지만 말하고자 하는 것은 간단하다. 경동맥에서 연결되어 뇌의 세포에 이르기까지 모세혈관으로 연결되어 있으며 목 주변의 모세혈관이 막히게 되면 뇌혈류에도 영향을 미쳐 뇌세포에 피를 공급할 수 없게 되어 마치 뇌 부위의 모세혈관이 막혀 뇌세포에 산소와 영양을 공급하지 못한 것과 동일한 효과가 나타난다는 것이다. 사실일까? 실제로 구토나 빈혈 혹은 의식소실 등으로 병원으로 가서 MRI 등을 촬영이나 혈액검사와 소변검사 등 제반 검사를 다 해도 별다른 진단을 받지 못하고 단지 혈전 용해제 처방만 들고 귀가하는 환자들 대부분은 목 주위의 모세혈관이 막혀 경화 정도가 높은 경우이다. 뇌의 모세혈관이 막혀서 뇌경색이 일어나든, 뇌로 피가 공급되는 경로가 막혀 뇌경색이 일어나든 결과적으로는 뇌세포에 적절한 혈액의 공급이 되지 않아 뇌경색이 일어나는 것이라는 점에서는 동일하다. 더 쉽게 설명하자면 경동맥을 막으면 어떻게 될까? 잠시 후 뇌세포는 모세혈관으로부터 피를 공급받지 못해 뇌세포가 파괴되어 사망에 이르게 될 것이다. 뇌의 모세혈관이 막힌 것과 동일한 결과라는 말이다. 필자의 경우 뇌경색이 일어나고 별다른 후유증이 일어나지 않는 대다수가 실상은 뇌 부분의 모세혈관보다는 목과 머리의 초입 부분의 경화로 일어나는 경우가 많았다. 이런 대상자의 경우 대부분 어깨 쪽에도 경화가 많이 진행된 사람들이었다. 이런 정도의 대상자는 부항컵을 목 부위에 올려 음압을 걸면 구토 증세나 의식이 살짝 소실될 정도가 된다. 중요한 사실이다. 반드시 기억해 두자.

② 다음은 뇌출혈에 대하여 살펴보자. 뇌출혈은 왜 일어나는 것일까? 외상에 의한 뇌출혈은 충격에 의한 것으로 일종의 피하 출혈과 동일한 것으로 보면 된다. 외상에 의한 충격이든 일반적인 뇌출혈이든 거의 모세혈관의 출혈이다. 뇌동맥류 혹은 뇌정맥류에 의한 출혈도 있을 수는 있으나 예외적인 경우에 해당한다. 만일 뇌의 동맥이나 정맥이 파괴되어 출혈할 경우는 대량 출혈로 거의 손을 쓰지 못하고 사망에 이르게 된다. 주지하는 바와 같이 동맥이나 정맥과는 달리 모세혈관은 정형적인 핏줄 형태를 가지고 있지 않다. 그렇다면 이 혈관이 갑자기 왜 파괴되는 것일까. 해답은 두 가지로 요약할 수 있겠다. 하나는 정화에 관련된 간 등의 장기가 부전하여 피 속에 독소가 정화되지 못함으로써 피 속에 남아 있던 독소에 의하여 뇌혈관이 파괴되어 일어나는 것이다. 예를 들어 보자. 간경화를 앓고 있는 사람은 복수가 차고 얼마 안 가 혼수상태를 겪으면서 위에 연결된 내시경을 통해 보면 식도나 위출혈 등의 여러 부위에 동시다발적으로 혈관이 터지고 출혈이 일어나면서 쇼크로 사망에 이르게 된다. 물론 이때 식도정맥 출혈과 같이 정맥출혈도 있을 수 있지만 대부분은 모세혈관 출혈이다. 이 모두는 정화 작용을 하는 간 기능의 부전으로 피 속의 독소가 제거되지 않아 일어나는 현상이다. 뇌혈관도 마찬가지란 소리다. 그러면 여기서도 또 다른 의문이 생기게 된다. 왜 하필이면 다른 부위의 모세혈관도 있는데 뇌의 모세혈관에만 영향을 미쳐 뇌의 모세혈관이 파열된 것일까 하는 점이다. 그 이유를 찾아보자. 첫 번째, 모세혈관은 세포와 세포 사이를 다니며 세포는 조직액으로 둘러싸여 있다. 모세혈관을 통하여 들어온 혈액은 이 조직액과 섞여 산소, 영양 등과 이산화탄소, 각종 독소와 찌꺼기 등의 교환이 이루어지게 되며 이후 뇌세포를 돌아 나온 피는 뇌정맥으로 모이게 된다. 자세히 보면 동맥과 정맥 사이의 전체를 모세혈

관으로 통칭하고 있으나 세포가 동맥과 정맥을 이어 주는 중간의 통로 역할을 하고 있는 것이다. 이때 몸통의 다른 장기의 세포보다도 뇌세포가 연약하여 피 속의 독소를 견디지 못하고 피의 통로가 터져 출혈이 발생한 것으로 추측된다. 두 번째의 이유는 목에서 출발하여 머리까지 이르는 경로상 일부 또는 상당 부위가 막히게 됨으로써 막히지 않은 다른 우회의 모세혈관을 통하여 피가 흐르게 되는데 이때 우회하는 모세혈관의 혈류는 빨라지고 그에 따라 압력은 당연히 높아지게 되는 것이다. 그리하여 그 압력에 의하여 약한 뇌의 모세혈관이 파괴되는 것이다. 결론적으로 뇌출혈은 위의 두 가지 이유 즉, 독소와 압력이라는 복합적인 원인으로 인하여 발생하는 것으로 추측된다.

다. 사혈자리

① 앞서 언급한 바와 같이 뇌는 심장과 같이 응급 사혈에 속할 정도로 긴급히 진행하여야 할 사혈에 속하므로 뇌졸중이 발생하기 전에 예방적인 차원에서 사혈해 두는 것이 좋을 것이다. 일단 뇌졸중이 발생하면 대부분 후유증이 발생하게 되는데 안면 마비에 따른 언어적인 문제나 얼굴이나 팔이나 다리 등에서의 마비 등으로 팔 동작이나 보행을 제대로 하지 못하는 등이다. 응급 사혈에 해당하므로 인체구조학의 머리 편을 참고하여 머리 전체를 사혈하고 신장이나 간 등의 기본 사혈을 한 뒤 목 부위도 사혈을 진행하도록 한다. 회복하는데 시간이 많이 걸리는 질병에 속한다.

② 중풍으로 약간의 언어적 장애와 팔과 다리에 문제가 발생하여 보행이 불편했던 대상자가 여러 사정으로 인하여 완치하기 전에 중단하였으

나 약 1년 정도의 사혈로 걷고 뛰고 운동까지 하는 데 불편하지 않을 정도의 치유 효과를 보인 적이 있다.

4. 암의 발생과 전이

가. 현대 의학 중심의 시각

① 암은 우리 인체의 간이나 신장 등의 주요 장기에서부터 혈액암이나 피부암에 이르기까지 암이 발생하지 않는 곳이 없다 할 정도로 다양한 암이 존재한다. 병원에서는 암이 발생하는 근본적 원인에 대하여 제대로 설명하지 못하고 있다. 다만 유전적 요인과 환경적 요인을 들어 설명하고 있을 뿐이다. 그래서 암에 있어서는 가족 병력을 중요시한다. 최초로 특정 부위에 발생한 암을 원발성 암이라 하고 그 뒤 발생한 암을 원발성 암의 전이에 의해 생긴 암이라 하여 후발성 암이라 칭한다.

② 병원에서 정의하고 있는 암의 발생 경로를 살펴보자. 우리 몸의 세포는 끊임없는 유사분열을 통해 새로운 세포를 만들어 내고 노화한 세포는 피의 순환 과정과 정화 과정을 통하여 처리된다. 이러한 과정에서 어떤 이유인지는 모르나 세포가 이상증식을 하게 되어 종양(tumor)이 생기게 되는 것이다. 보통의 경우는 어느 정도 종양이 자라다가 성장을 멈추고 시간이 지나면 사라지기도 하는데 이는 양성 종양이다. 그런데 성장이 멈추지 않고 이상증식을 계속하고 자체 혈관조직까지 형성하는데 이것이 악성종양인 암(cancer)이다. 당연히 이상증식하여 늘어난 세포가 많아졌으니 주변의 세포보다 포도당을 많이 필요로 한다. 이러한 암의 특성에 착

안하여 만든 암 검진이 PECT 검사이다. 과거에는 암 종양이 약 1.2cm 이상 되어야 암으로 검진될 수 있었는데 암세포가 자체의 혈관조직을 통하여 주변의 세포보다 포도당을 더 많이 소비한다는 원리에 의거 포도당이 많이 모이는 곳을 찾아 암세포의 존재를 확인하다 보니 암 발생 부위의 확인에 있어서 보다 용이하게 되었을 뿐 아니라 더욱 세밀해져 종양이 약 0.8cm 정도만 되어도 암으로 확인할 수 있게 되었고, 따라서 시기적으로 좀 더 조기에 암 치료를 시행할 수 있게 되어 완치율을 높일 수 있다 한다. 각종 촬영 등을 통한 암의 존재가 확인되면 칼이나 주사기 등을 통하여 암 부위의 조직을 확보하여 현미경을 통한 조직 검사를 실시하게 되고 혈관 조직의 유무에 따라 암으로 확진을 하게 된다. 암의 치료는 종양을 제거하는 수술과 항암제 투여와 방사선 치료 등이 있다.

③ 병원에서는 정상세포와 달라진 정도에 따라 분화도의 등급을 매기는데 제1부터 4기까지 나누는데 3기에 해당할 경우 세포의 분화가 너무 빨라 정상세포와 판이하게 다르며 공격적 성향을 지니게 되어 완치될 확률은 더욱 낮아지게 된다.

④ 암의 분류
병원에서는 원발 분류라 하여 아래와 같이 암을 분류하고 있다.
㉮ 암종: 피부나 장기 내벽 등 주로 상피조직에서 발생하는 것으로 입, 목, 기관지, 식도, 위, 장, 방광, 자궁, 난소, 유방 등에 발생한 암을 말한다.
㉯ 육종: 주로 뼈와 지방 및 근육과 몸의 힘을 지탱하는 역할을 수행하는 섬유조직에서 발생하는 암을 말한다.
㉰백혈병: 혈액세포에 발생한 암으로 비정상적인 세포가 억제되지 않

고 과도하게 증식하여 새로운 혈액세포의 생산을 억제하게 된다.

㉑ 림프종: 제2의 혈관계라는 림프샘의 림프구에서 발생하는 암으로써 면역 체계에 영향을 미친다.

㉒ 골수종: 골수에 있는 원형질세포가 비정상적으로 분화하고 증식해 나타나는 혈액암을 말한다.

㉓ 흑색종: 멜라닌 세포의 악성 변화에 의해 피부에 발생하는 암을 말한다.

㉔ 배아세포종양: 난소와 고환 안의 세포에서 발생한 암을 말한다.

㉕ 신경교종: 뇌와 척수의 내부에 있는 신경교세포에 생긴 종양을 말한다.

㉖ 전암: 암은 아니지만 내버려 두면 암이 될 확률이 높은 병적인 상태를 말하며 흔히 상피내암종이라 부르는 것들이 전암 상태에 있는 암을 말한다.

나. 사혈적 측면에서의 시각

① 우선 암이 발생하는 근본 원인에 대하여 사혈적 측면에서 살펴보자. 우리 몸에는 120조에 가까운 세포들로 구성되어 있다. 이러한 세포들은 생명 주기가 있어 때가 되면 분열을 통하여 자신과 같은 세포를 만들어 놓고 죽어 세포에서 떨어져 나온다. 떨어져 나온 세포들은 순환 과정을 통하여 본래의 위치에서 빠져나오게 되고 정화 과정을 통하여 배출되게 된다. 그러나 이러한 정상적인 세포분열 과정은 혈액으로부터 산소와 영양이 세포에게 풍부하게 공급되는 것을 전제로 한다. 피가 모세혈관을 통하여 이들 세포와 직접적인 접촉을 하여 산소와 영양을 공급하고 버려진 세포 찌꺼기들을 받아 순환 과정을 통하여 빠져나와야 하나 어혈로

모세혈관이 막히게 되면 이러한 정화와 순환의 과정이 제대로 이루어지지 않게 되고 세포들은 세포분열 체계상의 혼돈을 일으켜 이상증식을 하게 되는데 이것이 종양인 것이다. 식물의 경우에도 다음 해에 고사할 염려가 있는 경우에는 이전 연도에 꽃이나 열매를 더욱 풍성하게 한다 하지 않은가. 같은 이치일 것으로 본다. 여기서 주목하여야 할 점은 악성종양(암)이든 단순히 양성종양이든 다른 질병과 같이 모세혈관 병중의 하나라는 점이다. 우리 몸은 끊임없이 세균 등으로부터 침입을 받아 염증이 생길 수도 있고 종양이 생길 수도 있다. 그러나 피가 깨끗하고 해당 병소까지 혈관이 잘 뚫려 있다면 예외 없이 거의 치유해 낸다. 종양도 마찬가지이다. 일시적으로 생긴 종양일지라도 깨끗한 피만 공급된다면 사라지게 된다. 피부에 종양이 생긴 것을 보았을 것이다. 피부에 생긴 종양은 사침기로 사침하여 부항을 걸어 사혈을 해보라. 항생제 등의 약을 복용할 필요가 없이 깨끗하게 치유가 된다. 이때 종기가 생기는 이유는 해당 부위에 혈액순환이 되지 않거나 공급된 피가 깨끗하지 않아 발생하는 것이다. 즉, 모세혈관이 막혔거나 깨끗한 피가 공급되지 않아 발생한 세포의 이상증식에 의한 것이란 의미이다. 몸 밖 피부에 종양이 생겼다면 몸 안에도 종양이 생길 수 있는 것이다. 그러나 피부에 생긴 종양과는 달리 세포의 이상증식이 멈추지 않고 계속 분열하여 이상증식하는 소수의 종양이 암이며 암도 이러한 생성 과정을 통하여 발생하는 것이다. 따라서 암이 발생한 부위의 모세혈관으로부터 어혈을 제거하고 핏길을 열어 깨끗한 피를 공급하면 암은 치유될 수 있다는 것이다.

② 병원에서는 암의 완치율을 5년 생존율을 기준으로 한다. 암이 발생하여 5년 이상 생존할 경우 완치되었다고 말하고 있으나 실제로는 그

이후에 다시 암이 발생하여 사망하는 환자가 많다는 사실이다. 물론 암이 초기에 발견하고 진단되어 치료할 경우에는 생존율이 많이 높아졌다고 하나 실제로는 5년 이후에 암의 재발로 사망하는 경우가 비일비재하다. 암을 치료한다고 하나 완치율의 통계보다 훨씬 낮을 것으로 본다. 물론 치유된 사람도 있을 터이나 암 치료 중이나 암 치료 후에 사망한 사람들이 더 많다. 병원을 통하여 100% 치료가 된다면 이런 고민을 할 필요가 없을 것이다. 나중에 후술되는 사례에서도 밝히겠지만 필자의 강의를 통하여 병원을 거부한 채 사혈에 대한 믿음을 가지고 사혈을 진행한 사람은 예외 없이 오랫동안 지금까지 모두 생존해 있다.

③ 병원에서 말하는 암의 전이(轉移, metastasis)에 대하여도 살펴보자. 병원에서의 전이란 악성종양 세포가 원발의 암세포에서 떨어져 나와 혈관이나 림프관을 타고 이동하여 다른 장소에 정착하여 증식하는 것을 말하는 것이다. 원래 발생하였던 주위의 조직 사이를 파고 들어가 침윤의 과정을 거쳐 일어나게 된다는 것이다. 우리 몸 조직의 구성단위인 세포는 대부분 며칠에 한 번씩은 유사분열을 통해 자신과 같은 세포를 만들어 놓고 자신은 세포 조직에서 떨어져 나와 정화기관을 통하여 폐기된다. 유사분열하는 세포들은 반드시 자신이 가진 유전자 정보 즉, DNA에 의해 복제를 하는 것이다. 예를 들면 간의 세포는 간의 세포를 만들지 신장의 세포를 만들지 않는다는 것이다. 허나 줄기세포라 하여 분화하기 전의 세포로 다른 모든 유형의 세포로 분화할 수 있는 능력을 가진 세포도 있기는 하다. 이것은 유전자공학자들이 난자를 이용하여 인위적으로 생성한 미성숙배아세포로써 인공장기를 만드는 등에 응용을 위하여 활발히 연구를 진행 중이나 윤리적인 문제가 대두되고 있다. 여기서 어려운 세포 문제까지 거

론하는 것은 필자의 소양으로 역부족이기는 하나 상식선에서 생각해 보자. 이미 성숙되어 분화된 세포가 자신의 자리에서 떨어져 나와 혈관을 타고 다른 곳으로 이동 즉, 대장의 악성세포(원발성)가 대장에서 떨어져 나와 혈관을 타고 간에 도착하여 간의 세포 속으로 들어가 세포분열을 거듭하여 간암으로 발전한다는 것이 전이인 것이고 후발성 암인 것이다. 암의 세포이든 정상적인 세포이든 한번 조직세포에서 떨어져 나온 세포는 이미 생명을 다한 세포이며 이 죽은 세포가 다시 생명을 가지고 다른 세포 속으로 들어가서 증식을 한다는 것은 현대 의학 자체를 부정하는 것일 수도 있다는 점이다. 단지 돌연변이라는 말로 포장하고 있을 뿐이다. 어떻게 대장의 세포가 줄기세포도 아닌데 간에 정착하여 간의 세포로써 증식할 수 있다는 말인가. 암세포는 난자에서 추출한 줄기세포에 해당하는 미성숙배아세포인 것인가? 더구나 설령 암 부위에서 떨어져 나온 악성세포가 있어도 정맥 혈관으로 나오게 되고 정화 과정을 거치게 되는데 이 과정에서도 걸러지지 않은 채 다시 심장으로 가서 펌프질에 의하여 다시 순환하게 되고 이 과정에서 다시 간으로 또는 폐로 들어가 정상세포를 밀어내고 전이와 침윤의 과정을 거쳐 다시 악성종양이 된다는 것인가. 암세포이든 정상세포이든 자신의 위치에서 떨어져 나온 세포는 죽은 세포일 뿐이고 피를 더럽히는 찌꺼기일 뿐이다. 이는 병원에서 암의 발생 메커니즘과 전이에 대한 적정한 설명을 할 수 없음에 만든 마치 공상과학 만화 같은 소리 아닐까. 병원에서는 당초 암의 발생 즉, 악성종양이 생기는 근본적 원인에 대하여도 제대로 설명하지 못하고 있다. 전이 역시 견강부회(牽强附會)일 따름이다. 그러면 사혈적 측면에서는 전이를 어떻게 해석할 수 있을까? 위에서 언급한 바와 같이 암도 역시 모세혈관 병의 하나일 뿐이다. 모세혈관이 막혀서 오는 것이며 피부에 종양이 생기듯 몸속에서도 종양이 생기는 것이며 한 곳만 생길 수 있는 것이 아니라 몸의 이곳저곳에서도 종양이 생길 수 있다는 것이다. 종양은 모세혈관이 막혀 오는 질병이기에 몸속에 깔려있는 모세혈관의 어느 곳에서든 막힐 수 있고 그에 따라 종양도 어느 곳이든 생길 수 있기 때문이다. 대장에서 모세혈관이 막혀 원발성 암이 생길 정도의 몸속 환경이라면 간이나 위, 폐 등에도 이미 악성종양이 생겼는데도 크기가 작거나 자각 증상이 거의 없어 발견하지 못했거나 원발성 암의 발견 때까지 암으로 성장하지 못한 경우이지 원발성 암에서 암세포가 떨어져 나와 전염병 옮기듯이 이곳저곳에 암을 옮긴다는 것은 인정하기 어렵다. 그리고 병원에서는 암을 치료하기 위해 수술적 방법으로 종양 부위를 절개하여 떼어 내고 오랜 기간에 걸쳐 항암제를 투여하게 되며 암의 진행 정도에 따라 방사선 치료를 하게 된다. 원발성 암이 발생한 이후 이러한 치료로 인하여 피는 더욱 급격히 나빠지고 특히 정화 작용을 하는 장기들의 기능이 급격한 부전에 빠짐으로써 잠복해 있던 다른 부위의 종양들이 명현 현상으로 더욱 도드라지게 드러나는 것이다. 이러한 이유로 병원에서 말하는 전이로 인한 후발암이 수개월에서 혹은 1~2년 내로 발병하게 되는 이유이다. 병원에서는 전이가 되어 후발성 암이 나타나면 거의 100% 사망에 이르게 된다. 이미 원발성 암으로 망쳐진 몸속의 장기가 더 이상의 병원 치료를 버텨 주지 못하기 때문이다. 또한 가지에 대하여 생각해 보자. 원발성 암이 발생한 부위와 근처에 위치해 있는 장기가 대부분 기능 부전에 빠지는 경우가 많다. 예를 들면 췌장암 환자의 경우 황달이 생기는 등의 간 기능이 굉장히 부전해진다. 병원에서의 암 전이론에 따르면 암세포가 암세포를 복제하여야 맞지 않는가. 이것도 암세포의 전이에 의한 것으로 강요할 수 있을까? 췌장암인 원발성 암세포의 전이에 의한 것이라면 간의 기능 부전이 아니라 간암이 생겨야 자신들의 논리에 맞지 않는가. 암이 발생하는 근본 원인에 대하여도 병원에서는 제대로 설명을 하지 못하고 있다. 그러면 그것은 왜 그럴까? 이유는 가까운 장기끼리는 거의 같은 모세혈관으로 연결되어 있을 수도 있기 때문이다. 앞서 기초 과정을 충실하게 학습한 사람이라면 이 말의 의미를 알 수 있으리라 믿는다.

④ 병원은 자신들이 주장하는 암의 발생 원인과 전이설(轉移說)에 대하여 믿는 바대로 치료를 진행하는 것들 중에 동맥색전술이라는 것이 있다. 암세포가 보통의 세포보다 영양을 더 많이 필요로 하여 암세포 자신을 위한 혈관을 만든다는 것이고 이 암세포의 모세혈관과 연결되어 있는 동맥을 화학적 요법으로 차단, 다시 말해 암세포에게 혈액(영양)의 공급을 차단하여 암세포를 굶겨 죽이겠다는 것이 동맥색전술이다. 동맥색전술을 통하여 암세포가 죽었을까? 천만에! 암세포 대신 사람만 죽었을 뿐이다. 어느 누구 하나 책임지지 않는다.

⑤ 사람에게 불치병에 가까운 암의 진단은 심리적으로 공황 상태에 몰아넣게 된다. 평온한 삶 속에서 갑자기 엄습해 오는 죽음에 대한 공포와 불안은 병원의 권위에 의해 다른 생각을 할 여지 없이 병원의 선택을 강요받게 된다. 어쩌면 치료되어 건강을 되찾을 수도 있다는 실낱같은 희망 속에 삶을 되돌아보거나 삶을 정리할 여유도 없이 수술과 항암 그리고 방사선 치료까지 멈출 시간도 없이 내닫게 된다. 짧게는 6개월에서 1년이라는 기간을 멀쩡하게 걸어서 열고 들어간 병원 문을 다시는 되돌아 나오지 못하고 마는 사례가 허다하다. 암에 걸린 사람이 차라리 모든 것을 단념하고 병원에서의 치료를 거부한 채 산속으로 들어가 생활하니 암이 자연

치유되어 오랫동안 생존해 있는 것을 TV 통해 자주 접하곤 한다. 스스로에게 자문해 보자. 만일 나에게 암이라는 선고가 내려질 경우 나의 선택지는 무엇일까? 필자의 대답은 명확하고 전혀 주저함이 없을 것이다. 그러나 평소에 이런 사혈에 대한 사전 지식과 학습이 되어 있지 않은 상태에서의 필자와 같은 선택은 그리 쉽지 않을 것이다. 어느 선택이든 두 번 다시 돌이킬 수 없는 길이기 때문이다. 병원에서 암을 포함하여 모든 병을 고칠 수만 있다면 무엇 때문에 걱정할까? 평시(平時)에 전쟁(戰爭)을 예비(豫備)하듯 선택에 대한 마음의 준비(準備)를 해둘 필요가 있다.

⑥ 암에 대한 사혈은 암이 발생한 해당 부위에 따라서 인체구조학이나 인체골격학을 참조하여 사혈을 진행하면 된다. 해당 부위의 사혈을 진행하기 전에 기초 사혈을 어떠한 일이 있더라도 먼저 진행하여야 함을 절대 잊어서는 안 된다. 기초 사혈을 먼저 진행하지 않으면 중단하는 상황이 올 수도 있기 때문이다. 재삼 강조하는 바이다.

5. 심근경색/협심증/부정맥/저혈압

가. 현대 의학 중심의 시각

① 심장은 우리의 생명 중추에 해당하는 장기로써 숨골(연수)의 지배를 받고 있으며 자율신경에 의하여 조절된다. 몸 전체를 대상으로 피가 혈관을 타고 돌도록 압력을 제공하는 심장 자체도 장기로서의 생명성을 유지하기 위해서는 깨끗하고 영양이 풍부한 피가 필요하며 심장세포들은 동맥과 모세혈관을 통하여 산소와 영양분을 공급받는다. 심장동맥의 경우 세 가닥의 관상동맥이 심장에 피를 공급하고 있는데 이 관상동맥에 연결된 모세혈관으로 이어지게 되고 이 모세혈관을 통하여 심장세포가 생존하게 되고 펌프질 등의 제 기능을 하게 되는 것이다. 이렇듯 심장의 모세혈관에 피를 공급하는 세 갈래의 관상동맥 중 한 가닥 내지 두 가닥의 관상동맥이 막혔다 뚫렸다를 반복하게 되면 해당 동맥에 이어져 있는 모세혈관으로 들어가는 피가 단속적으로 혈액 공급이 이뤄지게 되어 일어나는 병이 협심증이고 그중 한 가닥이 거의 폐쇄에 가까울 정도로 막히게 되면 해당 동맥에 이어져 있는 모세혈관으로부터 혈액을 공급받는 세포들은 기능 부전에 빠지게 되며 6시간 이내로 혈액을 공급해 주지 않으면 해당 부위의 세포는 죽게 되고 결국 해당 부위는 불가역적 괴사가 일어나는 것이며 적절한 조치가 이루어지지 않으면 결국 심장의 박동은 멈춘다. 이것이 심근경색인 것이다.

② 심근경색이 오기 전에도 자각 증상 즉, 몸이 보내는 신호 즉, 여러 가지 통증이 있으나 대부분 무시하거나 넘겨 버리기 때문에 심근경색으로 이어지거나 사망에 이르게 된다. 심근경색이 오기 전의 전조 증상으로는 숨이 차거나, 심부종이 오기도 하며 가슴 명치 부분(검상돌기 근처 혹은 한의에서는 연골체하연)에 묵직하거나 심할 경우에는 가슴을 찌르는 듯한 통증이 오다 가다를 반복하거나 구토 증세를 호소하기도 한다. 근데 과거 병원에서는 심근경색으로 가슴에 통증이 왔을 때 이를 일종의 소화불량으로 오인을 하여 소화제 처방을 하는 등 오진을 하는 사례가 많았고 그래서 사망한 사람도 꽤나 되었다. 참 어둡던 시절이었고 요즘 같지 않아 병원을 상대로 하소연하기도 어려운 시절이었으니 말해 무엇할까 싶다. 요즘에서야 사례가 많이 알려져 그런 일은 거의 없겠지만 오래전 실제로 필자의 아는 사람도 심근경색을 소화불량이라는 오진으로 골든타임을 놓쳐 사망한 사례도 있다.

③ 심근경색의 주요 원인으로 흡연, 고혈압, 고콜레스테롤, 비만 등을 들고 있다.

④ 심장질환으로는 심근경색 외에도 심장 내 피의 역류를 방지하기 위하여 이첨판, 삼첨판, 및 반월판 등의 밸브 역할을 하는 판막이 있는데 이의 판막이 손상되거나 열렸다 닫히지 않는 폐쇄부전증 등의 심장판막증과 심장이 펌프질하여 혈액을 심장 밖으로 내보내게 되는데 이는 심장의 심방과 심실을 중심으로 흐르는 전기적 자극에 의한 것인데 이의 불규칙한 흐름에 의하여 발생하는 부정맥, 심방세동 등이 있다. 그 외 심장병 중 저혈압은 심장 기능 자체가 부전하여 하루 10만 번 이상을 박동하여야 할

심장이 7만 번, 6만 번 등으로 펌프질 기능이 떨어지게 되는 병이다.

나. 사혈적 측면에서의 시각

① 심장병에 대하여도 병원에서는 예외 없이 흡연이나 고콜레스테롤과 같이 음식물 등의 섭취를 주요 원인으로 하고 있다. 암튼 그런 이유로 관상동맥이 막혀서 심장의 근육이 경색되어 일어난다는 것이고 스텐트 수술이라는 카데터 수술을 통하여 막힌 관상동맥의 혈관을 넓혀 혈액의 통로를 확보해 주고 있다. 그러면 그러한 수술로 심근경색은 완전하게 해결된 것이고 완치가 된 것일까 하는 점이다. 하나씩 살펴보자. 심장의 관상동맥이 막힌 것은 심장 조영술을 통하여 육안으로 확인할 수 있다. 그리고 관상동맥을 막고 있는 것은 혈액의 죽상판으로써 소위 혈전인 것이다. 그러면 동맥에 연결되어 있고 심장의 세포에 직접 부딪히며 산소와 영양을 공급하는 모세혈관은 막히지 않은데 동맥만 막혀서 오는 것일까 하는 점이다. 실상은 심장의 모세혈관이 어느 정도 이상 막혀서 심장의 관상동맥이 막혔다 뚫렸다를 반복하는 것이고 현상적으로 기계에 의하여 확인할 수 있는 것은 관상동맥뿐이라는 점이다. 그리고 심장의 통증은 심장의 모세혈관이 막힌 정도가 한계점을 넘게 되어 오는 신호라는 점이다. 물론 모세혈관 모두가 막힌 것은 아니기 때문에 관상동맥을 스텐트 수술을 통하여 동맥을 뚫어 주는 것 자체가 심장 혈류에 많은 도움을 주는 것은 확실하나 그렇다고 심장 기능을 완전히 정상 상태로 돌려놓은 것은 아니라는 사실이며 모세혈관 내의 어혈은 제거하지 못하고 그대로이니 심근경색의 근본 원인은 그대로 존재하고 있다는 것이 문제인 것이다. 그리하여 1년 뒤에나 2년 뒤에 혹은 짧게는 6개월 뒤에 재협착이 일어나 꼼짝없

이 사망에 이르게 되는 사례가 비일비재하다. 필자의 동창도 수술 뒤 1년도 채 지나지 않아 사망한 두 명의 사례가 있다. 요즘에는 재협착률을 줄이기 위하여 나사코일 같은 스텐트에다 코팅을 하여 시술한 덕에 사망률을 줄이고는 있다고는 하지만 근본적인 심장 질병의 원인의 제거는 하지 못하고 있는 것이다. 앞서 언급한 바도 있지만 와파린이나 아미오다린 같은 약도 평생 복용해야 하는데 심장 관련 약의 장기 복용으로 간의 기능이 부전하게 되는 사례는 비일비재하다. 아니 필연적 인과 관계일 정도이다. 심장병으로 병원에 갔는데 심장 때문에 사망하는 것이 아니라 심장약 때문에 간경화로 사망하는 것이다. 이것이 진정한 의미의 편익일 수 있을까? 심근경색은 관상동맥이 막히기 전에 해당 관상동맥에 연결되어 있으며 심장의 일부에 혈액을 직접적으로 공급하는 모세혈관이 어혈로 인하여 먼저 막혀 있기 때문에 동맥이 막히기 시작한다는 사실을 깨달아야만 하는 것이다. 큰 강물의 물줄기가 말라 가는 것은 이미 작은 지류부터 막혔거나 막혀 가고 있기 때문인 것이다.

② 그러면 여기서 한 가지 의문을 제기할 수 있을 것이다. 사혈은 모세혈관의 어혈을 제거한다는데 동맥에 쌓인 혈전(죽상판)을 제거할 수 있느냐는 것이다. 아시다시피 사혈을 동맥이나 정맥을 대상으로 하는 것은 아니다. 당연히 심장에 산소와 영양을 공급하고 있는 모세혈관을 대상으로 사혈을 한다. 그러나 심장의 모세혈관에서 어혈을 제거하면 모세혈관의 혈류가 빨라지고 모세혈관에 피를 공급하는 동맥 혈관 내의 쓰레기도 빨라진 혈류를 따라 빠져나오게 되는 것이다.

③ 다음으로 부정맥에 대하여 살펴보자. 필자도 심한 부정맥 환자였다.

오래전 어린 학창 시절부터 심한 부정맥으로 두려움에 떨었다. 질병에 대한 지식이나 감각도 거의 없었을 때이니 부정맥 현상이 일어날 때마다 죽음에 대한 두려움으로 불안해하던 때가 있었다. 특히 잠을 잘 때 부정맥이 자주 일어났는데 자다가 깜짝 놀라 일어나면 몸 전체가 지진이 일어난 듯이 심장의 박동이 불규칙하게 떨어 댄다. 이러다가 죽을 수도 있겠구나 하는 두려움이 엄습해 온다. 더구나 주위가 어두운 밤에 일어난 일이다. 그래서 부모님과 함께 병원을 찾아 일반적인 심전도 검사를 하였으나 별무신통한 검사 결과가 나오지 않자 달리는 운동기구 위에서 뛰면서 심장의 박동을 검사하는 운동 심전도 검사를 해보기도 했으며 심지어는 심장 홀트 검사라 하여 며칠 동안 심장의 박동을 밤낮없이 기록하기 위하여 심장에다 심장박동을 체크하여 기록하는 기계를 달아 보는 등 제법 많은 병원비를 들여 여러 가지 검진을 해보았으나 검진 결과는 이상 없다는 것이었다. 검사 결과가 이상 없다고 나오니 병원에서는 진단하거나 치료할 방법이 없는 것이다. 신기하게도 검진할 때는 부정맥이 일어나지 않고 어느 순간 부지불식간에 죽음의 그림자가 다가오듯 온몸을 흔들어 대는 것이었다. 참으로 오랫동안 지속되었던 두려웠던 순간들이었다. 분명한 것은 부정맥은 심방세동과 더불어 심장의 펌프질을 일으키는 전기적 자극이 불규칙하게 일어나서 생기는 현상인데 심장 사혈을 통하여 해결할 수 있다.

④ 심장은 숨골(연수)의 지배를 받는 생명 중추이다. 심근경색 외에 부정맥이나 심방세동 등은 심장의 전기적 자극이 불규칙하여 일어나는 반응인데 뇌의 관련성 여부에 대한 연구 결과는 없는 것으로 보인다. 필자의 경우에는 심장 사혈과 더불어 머리 사혈도 거의 동시에 한 터라 연관성에 대한 고민이나 임상을 통한 연구는 하지 않았으나 갑상선과 뇌하수체

와의 관계와 같이 뇌와 심장의 관계상 심장의 질병에 따라 뇌의 관련성도 있을 수 있다는 생각이다.

⑤ 급성 심근경색이 발생하였을 경우 6시간 이내에 제대로 조치를 하지 않을 경우 사망에 이르게 된다. 늦을수록 심장의 괴사가 일어나게 되는데 병원에서는 이를 불가역적 괴사라 말한다. 불가역적이란 돌이킬 수 없다는 뜻이고 괴사란 죽었다는 의미이다. 물론 병원 입장에서는 불가역적 괴사가 맞다. 그러나 사혈을 통하여 심근경색으로 사망한 사람을 살릴 수는 없다 할지라도 스텐트 시술 등을 통하여 생명을 연장한 사람 중 일부의 심장 기능 장애가 온 사람일지라도 저혈압과 같이 치유가 가능하다.

⑤ 저혈압으로 인하여 2차적으로 오는 대표적인 질병으로는 수족냉증이 있다. 신체 말단까지 피를 밀어주지 못하여 발생하는 것과 심장에서 말단까지의 혈관의 경로상 일부가 막혀서 오는 등 수족냉증이 발생하는 이유가 복합적 원인에 의해 발생하는 경우가 대부분이다. 심장 기능이 정상이라면 피가 심장에서 말단까지 가야 되는데 피가 중도에서 막혀 말단까지 제대로 도달하지 못하여 일어나는 경우에도 심장의 기능 부전으로 피가 말단까지 도달하지 못하는 것과 결과적으로는 동일하다고 볼 수 있다. 이 경우에도 고혈압이 생기는 하나의 원인이 되는 것이다.

다. 사혈자리

① 심장과 관련하여 발생하는 다양한 질병에 대하여는 인체구조학의 심장 편을 참고하여 사혈을 진행하면 되고 수족냉증인 경우에는 심장의

질병과 더불어 말단 부위에 이르는 경로상에 문제가 있는 것이므로 심장 사혈과 더불어 손과 발의 핏길 열기 방법을 통하여 사혈을 진행하면 될 것이다. 다만 심장판막증의 기능 부전이 일어나는 것은 사혈을 진행하면 치유 효과를 가질 수 있겠으나 판막의 일부가 소실된 경우에는 병원의 외과적 수술에 의존할 수밖에 없을 것으로 생각된다. 심장의 판막이 소실되는 경우는 선천적인 기형에 의한 경우가 대부분일 것이다.

② 심근경색으로 병원에서 스텐트 삽입을 시술한 사람이거나 심장박동기를 삽입한 사람이라도 사혈을 진행하여도 전혀 시술 부위와는 관련이 없다. 오히려 재협착 방지나 저혈압의 회복을 위하여 시급히 사혈을 진행하여야 한다. 다만 고령자의 심장 사혈의 경우 천천히 음압을 높여 가면서 계속 대상자의 느낌을 체크해 가면서 진행하는 것이 좋다.

6. 당뇨병/당뇨발(당뇨병성족부궤양)

가. 현대 의학 중심의 시각

① 우리 몸에서 포도당은 기본적인 에너지원이다. 주로 탄수화물대사를 통하여 포도당으로 전환하게 되는데 이때 췌장의 랑게르한스섬에서 분비하는 인슐린에 의하여 세포가 당을 에너지로 사용할 수 있도록 도와준다. 인슐린이 없으면 세포가 포도당을 사용하지 못하게 되어 혈중의 포도당 농도가 높아지게 되는 것이다. 마찬가지로 췌장에서 길항 작용의 일환으로 글루카곤을 분비하여 인슐린과는 반대로 혈당을 올려 주는 역할을 통하여 혈액 속의 포도당 농도를 조절하고 있다.

② 당뇨병은 오줌에 당이 섞여 나오는 병인데 췌장의 기능 부전으로 인슐린의 분비가 되지 않거나 적은 양이 분비되면서 세포가 혈중의 포도당을 에너지원으로 제대로 이용할 수 없게 됨으로써 혈중에 포도당이 많이 남아 있게 되어 발생되는 질병이며 대표적인 대사성 질환 중 하나이다. 당뇨병은 제1형 당뇨와 제2형 당뇨가 있다. 제1형 당뇨는 소아성 당뇨라 하여 주로 소아에서 발생하나 성인에서도 발병할 수 있다. 다음, 다뇨와 체중 감소가 나타나며 주로 급성으로 발병한다. 제2형 당뇨는 대부분의 당뇨병 환자에 해당하는데 주로 과체중이나 비만일 경우에 나타나는 것으로 되어 있다. 당뇨병의 주요 증상으로는 다음, 다식, 다뇨이다. 그리고

당뇨병 그 자체보다 당뇨병에 따른 녹내장이나 당뇨발(당뇨병성족부궤양) 등의 합병증이 더 두려운 질병이다.

③ 당뇨병 환자에게는 거의 남은 여생 동안 주로 인슐린의 주사를 포함하여 끊임없는 식사 관리와 운동 등의 관리를 하여야 하며 주기적으로 채혈을 통한 혈당화 검사를 실시하여야 한다.

④ 저혈당은 경구 당뇨약이나 인슐린을 복용하는 당뇨병 환자에게서 나타나는 질병인데 여러 가지 원인에 의하여 혈당이 정상 수치 이하로 감소함으로써 세포에 공급되는 포도당의 양이 감소하여 여러 가지 증상이 나타나게 된다. 주로 인슐린이 과다 투여되어 나타나는데 저혈당으로 인하여 현기증이나 피로감을 느낄 수도 있으며 의식을 잃을 수도 있다. 그리고 교감신경의 항진으로 혈압 상승, 가슴이 두근거림 등이 발생할 수도 있고 부교감신경의 항진으로 식은땀이나 공복감이 올 수도 있다.

⑤ 병원에서는 당뇨병에 대한 치료로써 인슐린 처방 등에 그치고 있을 뿐 아니라 그로 인한 합병증인 녹내장이나 당뇨발 등에 대하여는 거의 치료할 방법이 없는 상태이다.

나. 사혈적 측면에서의 시각

① 당뇨병은 당뇨병 자체보다 당뇨로 인한 합병증이 더욱 무서운데 당뇨 발생 초기에 췌장을 사혈하면 쉽게 치료될 수 있겠으나 오랜 시간이 경과되어 녹내장이나 당뇨발 등이 발생한 경우에는 녹내장의 발생 부위

인 눈이나 당뇨발의 경우 하지 핏길 열기 등의 사혈을 진행하여야 한다. 당뇨병은 인슐린 부족으로 세포에서 사용되지 못한 채 피 속에 포도당이 그대로 남아 적정량보다 많아지게 되어 생기는 것으로 우리가 물에다 설탕을 녹여 농도가 높아지면 뻑뻑하게 되는 현상과 같이 피가 포도당으로 인하여 뻑뻑해져 혈류가 느려지게 되는 것이며 혈당이 높아진 피가 모세혈관으로 흘러 들어가 빠져나오지 못하고 종국에는 모세혈관을 막아 혈류의 흐름을 막아 버리게 되는데 말단인 하지부터 막혀 오는 것이 당뇨발인 것이다. 이 경우 당뇨병 환자의 혈구는 산소와 영양의 포화도 역시 낮아지는 것이 아닌가 추측된다. 당뇨발이 발생한 경우 작은 상처가 나도 낫질 않고 짓무르다 결국 썩어 들어가게 된다. 그래서 병원에서는 당뇨발이 발생한 환자에게는 꽉 끼는 신발이 신지 않도록 권유하고 있으나 근본적 원인은 알지 못하며 결국 수술로 다리를 절단하게 된다. 피의 흐름이 없으니 백약이 무효인 것이다. 혈전 용해제를 먹거나 국부적으로 주사하면 당뇨발을 치료할 수 있지 않을까. 당뇨발은 혈액의 흐름이 거의 차단되어 있기 때문에 약성을 포함한 혈액이 하지로 내려가지 못하기 때문에 병원에서는 치료를 할 수가 없는 것이다. 다리에 주사를 통하여 약을 넣으면 어떻게 될까. 국부주사는 정맥주사와 근육주사가 있는데 이러한 주사에 의한 처치 역시 피의 흐름을 전제로 하고 있으며 혈액의 흐름이 막혀 있으니 근육주사의 경우는 주사기에 힘을 주어도 들어가지 않거나 주사바늘 끝 주위의 일부에 그칠 수밖에 없을 것이다. 요즘은 무슨 녹즙 같은 액이나 어디에 무슨 약이 좋다고들 하지만 이 모든 약성들도 피가 통할 때 이야기이지 이런 약성들을 해당 병소까지 실어 나르는 수송 수단의 역할을 하는 피가 혈관이 막혀 흐르지 않는다면 아무 소용이 없는 것이다. 교통사고로 양쪽 다리를 모두 잃어도 사망하지는 않지만 당뇨발 환자의 대부분의 경우 무릎 위까지 절단하게 되면 거의 사망에 이르게 된다. 그것은 끈적한 피가 다리뿐만 아니라 다른 장기에도 영향을 미쳐 장기부 전에 빠지게 되고 몸 전체의 혈액의 흐름이 흐를 수 없다 할 정도로 악화 되었기 때문이다. 근래 병원에서는 당뇨발의 치료를 위하여 초기 환자의 경우 거머리 치료나 고압산소탱크를 이용하여 치료를 하고 있다. 어혈로 인하여 모세혈관이 막혀 일어난 것인데 거머리나 고압산소탱크가 증세의 완화는 가능할지 모르나 다리의 막혔던 모세혈관 속의 어혈을 항구적으 로 없앨 수는 있는 것일까?

다. 사혈자리

① 사혈을 통한 치유 원리가 어혈로 막힌 모세혈관이 뚫어 혈류를 개선 하는 것이고 정화 과정에 관련된 장기의 사혈을 통하여 깨끗한 피를 조성 하는 것이니 당뇨발의 근본적인 치료가 가능한 것이다.

② 당뇨병은 인체구조학의 췌장 편에서 설명한 바와 같이 췌장은 몸속 깊이 숨겨져 있어 이에 대한 정확한 사혈자리를 찾는 것이 우선 전제되어 야 할 일이다. 녹내장의 경우 인체구조학의 눈 편을 참고하여 사혈하되 앞서 언급한 바대로 이목구비는 머리의 일부이다. 머리 전체의 사혈이 중 요하다. 당뇨발의 사혈의 경우에는 하지 핏길 열기를 하여야 하는데 일반 적인 핏길 열기보다는 촘촘하게 사혈하여야만 할 것이다. 거의 다리 전체 를 사혈한다는 생각으로 진행하여야 한다. 물론 기본 사혈이 우선이다. 급할수록 돌아가는 여유로운 마음이 좋지 않을까 싶다.

7. 퇴행성관절염/류머티즘관절염

가. 현대 의학 중심의 시각

① 병원에서는 퇴행성관절염은 관절을 보호하고 있는 연골이 손상되거나 퇴행적 변화로 인하여 관절을 이루는 뼈와 인대 등에 손상이 생겨 염증과 통증이 발생하는 것으로 정의하고 있고 류머티즘관절염은 원인이 명확하지 않은 만성 염증성 질환으로 퇴행성관절염이 주로 무릎관절에 대칭적으로 발생하는 것에 반하여 류머티즘관절염은 손가락과 발목 등 여러 관절에서 비대칭적으로 발생하는 관절 염증 질환을 말한다.

② 퇴행성관절염의 경우 무릎에 일어나는 통증은 두 가지 경우로 볼 수 있는데 하나는 무릎 주변의 어혈로 인한 통증이며 심할 경우에는 무릎 부분에 부종이 올 수도 있다. 또 하나는 연골은 무릎에 주어지는 마찰과 압력에 의해 닳기도 하고 피가 잘 통하면 재생되기도 하는데 어혈이 무릎 주위의 모세혈관을 막아 무릎 주위의 조직에 영양을 제대로 공급하지 못하여 재생되지 못하고 닳기만 하여 결국 뼈끼리의 마찰로 걸음을 걸을 때마다 통증을 느끼게 되는 것이다. 병원에서는 관절에 남아 있는 연골의 정도에 따라 각각의 기(期)로 나누고 거의 수술적 방법인 인공관절 수술을 행하고 있다.

나. 사혈적 측면에서의 시각

① 퇴행성관절염이나 류머티즘관절염의 근본적 발생 원인은 모두 혈액의 정화에 관련한 장기의 부전에 기인한다. 특히 신장이 부전할 경우 단백질 분해 과정이나 질산의 대사 과정에서 발생한 암모니아 전구체인 요산과 요소를 제대로 배출하지 못하게 되고 이로 인하여 통풍 등과 함께 관절에 발생하는 질병인 것이다.

② 무릎 통증 중 관절에 연골이 남아 있지 않아 뼈끼리 부딪쳐 발생하는 통증의 경우에는 사혈로도 그 통증을 없애지는 못한다. 그리고 퇴행성관절염이라 하더라도 연골이 어느 정도로 남아 있어야 재생이 가능한지 그리고 연골이 완전히 닳아 없어진 상태에서 재생이 가능할 것인가에 대한 임상적인 결과는 안타깝게도 필자에게는 없다. 다만 분명한 것은 병원 검사 결과 연골이 완전히 닳아 없어진 경우 사혈을 진행하기보다는 외과적 수술에 의한 인공관절을 이식하는 것이 좋을 것으로 보이며 연골 일부가 남아 있을 경우에는 해당 부위에 깨끗한 피를 공급해 주면 재생될 수 있다는 것과 보통의 경우 이를 인내하고 기다리기가 쉽지 않다는 사실이다. 어느 정도 연골이 남아 있는 상태에서 어혈로 인한 무릎의 통증에는 기본 사혈(신장/간)을 선행하고 무릎 주위의 사혈을 실시하여야 한다. 관절염의 경우 기본 사혈의 중요성이 특히 강조되는 것은 주요 원인의 제거를 위한 사혈을 선행한다는 측면도 있지만 퇴행성관절염을 앓는 대상자 대부분이 장년층이나 노년층 이상의 고령이고 치유에 걸리는 기간이 다른 질병보다 장기에 속하기 때문에 무엇보다 기본 사혈을 선행함으로써 조혈 능력을 높이는 것이 중요하기 때문이다. 기본 사혈만 해도 증상의 완화가 될 수 있다. 자가 면역 질환이라는 류머티즘관절염도 마찬가지이다.

자가 면역 질환이란 정상세포를 항원으로 인식하여 백혈구가 공격을 하여 질병이 생긴다는 것인데 대표적인 자가 면역 질환에는 류머티즘관절염을 비롯하여 루프스병 등이 있다. 자가 면역 질환이란 한마디로 말하면 신경성, 선천성 등과 같이 치료 불가라는 말과 동의어라 보면 된다. 병원에서는 주로 약물 치료를 하고 있는데 거의 치료가 되지 않고 오히려 류머티즘관절염 치료제라고 먹는 약 때문에 간장이 나빠져 간경화 등 간 기능 부전으로 이어져 사망하는 사례도 많다.

다. 사혈자리

무릎관절에 대한 사혈자리는 왼쪽 무릎을 중심으로 설명하자면 제1정혈점은 슬개골 바로 위의 대퇴골 부위인데 앉은 채로 무릎 위에 손을 올리는 부위이다. 5cm 부항컵을 사용하면 된다. 제2정혈점은 슬개골 앞쪽으로 앉은 채 만져 보면 슬개골과 정강이뼈(경골)가 연결된 움푹하게 들어간 부위가 정강이뼈를 중심으로 좌우 두 군데가 있다. 여기에 각각 4cm 부항컵을 사용하여 사혈하면 된다. 제3정혈점으로 오금이라 말하는 부분으로 무릎 슬개골 반대편의 접히는 부분이다. 무릎의 사혈보다 중요한 것은 어쩌면 신장 등 정화에 관련한 장기일 것이나 신장을 먼저 사혈하다 보면 피의 부족 현상으로 무릎 통증이 증가할 수도 있으니 환자의 요구나 필요에 의하여 어쩔 수 없이 무릎의 사혈을 먼저 실시할 수밖에 없는 경우가 허다하다. 사혈을 실시하더라도 바로 연골이 재생되는 것이 아니라 경화된 무릎 주변의 조직이 활성화되어야 하므로 실상은 굉장히 시간이 오래 걸리는 질병에 속한다. 류머티즘관절염의 경우는 정화 관련 장기의 사혈이 최우선적이라 할 수 있다.

8. 생리통

가. 현대 의학 중심의 시각

앞서 언급한 것처럼 생리통은 질병이라기보다는 마치 여성에게 내려진 천형처럼 여겨져 왔다. 가임기 여성은 매월 생리(월경)를 매월 때마다 치른다. 그런데 병원에서는 생리로 인한 통증의 존재는 환자가 호소하고 있으니 통증의 존재는 알겠는데 왜 발생하는지 도무지 알 길이 없는 것이다. 딱히 이유를 찾을 수 있거나 핑계를 댈 만한 곳이 없으니까 말이다. 그것도 계속 통증이 발생하는 것도 아니고 생리만 끝나면 귀신같이 통증이 사라져 버리니 더욱 난감하다. 생리통이 심한 여성의 경우에는 정상적 생활이 불가능할 정도로 통증을 느끼게 된다. 이러한 생리통은 어디에 생기는 것이고 왜 생기는 것일까? 생리통의 경우 대부분은 장골통이다. 여성들은 보통 허리가 끊어질 듯이 아프다고 말하거나 아랫배가 아프다고 말하는데 실제로는 허리가 아니라 장골 부위이고 아랫배라고 하는 곳은 자궁 부분이며 부분적으로 난소 부분의 통증도 동반한다. 물론 해부학적 측면에서는 자궁이나 난소도 장골 내에 위치해 있다. 병원에서 아무리 CT 촬영 등을 해보아도 건질 것은 전무하다. 그러니 진단이나 치료할 방법은 없다. 단지 알지도 못하는 호르몬 영향 때문이라는 모호한 소리만 하고 있을 뿐이다.

나. 사혈적 측면에서의 시각

장골 내에는 주로 생식기가 위치해 있으며 특히 여성의 경우 방광에서 부터 자궁과 난소 등이 포함되어 있다. 장골의 혈류 환경이 자궁과 난소 등 여성 생식기의 주된 환경을 이루고 있는 것이다. 즉, 생리통은 장골의 혈류 환경이 나쁜 것에 기인하는 것이다. 그러면 왜 생리통은 생리 때 나타났다가 시간이 지나면 사라지는 것일까? 이것은 앞서 사혈의 명현 반응에서도 설명한 바와 같이 사혈이나 생리와 같은 외출혈이 발생하여 상대적으로 해당 부위에 혈류가 적어져 드러나는 현상이기 때문이고 통증이 사라지는 것은 생리로 인한 출혈이 우리 인체의 항상성 기전에 의하여 다시 생성되어 어느 정도 보충되었기 때문이다. 이렇게 여성 생식기인 자궁 환경을 이루고 있는 장골의 혈류 상태가 좋지 않을 경우 생리통만 오는 것이 아니라 자궁근종이나 자궁내막증 등의 다양한 부인과 질병도 생긴다. 자연환경이 오염되어 나쁘면 인간이나 동식물이 살 수 없듯이 자궁 또한 그 환경을 이루고 있는 장골에 크나큰 영향을 받고 있는 것이다.

다. 사혈자리

① 사혈자리는 앞서 인체구조학의 자궁 편과 인체골격학의 장골 편을 참고하여 사혈을 진행하면 된다. 그리고 생식기의 경우 신장의 영향을 많이 받으므로 신장 사혈을 진행하면 된다.

라. 사례

당시 갓 2년제 대학을 졸업한 약 22살의 젊은 여성이었는데 심한 생리통 때문에 매달 곤욕을 치러 왔다. 그러던 중 그나마 아르바이트로 일하던 유명한 프랜차이즈 P 빵집에서 그만두려 한다며 마지못해 어머니 손에 이끌려 왔다. 문진을 한 결과 생리 때마다 장골통을 앓고 있었으며 다행히 젊어서 그런지 자궁 부위나 난소 부위의 통증은 없었다. 필자를 방문하기 전에 허리가 너무 아파 병원을 몇 번이나 찾아 치료를 받았고 심지어는 병원에서 척추주사까지 몇 차례나 맞았다고 했다. 방문 이후 몇 개월에 걸쳐 장골 부위의 사혈을 하였고 뒤이어 신장 사혈 중간쯤에는 생리통이 없어졌다. 그러자 참 신기하다는 것이었다. 생리를 시작하고 언제부터인가 생리통을 겪어 왔고 생리통은 고칠 수 없는 것으로 알고 있었는데 이렇게 고쳐진다는 것이 신기하다는 것이었다. 생리통을 앓는 자기 친구에게 말하니 믿지 않더라는 것이었다. 이 젊은 여성은 신장 사혈을 채 마치지도 않았는데 이제는 괜찮다며 외국의 모 업체에 취직하여 출국해 버렸다.

9. 아토피피부염

가. 현대 의학 중심의 시각

아토피는 말도 많고 탈도 많은 병이다. 아토피가 발생하는 원인에 대하여 다양한 이유를 들고 있기 때문이다. 웬만해서는 잘 낫지도 않고 아이와 성인을 가리지 않고 발생하며 주로 팔과 다리 관절 등에 많이 발생하여 가려워 피가 나도록 긁은 자리에는 피부가 두껍게 변하고 색깔마저 거무튀튀하게 변하여 시각적으로도 좋지 못하다. 한때는 아토피의 원인으로 진드기를 들어 이불을 진드기가 기생하기 어려운 섬유로 만든 침구를 구매토록 한다든지 또는 침구나 소파 등에 붙어 있는 진드기를 없애기 위한 청소기를 구입한다든지 그것도 모자라 아토피 치료를 위한 무슨 액이나 피부가 건조해서 아토피가 발생할지도 모른다며 알로에 제품을 바른다든지 하는 별의별 방법이 다 동원되고 있다. 다소의 진정 효과는 있었을지 모르나 제대로 치료는 되지 않는다. 병원에서는 아토피의 정확한 발생 원인에 대하여 밝히지 못하고 있으며 단지 땅콩이나 우유 등 환자의 민감한 부분 때문에 생기는 것으로 말하고 있을 뿐이다. 즉, 알레르기로 인한 피부 트러블이란 의미이다. 알레르기라고 하는 것은 피부에 국한하자면 내외부의 자극에 의하여 피부가 과잉 반응하는 것이다. 똑같은 자극이나 환경에 노출하여도 다른 사람은 괜찮은데 자신은 그 자극에 과잉되게 반응하는 것이 알레르기다. 봄이 되어 꽃가루가 날리는 때가 되기만

하면 재채기로 콧물을 쏟아 내는 사람이나 만성적 비염을 앓고 있는 사람들 모두 병원에서는 알레르기 환자로 분류되고 있다. 과연 그것이 타당할까? 알레르기는 만성적이니 본태성이니 신경성 등의 말과 함께 병원에서의 불치병이라는 소리에 다름 아니다. 아토피 환자에 있어서 땅콩 등의 식품이 아토피를 악화시킬 수 있는 요인은 될 수 있으나 아토피의 직접적인 원인은 아니라는 사실이다.

나. 사혈적 측면에서의 시각

① 그러면 아토피는 왜 발생하는 것일까. 아토피 역시 피의 문제이다. 우리 몸속의 피는 각종 대사 과정에서 발생한 요소와 요산 및 피로 물질 등 각종 독소를 정화기관을 통하여 깨끗한 피로 정화된다. 그러나 피를 정화하여야 할 장기가 부전할 경우 피가 정화되지 않은 채로 혈관을 따라 돌게 되고 이로 인하여 피부를 비롯하여 다른 장기나 관절 등에 질병을 일으키게 되는데 이때 일어나는 피부 트러블 중 하나가 아토피피부염인 것이다. 정화와 관련된 주요 장기는 신장과 간이다.

② 아토피피부염 역시 다른 질병과 마찬가지로 현상적으로 피부에 나타난 증상일 뿐 주요 원인은 신장과 간에 있다. 하지만 현상적으로 가려움을 일어나는 곳은 피부이므로 증상을 완화시키기 위하여 아토피가 심한 부위의 사혈을 먼저 진행한 뒤 신장과 간의 사혈을 진행하면 치유될 수 있다(실제로는 신장과 간에 대한 사혈이 우선이나 환자의 고통을 일시적이나마 우선 경감시키기 위한 조치이다).

③ 사혈자리

신장, 간에 대한 사혈은 인체구조학의 신장 편과 간장 편을 참고하면
되며 가려움증이 있는 부분에 사혈을 진행하면 된다. 가려움증이 심한 피
부 부위에 NP 방법을 이용하여 사혈을 해보면 굉장히 진한 검은 어혈이
대량으로 추출되는 것을 볼 수 있을 것이다.

10. 통풍

가. 현대 의학 중심의 시각

① 탄소와 질소로 이루어진 유기화합물로인 퓨린이라는 물질이 분해되면서 요산(尿酸)이 만들어진다. 즉, 단백질의 대사 과정의 산물이 요산이다. 간에서의 단백질대사 과정에서 발생하는 요소(尿素)와 더불어 모두 암모니아의 전구체로써 오줌과 관련이 있다. 이러한 요산이 관절 등에 침착되어 통풍 등의 질병으로 진행하는 유전적 성향의 질환이다. 최근 발생 빈도나 환자 연령대가 낮아지는 성향을 보이자 이제는 음식 등 환경적 영향에서 원인을 찾고 있다.

② 엄지발가락에 주로 발생하나 발목관절이나 무릎관절에도 발생하기도 한다. 바람만 불어도 아프다 하여 통풍이라고 하는데 일 년에 통증이 두세 차례 걸쳐 발생했다 소멸했다를 반복하며 발병하면 4~5일 정도에 걸쳐 심한 통증이 지속된다(보통 7일 이내 통증 소멸). 부분적으로 관절 부종이 있을 수 있으며 피부가 검붉은 색으로 변색되거나 각질층이 일어나는 등의 후유증도 동반한다. 피하에 요산 결절이라 하여 요산 결정이 침착하며 하얀 액체가 흘러나오기도 한다.

③ 퓨린이 많은 음식 즉, 육류, 콩, 생선, 정어리, 멸치 등 고단백 음식

을 피할 것을 권유하고 있다.

나. 사혈적 측면에서의 시각

① 병원에서는 여러 다른 대사성 질병과 같이 통풍 역시 그 발생 원인을 규명하지 못한 채 유전적 요인에 의해 발생하는 것으로 간주하여 왔고 이제는 음식물 등의 환경적 요인에서도 올 수도 있는 질병인 것이 아닌가 하는 추측을 하고 있다. 음주나 흡연을 제외하고 일상적으로 먹어 왔고, 먹고 있는 음식물을 원인으로 지목한다는 것은 궁색할 수 있는 것이며 질병의 상태를 악화시킬 수 있는 원인은 될 수 있을지언정 발생의 주요 원인으로 지목하는 것에는 동의할 수 없다 하겠다. 다른 질병도 그러하거니와 세포나 조직의 대사 과정에서 발생하는 각종 독소들이 정화와 관련된 장기를 통한 정화 과정에서 걸러져야 하는데 이들 장기의 기능 부전으로 정화되지 않음으로써 관절 등에 침착되거나 각종 질병 등을 일으키는 원인이 되고 있는 것이다. 혈관 내에 요소나 요산을 배출해 주는 장기는 신장이다. 요소와 요소는 생성 장소만 다를 뿐 둘 다 암모니아 전구체로써 단백질대사의 산물이며 독성이 강하여 통증 이외에도 피부병 등 많은 질병을 일으키는 원인이 되고 있다. 이러한 독소들은 혈중 내에 존재할 필요가 없고 신장을 통하여 배출하여야 하는데 신장의 기능 부전으로 필터링 되지 않을 경우 혈관 내의 요산 농도를 높이게 되고 발가락관절, 팔꿈치 등에 침착되어 통증을 일으킨다. 여기서 문제는 신장 검사 즉, 사구체 통과율 등을 통하여 신장의 기능 검사를 하게 되는데 신장의 기능이 거의 70% 정도가 나빠져야 비로소 신부전으로 확진이 된다는 것이고 신부전으로 확진이 되었다 하더라도 병원에서는 신장 기능을 올리거나 신장을 회

복할 수 있는 방법이 없다는 점이다. 그냥 관리라는 이름하에 시간만 흘러 말기신부전(신장의 잔류기능이 10% 미만의 상태)에 이르면 신장투석과 신장이식 이외에는 거의 희망을 소실하게 된다.

② 심한 통증이 4~5일간 지속되다가 일주일 이내에 사라지고, 몇 개월 지나면 또 재발하는 과정을 반복하게 되는데 어떻게 침착된 요소가 일시적으로 사라져 통증이 없어지는지에 대하여는 병원에서도 알 수가 없다. 필자도 딱히 원인은 알 수 없으나 혈중 요소 농도가 자연스레 낮아지면 다시 혈액의 순환 과정을 통하여 혈관 내로 녹아 들어가는 것이 아닐까 추측할 뿐이다.

③ 병원에서는 비스테로이드계 항염증제인 엔세즈와 콜히친 등으로 치료하거나 조직 속의 요산 결정체를 녹여 내는 약으로 치료하고 있다고 하나 이는 통풍의 근본 원인인 신장 기능이 회복되는 것이 아닌 것으로 근본적 원인에 대한 치료는 아니며 약제의 사용에 따른 설사 등의 부작용과 장기 복용으로 인한 간장 손상이 우려된다 할 것이다.

④ 신장의 기능 저하로 요산과 요소를 배출하지 못하여 일어나는 결정체는 두 가지가 있는데 하나는 통풍을 일으키는 것과 같은 요산의 결정체이고 하나는 요산과 요소가 칼슘과 반응하여 일으키는 담석증, 요로결석, 신장결석 등이다. 여기서도 기본 사혈의 중요성을 다시 한번 기억하며 강조하여 두는 바이다.

다. 사혈자리

　인체구조학의 신장 편을 참고하여 우선적으로 신장 사혈을 진행하며 대상자의 통증을 고려하여 무릎관절인 경우 병행 사혈로 진행하면 된다. 무릎관절의 사혈인 경우 인체골격학의 무릎관절 편을 참고하여 사혈을 진행하면 된다. 엄지발가락 등과 같이 좁은 부위의 사혈은 특수 부항을 구입하여 사혈하는 것이 바람직하다. 사혈의 순서는 근본 원인인 신장을 우선적으로 사혈을 진행하는 것이 옳으나 대상자의 통증 정도에 따라 병소에 병행 사혈을 진행하여도 좋으리라 생각된다.

11. 루프스병

가. 현대 의학 중심의 시각

① 면역계 이상으로 온몸에 염증이 생기는 만성 자가 면역 질환으로 유전적 요인과 환경적 요인에 의하여 주로 가임기 여성 등 젊은 나이에 발병하는 것으로 알려져 있다. 정식 명칭은 전신 홍반 루프스이며 피부, 관절, 신장, 폐, 신경 등에 염증 반응이 일어나게 되며 만성적으로 증상의 악화와 완화를 반복한다.

② 루프스의 발생 원인에 대하여는 밝혀져 있지 않다. 주요 증상으로 피부 점막 증상으로 뺨에 나비 모양의 홍반 발진과 구강 궤양이 있고 골근육계 증상으로는 관절통이 있으며 일부에서는 부종이나 열감, 발진, 관절 운동 장애 등이 나타나고 있다. 신장 기능 저하가 올 수 있으며 우울증, 불안. 주의력 결핍, 두통, 기억력장애 등이 일어나기도 한다. 그 외 폐, 심장, 위장에 염증이 생길 수도 있으며 동맥경화로 인한 심근경색이 일어나기도 한다.

③ 루프스 진단과 검사는 열한 가지 중 네 가지 이상에 해당될 때 루프스병으로 진단한다.

㉮ 뺨의 발진 ㉯ 원판상 발진 ㉰ 광과민성 ㉱ 구강 궤양 ㉲ 관절염 ㉳

장막염 ㉔ 신질환 ㉕ 신경학적 질환 ㉖ 항핵항체

④ 루프스에 대한 치료법은 현재까지 없으며 급성으로 악화되는 것을 억제하는 데 주력하고 있다. 이에 대한 치료제로 비스테로이드성 항염제와 항말라리아제를 사용한다. 악화된 환자에 대하여는 스테로이드계 항염제를 투여하나 부작용이 일어날 수 있다.

나. 사혈적 측면에서의 시각

① 루프스병을 처음으로 정의한 사람의 이름을 따서 만든 질병명이다. 위의 현대 의학에서 말하는 대표적인 열한 가지 증상들이 11명들에게 하나씩 나타났다고 가정해 보자. 더구나 나이가 든 사람들에게 말이다. 물론 하나하나가 질병인 것은 맞으니 문제이기는 하지만 그렇게 심각한 문제는 아니다. 정작 문제는 이러한 네 가지 이상의 증상들이 동시다발적으로 나타나고 나이가 든 중장년층 이상에서 발생한 것이 아니라 젊은 사람들에게 집중적으로 나타나기 때문이다. 일반적으로 관절염은 퇴행성이든 류머티즘이든 주로 중장년층에서 나타나는 증상들이 20대 초중반의 나잇대에도 나타나니 병원의 관점에서는 루프스병에 대한 경로와 원인에 대하여 이해할 수도, 설명할 수도 없는 것이다. 항염제 처치 등 대증적 치료에만 의존하고 있다. 자가 면역 질환으로 쓰고 불치병으로 읽어야 하는 이유이다.

② 이러한 여러 가지 증상들은 왜 동시에 복합적으로, 더구나 젊은 사람들에게 나타나는 것일까? 위에서 말한 열한 가지 증상 모두 피와 관련

이 되어 있다는 사실이다. 단적으로 말하면 정화 과정에 관련하고 있는 장기에 문제가 생긴 것에 원인이 있다는 말이다. 각종 대사 과정에서 생긴 독소를 정화에 관련한 장기의 기능 부전으로 피가 깨끗하게 정화되지 못한 채 혈관을 따라 몸의 곳곳으로 돌아다니게 되고 이러한 정화되지 못한 피는 피부에 과민한 반응을 일으켜 알레르기 반응을 일으키기도 하며 일부는 어혈이 되어 모세혈관을 막기도 하여 각종 염증 반응이 생기며 혈액순환이 잘되지 않고 피도 깨끗하지 않으니 잘 낫지도 않고 설령 낫는다 하더라도 재발을 반복하는 것이다. 신장 기능이 부전하기 시작하면 피 속에 요산과 요소의 농도가 높아지게 되어 인체의 각 관절들을 공격하게 된다. 문제는 인체구조학의 신장 편에서도 언급하였지만 신장 검사에서 신부전으로 확진되는 데는 70% 정도 신장 기능이 나빠져야 확진되는 수준이니 신장 기능이 부전한 상태이어도 신부전으로 확진이 되지 않고 정상으로 판정된다는 사실이다. 구강 궤양 등은 간 기능 부전으로 올 수 있는 것들이다.

③ 다음으로 왜 젊은 사람들 중심으로 이러한 루프스병이 집중적으로 나타날까에 대하여 알아보자. 사실 이 점에 대하여는 전적으로 필자의 묵상에 의존할 수밖에 없다. 요즘의 젊은 사람들이 일상으로 먹는 햄이나 튀긴 음식(치킨, 튀긴 감자) 등의 패스트푸드 중심의 식사와 스트레스로 인한 것이 아닌가 추측된다. 누구나 알고 있는 패스트푸드점인 미국 M사의 버거의 빵은 2년 동안 실온에 두어도 곰팡이가 피지 않았다고 실증한 소비자도 있지 않은가. 어쨌든 모세혈관을 막을 정도로 피가 망쳐져 일어난 것이다. 그러나 분명한 것은 유전적 요인은 아니라는 점이다. 검사에서 간과 신장이 정상 범위 내에 있는데 왜 루프스가 일어나느냐고 항변할 수

도 있다. 앞서도 언급하였지만 병원 검사를 하는 것은 좋으나 과신할 일
은 아니다.

다. 사혈자리

복잡하게 얽혀 있는 실타래라도 하나하나 풀다 보면 의외로 간단하며
어렵지 않게 느껴지는 것을 경험한 적이 있을 것이다. 루프스병이 그러한
것에 속할지도 모른다. 우선 기본 사혈인 간과 신장을 사혈하면 된다. 기
본 사혈만 제대로 끝날 때쯤만 해도 루프스의 절반은 해소될 것이며 나머
지는 시간의 경과에 따라 점차 치유 반응을 보일 것이다. 그러나 기본 사
혈을 하였음에도 잔류 질병이 있을 경우 해당 부위에 직접 사혈을 진행하
면 될 것이다. 특히 장막염 등의 염증 질환이 대상이다.

12. 파킨슨병

가. 현대 의학 중심의 시각

① 파킨슨병은 주로 뇌에 발생한 원인에 의하여 손이나 발이 떨리거나 행동이 느려지기도 하고 팔다리가 점차 굳어져 가거나 자세가 불안정하게 되어 넘어지기도 한다. 이러한 증상들이 오랜 기간에 걸쳐 나타나며 처음에는 몸의 한쪽에서만 일어나다가 점차 반대쪽으로 이행한다.

② 대부분의 경우 중뇌의 흑색질에 문제가 있는 것으로 알려져 있다. 그러나 파킨슨병이 일어나는 정확한 원인은 알지 못하고 있다. 대부분 뇌 신경의 이상으로 추측하고 있는데 파킨슨병을 앓고 있는 사람들 대부분 신경 전달 물질인 도파민의 부족 현상이 나타나기 때문이다. 앞서 인체구조학의 뇌 편에서 언급한 바와 같이 뇌에는 대뇌, 소뇌, 중뇌, 숨골 등으로 이루어져 있고 이들은 유기적 결합체로써 각종 자극과 정보를 교환하거나 처리하는데 이때 신경세포가 그 역할을 담당하고 있다. 이 신경세포가 작동하는 방법에는 전기적 방법과 화학적 방법이 있는데 이때 화학적 방식에 사용되는 신경 전달 물질이 도파민인 것이다. 파킨슨병에 걸리면 도파민을 신경 전달 물질로 사용하는 신경세포가 줄어들게 되는 것이다.

③ 파킨슨병에 대한 진단을 할 수 있는 검사 방법은 없으며 전적으로

환자의 문진에 의존한다. 파킨슨병의 치료에 도파민 관련 치료제 등을 처방하고 있으나 부작용을 수반하고 있으며 정확한 치료법은 현재까지는 없다.

나. 사혈적 측면에서의 시각

① 필자에게도 파킨슨병에 대한 임상적 경험은 없다. 다만 이 병에 대한 현대 의학의 시각에서 병에 대한 개념을 파악하고 난 뒤의 결론은 이 역시 사혈을 통하여 치유될 수 있다는 확신으로 이 책에서 언급하기로 하였다.

② 현대 의학에 있어서 특정 질병을 연구할 때에 공통점은 특정 질병을 앓고 있는 환자의 혈액이나 해당 부위의 표본 조직을 통해서 정상인의 혈액이나 조직과 비교하여 효소나 물질의 부족이나 과잉 등의 변화 상태를 알아내고 뒤를 이어 이러한 부족 혹은 과잉 상태가 해당 질병을 일으키는 원인으로 지목하게 된다. 물론 방법적인 면에서 전적으로 부정할 수 있는 일은 아니다. 다만 효소나 물질의 부족이나 과잉 상태는 질병의 결과로써 나타나는 것이지 질병의 원인은 아니라는 점이다. 이 말의 진의를 이해하기 위하여 위의 경우로 예를 들자면 파킨슨병의 결과로 신경 전달 물질인 도파민이 부족한 상태가 되어 신경이 둔화된 것이지 도파민이 부족하여 파킨슨병이 걸린 것이 아니라는 것이다. 비슷한 개념 같아 보이지만 이것은 굉장히 큰 차이가 있다. 단순히 도파민의 부족에 의한 것이라면 도파민을 공급하면 치유될 수 있어야 하지 않겠는가. 도파민의 공급으로 약간

의 개선은 있을 수 있으나 파킨슨병의 근원적인 치료는 되지 못한다는 의미이다. 대부분의 현대 의학의 질병에 대한 연구가 대부분 이런 식으로 이루어진다. 파킨슨병 환자에 있어서 중뇌의 흑색종 문제도 마찬가지이다. 계란과 닭의 문제일 듯 싶지만 실상은 중뇌의 흑색종도 원인이 아니라 결과이라는 점이다. 이쯤 되면 해답은 이 책을 학습하는 사람의 손에 있을 것으로 본다.

다. 사혈자리

복잡한 뇌의 구조와 역할 역시 피에 달려 있을 것이다. 대뇌, 소뇌, 중뇌 그리고 숨골에 이르기까지 인체구조학의 뇌 편을 참고하여 사혈을 진행하면 효과가 있을 것으로 판단된다. 물론 기초 사혈을 먼저 실시하여야 하고 부신에 대하여도 별도로 사혈을 진행하도록 한다. 다만 사혈 후에라도 뇌 조직이 활성화되기까지는 시간이 조금 걸릴 수도 있을 것으로 추측된다.

13. 갑상선기능저하증/갑상선기능 항진증/갑상선종

가. 현대 의학 중심의 시각

① 갑상선은 목 앞의 피부와 후두 사이에 위치해 있으며 좌우 나비 모양의 약 5cm 길이의 엽으로 되어 있다. 갑상선은 우리 인체의 신진대사와 관련하여 뇌하수체 전엽에서 나오는 갑상선 자극 호르몬에 의해 자극되어 티록신과 트리요오드티로닌이라는 호르몬을 생산한다. 왼쪽의 부갑상선은 갑상선과 기능적으로 전혀 관계가 없으며 단지 칼슘대사에 관련한 칼시토닌이라는 호르몬을 생산하고 있다. 뇌하수체 전엽에서는 혈중 갑상선 호르몬의 농도에 의해 자율적으로 갑상선 자극 호르몬의 분비를 조절하고 있다. 갑상선 질환은 남성보다는 주로 여성에게 많이 발생하는 질환으로 갑상선 관련 대표적 질병으로는 갑상선기능저하증과 갑상선기능항진증 및 갑상선결절(갑상선종/갑상선비대) 등이 있다.

② 우선 갑상선기능저하증은 갑상선에서 갑상선 호르몬인 티록신과 트리요오드티로닌이라는 호르몬을 제대로 생산해 내지 못하는 질병이다. 병원에서는 갑상선기증저하증을 갑상선종에 의한 티록신의 부족으로 보고 있으며 이 역시 자가면역의 일환으로 인식하고 있다. 갑상선기능저하증의 증상으로 체중 증가와 추위를 심하게 느끼게 되며 그 외에도 말이

느려지거나 불분명해지기도 하며 음색이 거칠어지기도 한다. 심장의 박동이 느려지기도 하며 고혈압이 생기기도 하며 협심증이 발생하기도 한다. 그 외에도 변비가 생기거나 여성의 경우 생리 양이 많아지기도 하며 피부와 모발이 거칠고 건조해지기도 하며 피부가 레몬색으로 변하거나 뺨의 혈관이 돌출되어 붉은 자줏빛을 띠기도 한다. 귀가 잘 들리지 않거나 밤에 손에 쥐가 나는 경우도 있고 고콜레스테롤증이 나타나기도 한다. 갑상선기능저하증 환자에게는 티록신을 처방하는데 평생 약을 먹어야 한다. 분명한 것은 약을 복용하면 불편함은 없다 할지라도 병은 치료된 것이 아니며 이 약은 호르몬 체계에도 영향을 미칠 수 있다는 점이다.

③ 갑상선기능항진증은 갑상선에서 갑상선 호르몬이 과다 생산되는 질병으로 항체에 의한 갑상선종(갑상선비대)의 발생을 수반하기도 하며 그레이브스병으로 부르기도 한다. 이 갑상선 기능항진증을 앓고 있는 환자들 중 많은 사람이 안구돌출증 또는 발등 위나 다리 아래쪽에 가려움을 동반한 붉은색의 부종이 나타나며 체중 감소와 땀을 많이 흘리거나 가슴이 두근거림을 느끼기도 한다. 그 외에도 호흡이 곤란해지거나 손 떨림, 근육 약화, 배변 횟수의 증가, 생리 불순, 몸 전체가 가렵다고 느껴지며 모발은 평소보다 가늘어지고 손발톱의 변형이 일어나기도 한다. 갑상선항진증의 치료에는 약물요법, 수술요법, 방사성요오드 요법 등이 있다.

④ 병원에서는 갑상선종(갑상선결절/갑상선비대)은 항체에 의하여 발생하는 것으로 보고 있다. 항체란 박테리아 같은 외부의 항원에 대한 방어 기전으로 인체의 면역 체계에 의해 생산되는 물질인데 이 항체에 의하여 결절(혹)이 생겼다는 것이다.

나. 사혈적 측면에서의 시각

① 갑상선 질환은 목 부위에 있는 갑상선과 머리의 뇌하수체가 관련된 질병이다. 정상적 상태에서 뇌하수체에서의 갑상선 자극 호르몬의 분비에 대한 기전을 살펴보면 갑상선 자극 호르몬의 분비는 혈중의 갑상선 호르몬 농도를 감지하여 이루어지게 된다. 즉, 갑상선 호르몬의 혈중 농도가 낮으면 갑상선 자극 호르몬의 분비를 늘려 갑상선으로 하여금 호르몬의 분비를 촉진하게 되는 것이고 그 반대일 경우는 갑상선 자극 호르몬의 분비를 억제하게 되는 것이다. 이러한 뇌하수체가 기능 이상으로 인하여 갑상선 자극 호르몬의 분비가 정상보다 많고 적음에 따라 갑상선에서의 호르몬의 분비가 적게 될 수도 있고 많게 될 수도 있는 것이다. 그리고 뇌하수체의 이상이 없어 갑상선 자극 호르몬을 제대로 분비하더라도 갑상선의 기능 이상으로 갑상선 호르몬을 정상적인 양보다 적게 분비하거나 분비할 수가 없게 되는 것이다. 결론은 갑상선기능저하증은 갑상선의 문제일 수도 있지만 뇌하수체의 문제일 수도 있다는 것이고 갑상선기능항진증은 거의 뇌하수체만의 문제일 가능성이 높다는 말이다. 이 말은 내과에서 아무리 갑상선기능저하증을 치료한다고 티록신 등을 처방하여도 낫지 않으며 원인이 뇌하수체의 기능 부전에 의한 병일 경우는 불치병에 해당하는 것이다. 갑상선기능항진 환자의 경우는 수술을 하여 항진하는 호르몬의 양만큼 갑상선의 일부를 제거하는데 이 역시 방향 착오라고 볼 수 있다. 뇌하수체의 문제를 갑상선의 문제라고 착각하는 치료일 뿐이다. 호르몬을 많이 생산하는 갑상선을 일부를 제거하여 생산을 억제하면 되지 않겠느냐는 단순한 계산에서 나온 발상일 것으로 본다. 이것이 현대 의학의 한계일지도 모른다. 갑상선항진증 수술 후에 많은 환자가 도리어 갑상

선기능저하증으로 바뀌게 되기도 한다. 이는 뇌하수체의 문제가 자연 회복에 의해 정상으로 돌아오니 수술로 잘려 나간 갑상선만큼 갑상선 호르몬의 분비가 적게 되어 발생하게 되는 것이다. 병원 수술로 오히려 갑상선약을 평생 먹으며 살아야 하는 것이다. 병원의 입장을 이해는 하지만 환자가 실험용은 아니다. 설령 뇌하수체의 문제임을 안다고 하여도 고칠 수 있는 방법은 현재까지 병원에서는 없기 때문이다.

② 갑상선기능항진증의 경우 많은 사람이 안구돌출증이 생기는데 이는 갑상선 수술로 갑상선 일부를 제거하여 일시적으로 분비된 갑상선 호르몬의 양이 정상 범위 내로 돌아온다 하여도 안구돌출증은 치료되지 않는다는 사실이다. 근본적인 원인 치료가 되지 않았기 때문이다. 그러면 안구돌출은 왜 생기는 것일까? 앞서 갑상선기능항진증은 뇌하수체만의 질병일 수 있음을 설명하였는데 뇌하수체가 왜 기능 부전에 빠지게 되었는지에 대한 물음이 우선되어야 할 것이다. 뇌하수체도 뇌의 일부이며 이것의 기능부진 역시 피의 문제에서 비롯된다 할 것이다. 모세혈관이 막혀 있거나 피가 깨끗하지 못하여 발생한 것이다. 그렇다면 안구돌출과는 무슨 관계가 있을까. 뇌하수체는 앞서 인체구조학에서도 설명한 바와 같이 정면에서 보면 안구의 뒤편이고 머리 위에서 볼 경우에는 두개골이 약간 함몰된 부분이 있는데 이 부분 밑으로 두개골과 대뇌를 지나서 위치해 있다. 이 부분의 모세혈관이 일정 부분 막히게 되어 뇌하수체의 기능 부전이 일어나게 된 것이며 우리 몸의 항상성 기전에 의하여 일종의 부종 현상으로 조직액이 늘어나게 된 것으로 볼 수 있으며 이로 인하여 이 부분의 압력이 증가되어 안구가 돌출된 것이다.

③ 일부 자료에 의하면 갑상선종(갑상선결절)이 항체에 의해 발생한 것을 보았는데 이는 참 어이가 없는 결론이다. 바이러스와 같은 것에 의해 항체가 형성되었고 항체라는 단백질이 뭉쳐져서 종양이 되었다는 것이다. 앞서 기초 과정에서 설명한 바도 있지만 항체는 우리 백혈구의 기능 중에서 기억소자와 같은 역할을 하여 인체에 다시 침입한 같은 바이러스나 세균을 잡아먹어 병으로 발전하지 않도록 대항하는 것이다. 물론 백혈구가 적혈구와 함께 혈구로써 모두 기본 단위가 단백질이기는 하지만 그렇다고 세포도 아닌 단백질이 모여 세포분열에 의한 종양이 된다는 말은 어디에서도 찾아보지 못한 내용이다. 종양은 세포의 정상적 유사분열이 아닌 이상증식에 의한 것이라는 기존 학설을 갈아엎어 버리는 이야기 아닌가. 더구나 항체의 발생 원인은 모른다면서 이를 유전적 요인으로까지 돌리고 있다. 필자의 소양 부족일 수도 있겠으나 그냥 황당할 뿐이다.

다. 사혈자리

인체구조학 편의 하. 갑상선 편을 참고하여 사혈을 진행하면 된다. 당연히 기초 사혈이 우선이다.

14. 고콜레스트롤혈증(고지혈증)

가. 현대 의학 중심의 시각

① 콜레스테롤은 혈액 속에 있는 지방의 일종이다. 세포막의 필수적 구조성분이며 에스트로겐이나 프로게스테론, 토스테스테론 등의 호르몬을 만들거나 담즙산, 비타민D 생합성 전구체로써 기능한다. 음식물로 섭취하는 콜레스테롤도 있지만 대부분 콜레스테롤은 섭취한 포화지방을 이용하여 간에서 만들어진다. 콜레스테롤은 매일의 생활에 필수적인 물질이기는 하지만 지나치게 많으면 죽상판을 형성하여 관상동맥과 같은 심혈관계 질환을 일으킬 수 있다. 콜레스테롤에는 고밀도콜레스테롤(HDL)과 저밀도콜레스테롤(LDL)이 있는데 일반적으로는 HDL은 몸에 좋고 LDL은 몸에 나쁘다고 알려져 있으나 LDL이 많은 곳에서 실어 나오는 역할을 수행한다고 한다. 많아서는 좋지는 않겠지만 HDL, LDL 모두 일정 부분 몸에는 필요한 것이다.

② 중성지방은 체내에서 합성되는 지방의 한 형태로 주로 음식물로부터 공급되는 당질과 지방산을 이용해서 간에서 합성되는 지방이다. 주로 중요한 에너지원으로 사용한다. 중성지방이 에너지원으로 전환되지 않으면 저혈당증에 걸리게 된다. 중성지방도 콜레스테롤과 같이 죽상판 형성에 영향을 미쳐 심혈관계 질환의 원인으로 된다고 말하고 있으나 인과 관

계는 정확하지 않다.

③ 그 밖에 몸속에 다른 지방이 존재하는데 뇌의 주요 구성 성분인 인지질이다. 인지질은 구조상으로는 중성지방과 비슷하나 차이점은 인(화학기호 P)을 포함한 지방이란 점이다.
인지질은 지방을 녹이는 세제 역할을 하고 있다.

④ 병원에서는 고콜레스테롤혈증을 일으키는 원인으로 유전적 원인과 당뇨병과 간 질환, 신장 질환, 갑상선기능저하증 등의 장기의 기능 부전에 기인하거나 비만, 약물에 의한 고지혈증 등을 들고 있다.

⑤ 병원에서는 고콜레스테롤혈증 치료를 위해 스타틴이라는 콜레스테롤 저하제를 처방하고 있다. 전 세계적으로 하루에 약 3,000만이 복용하고 있다 한다.

나. 사혈적 측면에서의 시각

① 심근경색을 일으키는 주범이 관상동맥에 쌓이는 죽상판에 의한 것이 아니라 심장의 모세혈관을 막은 어혈로 인한 것이라는 것은 앞서 심근경색에서 언급한 바 있으나 죽상판의 형성에 고콜레스테롤이 영향을 미칠 수 있다는 점에 대하여는 이견이 없다. 그리고 고콜레스테롤이 심장의 모세혈관을 막는 어혈의 형성에도 영향을 미칠 수 있는 점에 대하여는 가능성은 있을 수 있다 하겠으나 정작 문제는 동맥과 정맥에 있는 혈전이 아니라 모세혈관을 막아 질병을 일으키는 어혈이다.

② 고지혈증은 우선적으로 간의 기능 부전에서 온 것으로 보인다. 지방대사와 탄수화물대사, 단백질대사 자체가 간의 역할이기 때문이다. 탄수화물대사로 얻은 포도당 중 일부를 다당류 글리코겐으로 바꾸어 간에 저장하기도 하지만 지방으로 저장하기도 한다. 필요할 때에는 에너지원으로 전환하여 사용한다. 간장에서의 탄수화물대사로 만들어진 지방이 에너지원으로 사용되지 못하고 간 기능의 부전으로 혈관 내로 방출되어 고지혈증이 발생한 것이 아닌가 생각된다. 예를 들면 간의 기능이 나빠지면 나타나는 증상 중 하나는 황달이 있다. 이것은 간에서 폐기되는 혈액의 파괴로 얻은 빌리루빈 효소를 이용하여 담즙을 생산하여야 하는데 간 기능이 부전하게 되면 혈관 내로 빌리루빈을 방출하게 되어 황달이 오는 것이다. 황달과 같은 원리로 간의 기능 저하로 고지혈증이 생긴다고 보는 것이 합리적일 것이다. 병원에서는 탄수화물을 과잉 섭취하면 고지혈증이 생기는 것으로 말하고 있으나 이는 잘못된 판단인 것으로 보인다. 탄수화물을 적게 섭취하는 사람이고 술을 먹을 줄도 모르는 사람도 고지혈증이 발생한 것이 확인한 적이 있기 때문이다. 따라서 고콜레스테롤혈증의 원인은 탄수화물 등의 물질의 과다에 있는 것이 아니라 장기 특히 간의 부전에서 온 것으로 보이며 간이나 신장 등의 정화 관련 장기의 부전은 이미 장기 자체의 모세혈관이 어혈로 인하여 막혀 있기에 발생하는 것이다. 신부전환자와 갑상선기능저하증을 가지고 있는 환자에서 고지혈증이 나타났다고 해서 고지혈증이 신장과 갑상선과의 기능적 연관성이 있다고 보기보다는 간과 신장 기능의 부전으로 어혈의 생성이 더욱 활발하게 이루어져 갑상선뿐만 아니라 심장 등의 다른 장기에도 영향을 미친다고 보아야 할 것이다.

다. 사혈자리

인체구조학의 간과 신장 편을 참고하여 사혈을 진행하면 된다.

15. 하지정맥류

가. 현대 의학 중심의 시각

① 사람의 혈관에는 동맥과 모세혈관 및 정맥이 있다. 동맥은 심장의 펌프질에 의한 압력을 직접 받기 때문에 동맥 내의 압력은 당연히 높다. 그러나 좁고 긴 모세혈관을 거쳐 나온 피가 정맥 혈관으로 모일 때쯤이면 그러한 압력은 대부분 모두 소실하게 된다. 정맥으로 빠져나온 피는 모여 심장 쪽으로 올라가는데 직립하여 서 있을 경우에는 중력으로 인하여 하방으로 쏟아지려는 힘이 발생하는데 이의 역류를 방지하기 위하여 정맥혈에 밸브 역할을 하는 판막이 있다. 이때 심장의 압력은 거의 소실한 상태에서 근육 등의 움직임에 의해 심장 쪽으로 올라가게 되는데 판막과 판막 사이에서 위쪽의 판막이 원인 모를 고장으로 인하여 상부의 혈액이 아래 판막 쪽으로 쏟아지게 되고 정맥 혈관이 울퉁불퉁 튀어나오게 되어 심미적으로도 흉한 상태가 되는 것이 정맥류이며 주로 하지에 많이 발생하기 때문에 하지정맥류로 이름이 붙게 된 것이다. 그 외 허벅지나 발목에도 발생한다. 하지정맥류가 발생한 부위가 악화되면 피부궤양이나 색소 침착 및 염증 등이 발생하게 된다.

② 병원에서는 하지정맥류의 정확한 원인에 대하여는 모르고 있으며 연령이나 여성에 주로 발생하며 유전이나 비만 또는 장시간의 직립 자세에서 발생하는 것으로 추측하고 있을 뿐이다.

③ 주요 증상으로는 다리가 무겁거나 피로하다는 느낌이 들거나 쑤시고 칼로 찌르는 듯한 느낌이 드는 경우도 있으며 야간에 경련이 있을 수 있다.

④ 병원에서의 치료는 환자의 상태에 따라서 압박스타킹을 이용한 압박 치료를 하거나 주사를 통한 정맥 경화요법, 수술요법을 통하여 이루어지고 있다.

나. 사혈적 측면에서의 시각

① 정맥류는 하지에만 발생하는 것이 아니다. 배 부위나 손 등에도 정도가 심하지 않을 뿐이지 정맥류는 생긴다. 과연 직립으로 인한 중력만의 영향일까. 정맥류가 생기는 이유는 무엇인지에 대하여 살펴보자. 첫 번째는 피가 깨끗하지 않은 것에 있다. 간이나 신장 등의 기능 부전으로 혈액 내의 각종 독소가 제대로 정화되지 못하여 일어난 것이다. 두 번째는 혈관도 혈관 세포로 구성되어 있고 혈관 세포가 생존하고 혈관으로서의 탄력성을 유지하기 위하여는 산소와 영향을 필요로 하기 때문에 혈관에 피를 공급하기 위한 혈관 속의 혈관이 있는데 정맥에도 당연히 정맥 혈관 속의 모세혈관이 존재한다. 이 모세혈관이 어혈로 막혀 탄력성을 잃어버렸을 뿐만 아니라 판막의 제 기능마저 상실하게 되어 정맥류가 발생한 부위의 위쪽 판막이 개방된 채 닫히지 않아(폐쇄부전) 혈액이 하방으로 쏟아져 발생하게 되는 것이다. 병원에서는 직립에 의해 발생하는 것으로 말하고 있으나 이것은 배 등에 발생하는 정맥류에 대하여는 적절한 설명이 되지 못한다. 세 번째는 이러한 대상자의 혈류 상태는 정맥류가 발생한 부위

이외에도 전체적으로 혈류 상태가 좋지 못하다는 점이다. 이것은 첫 번째 이유와 관련성이 있다. 정화 기능과 관련한 장기가 부전하니 그로 인하여 다른 장기를 포함하여 몸 전반적으로 어혈로 막혀 혈류 상태가 나쁜 상태에 있고 몸의 다른 부위의 혈관도 점차 탄력성을 잃어 가고 있는 것이다. 나이가 들수록 손등의 정맥도 점점 튀어나오는 것도 이러한 것들에 연유하는 것이다.

② 앞서 중풍을 앓고 있는 사람의 예를 든 적이 있는데 이 환자는 중풍뿐만 아니라 궤양까지는 진행이 되지는 않았으나 심한 정맥류 환자였다. 다리 부분이 가장 심하였고 아랫배 치골 주변 부위에도 자신의 새끼손가락 절반 굵기 정도의 정맥이 구불구불하게 튀어나와 있어 정말 보기 흉할 정도였다. 약 1년 가까이 사혈을 진행하였는데 머리 사혈과 더불어 신장과 간장 사혈을 마치고 시간이 지나 여러 가지 사정으로 사혈을 중단할 때쯤에는 거의 정맥혈의 굵기가 절반 정도로 축소되어 있는 것을 확인할 수 있었다. 정맥혈에 대한 직접적인 사혈은 진행한 적은 없었다.

다. 사혈자리

① 우선 간과 신장의 기초 사혈을 진행하고 인체골격학의 핏길 열기 편을 참고하여 다리에 대한 사혈을 진행한다.

② 위의 사혈을 진행한 후 정맥류가 심한 부위의 모세혈관뿐만 아니라 정맥 주위의 모세혈관과 정맥 혈관 위에도 일정 부분 사혈을 진행하여 당일 차수에 허용하는 사혈량의 범위 내에서 사혈을 진행한다. 정맥을 사혈

할 경우에는 자동 부항기의 사용을 금하며 손으로 직접 음압을 걸거나 부항기를 이용하지 않고 사침으로만 진행해도 된다.

16. 과민성 장 증후군과 소화불량

가. 현대 의학 중심의 시각

① 과민성 장 증후군이란 이름에서도 알 수 있듯이 위염이나 위궤양같이 기계를 통하여 확인할 수도 없고 뚜렷한 발생 원인을 알 수 없는데 식도에서부터 대장에 이르기까지 통증이나 설사, 변비의 증상이 지속적으로 혹은 반복적으로 발생하는 경우를 말한다. 그러나 질병이 아닌 증후군이라는 시각이다. 이는 우리나라뿐만 아니라 서구에서도 성인 인구의 20% 정도가 겪고 있다.

② 입의 저작 운동을 통하여 식도로 내려간 음식물은 위에서 약 1~3시간 정도 위액과 섞여 지면서 소장으로 내려가 2~6시간 동안 융모를 통하여 각종 영양소를 흡수하고 남은 찌꺼기를 대장으로 넘기는데 연동 운동에 의해 약 12~48시간 동안 상행결장, 횡행결장, 하행결장과 S결장과 직장을 통과하여 항문에 이르기까지 된다. 대부분의 수분 흡수는 상행결장과 횡행결장에서 이루어지나 일부는 S결장과 직장에서도 수분 흡수가 이루어진다. 오랫동안 배변을 안 할 경우 직장과 S결장에 있던 변이 딱딱해지는 이유이기도 하다.

③ 병원에서는 설사나 복통을 일으키거나 변비가 일어나는 원인에 대

하여 알지를 못하고 있으며 그에 대한 치료 역시 대증적일 수밖에 없으며 설사에는 지사제를, 변비에는 아락실 등의 일시적 처방에만 의존하고 있을 뿐이다. 심지어는 심리적이나 장 민감성 증가 또는 음식 알레르기라며 그럴듯한 이유를 찾기 바쁘다.

나. 사혈적 측면에서의 시각

① 과민성 장 증후군이라는 이름을 붙여 놓고 서구에서도 많은 사람들이 앓고 있고 발생 원인을 모르니 질병이 아니고 증후군이라고 말하는 것은 이것 또한 심한 개그다. 위통이든 장 부위의 복통이든 몸에서 통증이 발생하고 이로 인한 설사가 나든지 변비가 오든지 정상적 상태가 아닐뿐더러 반복적으로 일어나는데 어떻게 질병이 아니라 증후군이라 하는가. 병원이 밝혀낼 수 없으면 질병이 아닌가. 오히려 설사와 복통이 정상이라고 항변하고 있는 꼴이 아닌가.

② 그러면 위통과 복통이 오는 이유와 설사가 나는 이유에 대하여 살펴보자. 위통이나 복통은 위와 장이 정상적 상태가 아니라는 신호이다. 위통은 위가 일부 마비되거나 경련이 일어나는 현상 때문에 생기는 것인데 병원에서는 위축성이라 하기도 한다. 이와 같이 위 부위 특히 날문방 근처(십이지장과 이어진 부분으로 중완혈 부위)에 통증이 나타난다. 복통은 십이지장에 이은 소장 부분에서 많이 발생하며 두 가지 경우 모두 설사를 동반하게 된다. 이러한 원인은 무엇보다도 위와 장의 혈류 관계에 있다. 위장에 모세혈관이 막혀 위가 경화되어 위에 통증이 생기고 위의 연동 운동에 문제가 생긴다. 그리고 위의 점막을 통해 나오는 각종 소화효소와 위산의 분

비가 제대로 이루어지지 않아 음식물이 소화효소와 제대로 섞이지 않을 뿐 아니라 위산에 의한 살균도 제대로 되지 않은 채 십이지장으로 내려가면서 소화효소가 제대로 섞이지 않은 미즙액과 세균에 의하여 소장에서 영양소의 흡수가 제대로 일어나지 않아 설사가 일어나는 것으로 보인다. 이때 십이지장의 문제도 연관될 수 있다. 십이지장에는 췌장관과 담즙관이 있어(실제는 같은 구멍에서 십이지장으로 분비된다) 지방대사와 탄수화물대사, 단백질대사를 위한 각종 소화효소를 내보내게 되는데 이는 위에서 넘어오는 음식물의 산도와 효소에 의해 결정되는데 위장의 문제로 분비되는 위산과 효소가 적어 산도가 낮아짐으로써 췌장에서의 소화효소와 담즙 분비에 문제가 생기게 되고 결국 소장에서의 흡수가 제대로 이뤄지지 못한데도 영향이 있을 것으로 보인다. 어쨌든 이 통증의 설사의 원인은 위장의 어혈에 의한 위장조직의 경화에서부터 출발한다.

③ 그렇다면 변비는 왜 생기는 것일까. 두 가지 이유가 있을 수 있다. 하나는 대장 부위에 어혈로 인한 경화가 진행되어 대장의 연동 운동이 원활하지 않게 됨으로써 찌꺼기가 장내에 오래 머무르게 되어 필요 이상으로 수분이 흡수되어 일어나는 것이고 두 번째는 먹는 음식량이 적어 장내에 찌꺼기가 오래도록 머무르게 되어 발생하는 것이다. 그러나 대장의 경화도가 낮아 연동 운동이 활발할 경우에는 이 문제는 거의 발생하지 않게 되나 보통 나이가 들면서 대장의 경화도가 높아지게 되고 찌꺼기 양까지 적어지면 복합적 원인에 의하여 변비가 발생하게 되는 것이다. 변이 S결장과 직장에 모이게 되는데 양이 적어 이 부분에 오래 머무를 경우에도 S결장과 직장에서 수분 흡수가 일어나기 때문에 더욱더 배변이 어려워지는 것이다. 음식을 섭취하는 순간부터 배설에 이르는 순간까지 24시간 이

내에 이뤄지지 않으면 대부분 수분 흡수로 인하여 변비가 발생한다고 보아야 한다. 대장의 기능 부전으로 연동 운동이 제대로 일어나지 않을 경우 찌꺼기가 장내에서 머무르는 시간이 장기화되고 탈수는 오랫동안 진행됨으로써 변비가 일어나는 것이다. 아락실 등의 변비약을 복용하거나 섬유질 식사를 하더라도 잘 해소가 되지 않거나 약의 복용을 중단하면 재발하는 이유가 여기에 있다. 아락실 등의 약이 본질적으로 대장 모세혈관의 어혈을 제거하여 대장의 연동 기능을 활성화시키지 못하기 때문이다.

④ 위장의 통증이나 설사, 변비 모두 위장의 어혈에 의한 조직의 경화에 있다. 이러한 증상들은 어느 날 갑자기 발생한 것이라도 실상은 오랜 시간 동안 경화에 노출된 결과로써 발생한 것이다. 위와 장에 대한 사혈은 피하지방이 두꺼워 사혈을 하기가 쉽지 않으나 NP 방법을 활용하면 생각보다 쉽게 어혈을 제거할 수 있고 당연히 말끔하게 치유될 수 있다.

다. 사혈자리

기초 사혈을 진행한 후에 인체구조학을 참고하여 위와 장의 사혈을 진행하면 된다. 다만 급성으로 위통과 복통에 의한 설사가 일어난 경우에는 위와 장의 사혈을 진행하되 통증이 있는 부위에 부항컵을 올려 사혈을 진행하면 된다. 위의 경우만 하더라도 세 군데의 사혈자리가 있는데 그중 통증을 느끼는 부위나 압진을 통하여 통증을 느끼는 부위에 사혈을 진행하면 된다. 대장 부위도 마찬가지이다.

17. 치주염/치은염

가. 현대 의학 중심의 시각

① 치아 주위 조직에 나타나는 질환으로 흔히 풍치라고 말한다. 치주 질환이 나타나는 주요 요인으로 구강 내에서 플라크에 의해 치석이 만들어지고 치석에 의해 세균막이 형성되고 이 세균막에서 독소를 방출하여 조직에서 염증 반응을 일으킨다는 것이다.

② 치은염은 잇몸을 치은이라 하는데 여기에 생긴 염증 반응을 치은염이라 한다. 치은열구라 불리는 V자 모양의 사이에 플라크와 치석이 쌓이면 이 틈이 벌어져 잇몸이 치아를 들뜨게 된다. 치은염은 세균에 의한 염증 반응이 표층 연조직에만 나타나는 단계이고 치주인대와 주변 골 조직까지 손상되는 것이 치주염이다. 치주염이 깊어지면 치조골의 소실도 일어난다. 염증이 잇몸과 잇몸뼈까지 진행된 상태이다. 보통 치은염에서 치주염으로 진행하며 염증의 증상과 함께 붓고 출혈이 있을 수 있다. 치주염의 꽹장한 통증을 동반하며 치아 주변 잇몸이 붓기도 한다. 병원에서는 대부분 발치와 함께 임플란트 식재를 권유한다.

나. 사혈적 측면에서의 시각

① 우리 몸은 끊임없이 세균과 바이러스의 침입을 받고 있지만 예외 없이 면역 체계에 의해 이의 활성을 무력화시키거나 발병하지 못하도록 막고 있다. 허나 이것은 피가 깨끗하고 혈액순환이 잘 되는 것을 필요충분조건으로 한다. 보균은 하되 질병으로 발전하지 못하게 막는 경우도 있으나 피가 제대로 역할을 할 수 없는 환경에서는 염증 반응이 일어나는 것이다. 치주염이 발생하면 엄청난 치통을 느낀다. 밤에 특히 더욱더 심한 통증을 느끼는데 거의 밤잠을 이룰 수 없을 정도이고 머리 부분에 느끼는 통증이니 심지어는 머리가 흔들릴 정도로 아프다. 진통제를 먹어 봐도 신통찮고 진통제의 효과가 사라질 때쯤이면 다시 시작되는 통증에 두렵기까지 하다.

② 병원에서는 치통의 원인을 염증이라 하며 보통의 경우 신경차단술을 병행하게 된다. 과연 통증의 원인이 신경인 것일까 아니면 염증인 것인가. 신경차단술로써 치통의 근본 원인이 사라진 것일까. 해답은 이 책을 여기까지 읽은 분이라면 이미 손안에 있다. 한 사례로써 그 답에 갈음하고자 한다. 필자에게 강의를 받아 실천하고 있던 회원 한 명에게서 전화가 왔다. 엄청난 치통과 함께 잇몸이 땡땡 부었다는 것이다. "어찌하면 될까요? 이 풍치도 사혈하면 됩니까?" 하는 물음에 대답을 해주었다. 다음날 카톡방에 날린 한마디. "이건 기적입니다. 어떻게 이럴 수가 있습니까! 하룻밤 만에 그렇게 아프던 통증은 물론이고 땡땡 부었던 붓기마저 싸~악 바람과 같이 없어졌습니다. 정말 정말 미치겠습니다."

③ 잇몸이 붓는 것도 일종의 부종이고 부종이 생기는 기전에 대하여는 앞서 기초 과정에서 설명한 바 있다. 피를 통하게 해주면 당연히 붓기는 사라지게 되는 것이며 어혈을 치워 주니 통증은 사라진 것이다. 하룻밤 사이의 기적이다.

⑤ 발치하고 값비싼 임플란트로 힘들게 번 돈을 낭비하지 말고 아무리 임플란트의 소재와 기술이 뛰어난들 자신의 본래 이빨만 하겠는가. 부디 오복 중의 하나인 자신의 이를 오래오래 지키고 건강을 유지하기를 바란다.

다. 사혈자리

인체구조학의 입 편을 참고하여 사혈을 진행하면 된다.

18. 전립선비대증/전립선염

가. 현대 의학 중심의 시각

① 전립선은 방광 바로 밑에 연결되어 있는 밤톨 모양의 생식기관의 하나이다. 전립선의 앞에는 치골이 있고 뒤에는 직장이 위치해 있다. 전립선은 남자에만 있는 기관으로 전립선샘에서 비릿한 특유의 냄새가 나는 정액(전립선액)을 생산하며 고환에서 만들어진 정자와 함께 음경을 통해 사출하는 역할을 하고 있다.

② 전립선액은 상피층에서 만들어지며 상피층은 버팀질이라는 조직으로 둘러싸여 있는데 전립선비대증은 상피와 버팀질조직이 증가한 것을 말한다. 버팀질조직은 전립샘을 둘러싸고 있고 근육이 있어 전립선에서의 정액을 사출하는 역할을 담당하고 있다. 전립선은 방광에서 나오는 요도를 둘러싸고 있는데 전립선이 비대해지면 요도를 압박하게 되어 오줌이 나오는 통로인 요도를 좁히게 되어 소변의 흐름에 지장을 주게 된다. 전립선비대의 증상으로는 배출력 약화, 배뇨 지연과 불완전 배뇨 등을 일으키는 것이다.

③ 전립선비대증과 함께 요도협착이나 방광 종양 등을 동반할 수 있다. 그리고 전립선비대증의 치료는 수술과 약물 치료가 있는데 수술은 외과

적 절개를 통하여 전립선의 비대해진 부위를 제거하는 개방 수술과 절제경을 이용한 경요도절제술이 있고 약물에 의한 치료는 호르몬제나 알파차단제를 이용한 치료가 있다.

나. 사혈적 측면에서의 시각

① 앞서 인체구조학의 신장 편에서도 언급한 바와 같이 배꼽 아래는 신장의 영향이 큰 조직이다. 전립선비대와 전립선염은 모두 혈액의 순환 장애와 신장 등의 정화에 관련된 장기의 기능 부전으로 생긴 병이다.

② 병원에서의 약물 치료는 다양한 부작용을 수반한다. 이 약물로 호르몬 체계의 혼란을 가져올 수도 있으며 필자의 지인은 뇌에도 영향을 미쳐 치매의 원인이 되기도 하였다.

다. 사혈자리

인체구조학의 전립선 편을 참고하여 사혈을 진행하면 된다.

19. 발기부전

가. 현대 의학 중심의 시각

① 발기부전이라 함은 남성 성 기능 장애의 하나로써 의욕은 있되 충분한 발기를 얻지 못하거나 유지할 수 없는 상태로 3개월 이상 지속되었을 때를 말한다. 발기부전의 원인으로 고령, 흡연, 음주, 당뇨, 고혈압, 뇌혈관 질환 등이다. 그 외에 호르몬제제나 고혈압 치료제 등에 의하여 발생하기도 하며 중추신경계 이상이나 우울증, 과도한 스트레스 등이 원인이 될 수도 있다.

② 비아그라 등의 경구용 약제를 권장하기도 하고 진공압축기를 이용하여 발기를 유발, 유지하는 방법과 뮤즈라는 혈관 확장제를 요도 안에 주입하여 발기를 유발하는 방법 등이 있는데 대부분 부작용이 있고 뮤즈는 해면체의 섬유화 등의 부작용으로 국내시판이 되고 있지 않다.

나. 사혈적 측면에서의 시각

① 위의 현대 의학 중심의 시각에서 보는 바와 같이 발기부전이 발생하는 이유는 신체적 이유뿐만 아니라 정신적 이유에 이르기까지 인체에서 발생하는 질병의 요인들을 거의 총망라하는 듯하다. 어쩌면 틀린 말이 아

닐 수도 있지만 결국 이 수많은 원인은 한 가지로 요약될 수 있다. 우울증, 스트레스와 항생제 등을 포함한 각종 약제 등은 어혈이 만들어지는 원인이 되며 그리하여 고혈압에서 당뇨 등 어혈로 혈관이 막히거나 장기가 부전에 빠지게 되어 결국은 발기부전이 발생하게 되는 것이다. 그래서 남성에서의 발기는 몸 전체의 건강 상태를 체크하는 중요 포인트가 된다고 하여도 무방할 것이다.

② 발기부전이 발생하는 구체적 원인에 접근하기 위해서 먼저 구조와 기능에 대하여 좀 살펴보자. 남성 생식기는 크게 음경과 음경의 귀두 그리고 고환과 전립선으로 구성되어 있다. 고환은 안에 정낭이 있어 정자를 생산하며 전립선은 사출 기능과 정액을 생산한다. 음경의 뿌리는 치골의 아래 부위에서 시작하여 음경이 밖으로 돌출되어 있으며 음경 내부에는 해면체로 되어 있다. 혈액이 충전되어 있지 않을 경우에는 일반 피부와 같이 물렁하며 수축되어 있으나 혈액이 충전되면 마치 뼈가 들어 있는 듯 딱딱하게 변하며 크기가 커지고 일어나게 되는데 이것이 발기이다. 그러나 내외적인 이유에 의하여 해면체에서 피가 빠지면 발기를 유지하지 못하게 된다. 발기가 되는 이유와 발기를 유지하지 못하는 이유로 나누어 살펴보자. 우선 발기가 일어나게 되는 이유부터 알아보면 남성은 주로 시각적 자극에 의하여 성욕을 느끼게 되는데 이로 인하여 중추신경계의 부교감신경이 항진하게 되고 이로 인하여 심장의 항진을 가져와 심장의 펌프질이 빨라지며 음경으로 혈액이 빠르게 들어가고 빠져나가지 못하도록 잡아 놓게 된다. 이것이 발기이다. 근데 의도하지 않게 발기가 되지 않거나 발기가 되었다 하더라도 충분하게 경직도를 유지하지 못한 상태가 되거나 발기가 사라지게 되는 문제가 생기는 것이다. 왜 그런 것일까. 그 이

유를 살펴보자. 첫 번째는 심장의 문제이다. 나이가 들면서 심장의 기능이 정상보다 떨어진다는 데 원인이 있다. 혹자는 이 말에 대하여 이의를 제기할 수도 있을 것이다. 자신은 저혈압도 없고 심장에 이상이 있다고는 생각해 본 적이 없다고 말이다. 심화 과정의 고혈압/저혈압 편을 숙독해 보기 바란다. 그곳에 이유가 있음을 알게 될 것이다. 요즘은 40대 초반임에도 발기부전을 겪는 남성들이 의외로 많다. 대부분의 중장년층에서는 알고 있으리라 보지만 미국의 제약회사인 화이자에서 비아그라를 만들었는데 이는 심장약을 개발하는 과정에서 발기부전제로 개발된 경구약이다. 그만큼 발기와 심장의 역학관계는 직접적으로 밀접하다. 우리가 연애할 때나 상상할 때 심장의 두근거림이 귀에 들릴 정도가 되지 않는가. 두 번째로 간과 신장의 역할이다. 특히 신장의 역할은 더욱 중요하다. 간은 피로 물질 등의 독소를 제거하는 역할을 수행하고 있고 신장은 요소와 요산을 배출하는데 배꼽 아래 방광 등 생식기에 미치는 영향은 지대하다고 볼 수 있다. 신장만 제대로 기능하도록 하여도 발기력에서 충분히 충전됨을 느낄 수 있을 정도이다. 피곤하면 성욕이 감퇴되기도 하지만 설령 발기가 되어도 발기력을 제대로 유지하기가 어렵고 수면을 취하고 난 뒤 오히려 발기력이 높아지듯 피가 맑지 않으면 안 되는 것이다. 간장의 역할이다. 피가 맑지 않으면 해면체가 계속적으로 피를 가둬 놓지를 못하여 발기가 유지될 수 없는 것이다. 간과 신장의 기능이 높아지지 않으면 안 되는 이유인 것이다. 세 번째는 음경에 혈액의 공급이 원활하느냐의 문제이다. 많은 사람이 사타구니에 낭습이라는 습진을 앓고 있는데 이 역시 사타구니 주위의 조직들에 대한 혈액순환이 되지 않아 발생하는 것이다. 이것은 사혈하면 병도 아니지만 일반 사람들에게는 냄새나 느낌 때문에 늘 불쾌한 마음을 일으키며 잘 낫지도 않는 병이다. 음경 주위로부터 음경으로 들어가는 핏길이 열려 있어야만 한다. 음경 주위는 전립선 주위를 포함하여 사타구니 부근을 말한다. 네 번째는 고환에서의 정자의 생산 능력이다. 정자의 생산에는 난포 형성 호르몬 등의 호르몬과 단백질, 콜레스테롤 등의 영양소가 필요하다. 물론 영양 과잉의 시대이니 영양의 필요성에 대하여는 논외로 하더라도 신체적인 건강성이 담보되어야 할 일이다. 정자의 왕성한 생성을 위해서는 영양소와 더불어 머리의 뇌하수체에서의 제대로 된 호르몬의 분비도 필요한 것이다. 복잡하지 않은가? 남성에 있어서 발기가 왜 건강의 바로미터가 되는지 이해하였으리라 짐작된다. 심장에서 출발하여 머리, 간장과 신장 그리고 전립선과 그 주변 혈류 상태에 이르기까지의 건강성이 담보되어야 하니 발기가 남성의 건강에 얼마나 중요한 일인가 알 수 있지 않은가.

다. 사혈자리

① 사혈할 부위는 신장과 간 그리고 심장과 머리에 대한 사혈이다. 순차적으로 사혈을 진행하고 뒤이어 고환 옆의 사타구니와 고환과 항문 사이에 사혈(전립선 부위)을 진행하면 된다. 인체구조학의 장기 부위별로 참고하여 사혈을 진행하면 된다.

② 위의 사혈에 더하여 발기력을 제고할 수 있는 방법이 두 가지가 더 있다. 하나는 마늘을 되도록 많이 먹는 것이 좋은데 그냥 먹으면 알리신 성분으로 인하여 냄새나 위에 영향을 줄 수 있으므로 간장과 식초를 이용한 장아찌를 담가 매끼 식사 때마다 먹으면 많은 도움이 된다. 두 번째는 일명 케겔 운동이라고 하는 항문 조이기 운동이다. 항문의 괄약근과 전립

선의 사출 기능에 사용하는 근육이 동일하다. 따라서 이 케겔 운동을 병행하면 항문 질환인 치질의 예방에도 좋고 발기에도 도움이 되며 나아가 사정 조절에도 탁월한 효과를 볼 수 있다. 사혈을 통해 만나는 또 하나의 비급(秘笈)이다. 부디 행운이 함께 하기 바란다.

20. 기타 질병 관련 찾아보기

아래에 표기된 질병을 포함하여 대부분의 질병은 인체구조학 편과 인체골격학 편을 참고하여 사혈을 진행하면 될 것이다.

제4장

질병 치유 사례

1. 대장암

어느 날 전화벨이 울렸다. 익숙한 목소리였고 침착한 목소리였지만 걱정스러움이 짙게 묻어났다. 부산의 모 대학병원이라며 어머니가 정기검진에서 대장암이 발견되었다는 것이다. 당시 어머니는 약 1년여 전에 위암 판정을 받아 위 절제 수술을 받은 터였다. 소위 원발성 암인 위암에 이은 전이에 의한 대장암이 발생한 것이었다. 당연히 병원에서는 수술과 함께 항암 치료 등을 다시 진행할 것을 권유하였다. 한숨 소리와 함께 사부님(?)의 의견을 묻는 전화였다. 거칠 것 없이 내 대답은 다음과 같았다. "내가 당신 부모에 대한 선택을 강요할 수는 없다. 다만 내가 당신에게 하고자 하는 말을 당신은 이미 알고 있다." 그러자 아들은 더 이상 주저함 없이 어머니를 모시고 병원 문을 나섰다. 이때가 2010년 7월쯤으로 기억된다. 그리고서는 필자의 도움을 받아 어머니를 직접 사혈을 진행하였고 아직도 생존해 계시는데 지금이 2020년이니 조금만 있으면 약 10년이 된다. 이제는 오래되다 보니 양부모님 서로가 사혈을 진행하고 있다고 한다. 얼마 전 전화로 어머님의 상태를 물어보니 사업상 문제로 부모님보다 자신이 먼저 죽게 생겼다고 너스레를 떤다. 그때 당시 어머님을 모시고 병원 문을 열고 나섰을 때 의사들이 머리 뒤에다 대고 비웃는 것 같았다고 한다. '이놈아 그래 돈이 아까워서 죽어 가는 어머니를 병원에서 데리고 나가냐'라고 말이다. 그래서 한마디 해줬다 한다. '너희는 그렇게 볼지는 모르겠지만 나는 내 소중한 부모를 살릴 수 있는 방법이 있기에 모시고 나간다'라고 말이다. 물론 마음속으로 주고받은 대화란다. 원발성 암인 위암에 이어 전이에 의한 대장암까지 왔는데 만일 병원의 권유대로 절제 수술과 항암 치료 등을 하였다면 2011년의 새로이 떠오르는 해를 맞이할 수는 있었을까?

2. 직장암/녹내장

2012년도 중반쯤으로 기억된다. 아는 사람에게서 전화가 왔다. 멀리 통영의 어느 섬에 사는 분인데 필자의 얘기를 했더니 면담을 하고 싶다는 것이었다. 만나 보니 여자분이었는데 자신은 부산 모처에 살고 있는데 건설 사업을 하는 남편과 상의하여 노년을 위해 통영의 어느 섬에 촌집을 사서 개조와 수리를 한 후에 하나 있는 남동생으로 하여금 생활하면서 민박집으로 운영하게 맡겨 놓고 자신은 부산과 통영의 섬을 왔다 갔다 하면서 생활하고 있던 중이었다. 남동생은 당시 막 50살이었던 것으로 기억된다. 부모가 일찍 돌아가셔서 누나가 오래전부터 부모 역할을 해오던 모양이었다. 결혼도 안 한 떠꺼머리 50 먹은 노총각이었으니 부모 같은 누나의 마음이 오죽하랴 싶었다. 일단 대상자를 만나 보아야 한다는 말에 약 일주일 후에 해운대 모 병원에 첫 검진을 할 예정이고 병원 검진 전에 남동생을 데리고 다시 방문하겠다고 했다. 일주일이 흘러 함께 온 남동생은 일견 딱 보기에도 만일 암이라고 판정이 되면 수술이나 항암 치료와 방사선을 견뎌 낼 체력이 없어 보였다. 그래서 이런 말을 해줬다. 일단 검진 결과를 받아 보자. 그리고 암이라고 검진 결과가 나오면 결국 병원과 사혈을 선택해야 할 것이다. 만일 병원을 선택하든 사혈을 선택하든 거의 되돌아 나오지 못하는 길이 될 수도 있을 것이다. 그리고 병원을 선택한다면 필자가 더 이상 할 일이 없으니 필자를 찾지 말라고 했다. 며칠 뒤누나가 전화를 걸어와 결과는 나왔고 예상대로 직장암이라는 것이었다.

정작 문제는 각종 수술 등의 과정을 버텨 낼 수 있는 체력이 없다는 것이었고 본인의 의사도 수술이나 항암은 자신의 체력으로 자신이 없지만 방사선만큼은 해보고 싶다는 것이었다. 안타깝지만 더 이상 대화를 이어 갈 이유가 없었다. 자신의 선택을 존중할 수밖에 어찌하겠나 싶었다. 병원에서도 남동생의 상태를 보니 수술과 항암을 견뎌 낼 체력 상태가 아닌 것으로 여겼는지는 모르겠으나 환자의 의견을 받아들여 방사선 치료에 들어갔다. 보통의 암 환자의 방사선 조사량의 절반에 해당하는 양에서, 그것도 보통은 열 번 정도 치료하는데 15번 정도로 나누어 방사선 조사를 하기로 했다고 설명하였다. 그로부터도 보름 정도가 지났을까 싶다. 누나가 전화를 걸어와 자신의 생각으로는 동생을 살릴 수 있는 사람은 선생님밖에 없을 것 같은데 동생이 고집을 부려 어쩔 수 없이 방사선 치료에 들어가긴 했는데 방사선 치료를 받고 나서 설사가 멈추질 않아 퇴원을 못하고 있다고 하였다. 보험 관계상 퇴원을 하였다가 다시 입원하여야 하는데 설사 때문에 그러질 못하고 있다는 것이었다. 전화를 걸어온 때는 거의 설사를 한 지 일주일이 넘은 상태였다. 겨우 죽을 먹어도 거의 10~20분 단위로 화장실에 가니 항문 주위가 헐어 이러지도 저러지도 못할 지경이 되었다. 그러지 않아도 체력에 문제가 있는 사람이었는데 설사로 일주일이 넘었으니 건강 상태는 불문가지였다. 거의 뼈만 앙상한 상태였을 것이다. 병원에서도 설사를 멈추기 위해 지사제를 써도 도통 설사가 멈추질 않아 보통 고민을 하지 않는 모양이었다. 그러자 누나가 하는 수 없이 또 전화를 걸어온 것이었다. 절박함과 안타까움이 절절한 목소리였다. 한마디로 동생을 살릴 수 있는 방법을 달라는 호소였다. 그래서 방법이 없는 것은 아니다. 그러나 내가 시키는 대로 할 수 있어야 한다고 했더니 그러하겠다고 하여 방법을 일러주게 되었다. 야간에 병원에서 회진을 돌고 난 뒤에 위와 장에 대한 사혈을 하라고 방법을 일러 주었다. 방사선 치료로 인하여 피가 더욱 급격하게 나빠졌고 그로 인하여 위장이 그야말로 멈춰 버린 것이었다. 위장 사혈을 통하여 설사는 멈췄고 며칠 뒤 남동생은 퇴원하여 통영의 어느 섬으로 돌아갈 수 있었고 그 뒤의 병원에서의 방사선 치료는 중단하였다. 그러는 과정에서 누나가 필자에게 강의를 들어 배우게 되었고 배운 사혈 지식을 동원하여 동생에게 사혈을 진행하였다. 누나는 강의 과정에서 자신이 만성병처럼 가지고 있던 녹내장이 나았다며 고마워했다. 올해 2020년 새롭게 뜨는 해를 볼 수 있었을 것이니 무려 7년 넘어 생을 이어 가고 있다. 얼마 전 누나와 통화를 해보니 동생은 살만한지 어떤지 요즘 들어 또 술과 담배에 절어 산다며 불평을 늘어놓았다. 죽든지 말든지 모르겠단다.

3. 심근경색

　필자가 강의를 하고 있을 때였다. 강의를 받던 한 사람이 아버지를 모시고 오겠다고 한다. 부친은 부산의 모 병원에서 심근경색을 진단을 받았고 다음 주에 스텐트 시술을 하기로 예약이 되어 있다 한다. 물론 이 사람 자체가 사혈에 대한 강한 믿음을 가지고 있던 터였다. 하지만 누구나 쉽게 할 수 있는 결정은 아닌 것이다. 더구나 병원에 시술 예약까지 한 상태에서는 더욱 그렇고 자신의 생명을 담보하여야 할 상태에서 아들의 소신과 믿음을 따라 주는 부모님의 결단도 더욱더 대단하지 않은가 싶다. 다음날 아들은 아버지와 함께 왔고 필자의 지도에 따라 아들이 아버지 사혈을 진행하였다. 당연히 병원의 예약은 취소하였다. 그 후 아들은 본가로 가서 점차 차수를 늘려 가며 사혈을 계속 진행하였고 심장 이외 신장 사혈 등을 진행하였다. 건강을 되찾은 아버지는 요즘 오히려 산에도 거침없이 오르는 등 건강한 삶을 살고 계신다 한다. 2011년쯤이었고 당시 70살이었는데 2020년인 올해까지도 부고장을 전해 받은 적이 없다.

4. 뇌졸중

 필자가 전화기를 확인해 보고 깜짝 놀랐다. 필자에게 강의를 받던 사람이 갑자기 전화를 수십 차례나 한 것이었다. 당시 필자는 사정이 있어 멀리 떠나 있었고 전화기를 꺼놓고 지내던 터였다. 오랜만에 전화기를 켜보니 이틀 전부터 그냥 몇 통도 아니고 하루에도 십여 차례씩 수십 통의 부재중 전화가 들어와 있었다. 무언가 급한 일이 생기긴 했나 보다 싶었지만 무슨 일인지 전혀 짐작은 되지 않았다. 더구나 이 사람은 부산이 아닌 울산에 살고 있었기 때문이었다. 전화를 걸어 보니 왜 그리 전화가 안되었냐며 엄청난 항의를 받았다. 하긴 한두 통도 아니고 수일 동안 수십통이니 그럴 만도 했다. 급할 때 쓰려고 하면 똥도 귀해진다고 하지 않았는가. 내용은 이러했다. 부산에 사는 절친이 있는데 뇌졸중으로 쓰러져 병원으로 후송되었다는 것이었다. 어쩌면 좋겠느냐고 물었다. 일단 병원에 가 있으니 친구가 의식이 있는지 등의 상태를 체크해 보자. 지금 당장 부산으로 간들 병원에 있어서 손을 쓸 수도 없을뿐더러 사정이 생겨 당장 부산으로 달려갈 수도 없는 입장임을 설명하고 전화를 끊었다. 그로부터 필자는 보름 정도 뒤에 부산으로 왔고 서로 연락을 통하여 절친과 함께 필자를 방문하기까지는 꽤나 시일이 흐른 뒤였다. 언어적으로 약간 어두운 정도였고 2층에 있는 필자의 연구실로 계단을 통해 올라오지 못할 정도로 보행을 하지 못하는 상태였고 팔도 한쪽은 잘 쓰지 못하는 상태였다. 자신이 그 많던 재산을 탕진하며 술과 여자로 잘못된 인생을 살아온

탓에 가정도 깨지는 등 지나온 삶을 후회하며 눈물도 흘렸다. 정부로부터 보조를 받아 집에서 간호와 도우미를 겸한 여성이 있어 생활에는 그나마 큰 불편은 없었다. 그때로부터 약 1년 가까이 세월이 흘렀고 걸어 다니는 것은 물론이고 온천천에 뛰어다니며 운동하는 등 어느 정도 건강을 찾았고 발음도 제법 또렷해지며 말도 거의 돌아와 있었다. 필자의 비즈니스 사정으로 더 이상 도움을 주지 못하고 중단했다. 당시 생활하는 데 있어 큰 불편은 없을 정도였다.

5. 루프스병

한동안 왕래가 없었던 아는 동생에게 전화가 왔다. 서로 바쁜 일상에 쫓겨 소식이 뜸하긴 하였으나 아주 잊어버릴 사이는 아니었다. 한번 상의할 일이 있으니 식사도 할 겸 시간 되는대로 방문을 해달라는 것이었다. 왜 그러냐고 물으니 바로 위의 친형님에게 25살의 딸이 있고 대학을 졸업하고 부산의 종합병원에 간호사로 근무하고 있는데 몸이 좋지 않아 검진을 받아 보니 불치병인 루프스병으로 진단되었고 이 때문에 온 집안이 난리가 나고 눈물바다가 되었다는 것이었다. 충분히 상상하고도 남을 일이었다. 귀여운 딸이 겨우 대학을 마치고 당당히 종합병원의 간호사로 입사를 하였는데 얼마 가지 않아 불치병인 루프스로 진단까지 받아 들었으니 새파란 청춘이 아까워 눈물밖에 더 이상 무엇이 남아 있을까 싶었다. 본인으로서도 삶에 대한 의지를 불태우기에는 병원의 간호사로서 보고 들어온 것도 있으니 얼마나 실망하고 낙심할 것인지 상상해 보라. 전화를 걸어온 동생이 형님과 딸 그리고 모든 가족을 설득에 설득을 다하였고 그리하여 대충 사혈에 대한 공감 정도는 하고 있었으나 완전한 믿음은 부족한 상태였다. 암튼 서로 약속을 정하여 형님과 조카와 함께 회동을 하였다. 조카는 이미 관련 처방약을 먹고 있는 상태였고 표정은 무척이나 어두웠다. 형님과 가족들은 병원에서도 원인도 잘 모르며 치료도 제대로 할 수 없으니 달리 의지할 곳도 없는 입장에서 동생의 간곡한 권유가 온전히 믿기지는 않겠지만 지푸라기라도 잡는 심정으로 필자에게 도움을 요청하였으리라 생각된다. 필자는 직접 조카를 보기는 두 번 정도였고 대부분 전화로 상태를 확인하고 진행을 유도하는 등 동생이 사혈을 진행하였다. 그로부터 약 1년이 채 지나가지 않을 즈음에 루프스약을 중단하고 완치 판정을 받았다. 아마 지금도 직업 간호사로서 열심히 다른 환자를 도우며 생명의 소중함을 다시 한번 느끼며 살고 있지 않을까 싶다.

6. 실패 사례 한 가지

성공 사례만 적어도 부족할 판에 웬 실패 사례일까 싶을 수도 있을 것이다. 참으로 참으로 안타깝고 아쉬운 마음과 고인을 기리는 마음에 글로나마 남기지 않으면 안 되겠다는 생각에 치유 사례 다섯 가지에서 집필의 마침표를 찍고 돌아서다 다시 원고를 열었다. 필자에게는 정신적 멘토와 같은 분이셨다. 부산 모 교회의 장로님으로 봉사하고 계셨고 세무사였다. 어느 날 갑자기 다른 사람으로부터 부산의 종합병원 진단 결과 간암 판정을 받았다는 것이었다. 이를 전해 들은 필자는 바로 전화를 하였고 만나기를 요청하였다. 물론 사혈에 대한 필자의 이야기는 익히 듣고 알고 있던 터였다. 그분의 사랑스러운 딸이 아토피가 심하여 사혈을 받은 적이 있기 때문이었고 사모님은 필자의 강의도 들은 터였다. 얼마간의 설명 끝에 사혈을 진행하였는데 며칠 뒤에 서울 삼성병원에 재검사를 받으러 올라간다는 것이었다. 그리고 며칠 뒤 다시 만났는데 암이 없다는 것이었다. 오진으로 말하였으나 부산에서도 제일 큰 종합병원의 결과 암으로 검사가 나왔는데 서울의 병원에서는 암이 아니라는 결과가 나온 이유를 필자는 이해할 만하였다. 허나 속으로만 생각하였고 축하만 해 드렸다. 그로부터 약 1년 정도가 흐른 겨울 어느 날이었다. 다시 장로님의 간암 소식을 들어야만 했다. 다시 뵙기를 요청하여 사혈을 다시 시작할 것을 권유하였다. 중간중간 무슨 액이나 즙을 통하여 치료한다는 곳에서 몇 주간 다녀오기도 하고 건강 요양소 같은 곳을 며칠간 다녀오기도 하였으며 유명한 이 모 박사의 뉴○○센터에 다녀오기도 하며 가끔 필자에게 들르는 것이었다. 그러면서 가지고 있는 재산 십수억 원을 들여 양산 소재의 임야들을 매입하여 암 환자를 위한 캠프를 짓겠다며 의욕도 보였다. 문제는 이즈음부터 발생하였다. 아들이 한의사였는데 굳이 병원 치료를 고집하였고 병원에서는 간의 암세포에 혈액 공급을 막으면 암세포가 죽지 않겠나 하는 막연한 추측으로 간동맥색전술을 시술할 것을 권유하였다. 필자가 알게 된 것은 한동안 필자에게 들르지 않아 궁금하였는데 어느 날 나타나서는 사모님이 몰래 귀띔을 해주는 것이었다. 참으로 황당하고 이렇게 필자를 믿지 못하고 있었구나 하는 생각에 화도 나고 땅이 꺼지도록 한숨을 쉬었던 기억이 난다. 주위에서 간암에는 이것이 좋다, 저것이 좋다, 이렇게 해서 효과를 보았다는 등의 말에 여기저기 다녀온 것은 이해 못 할 바가 아니나 사모님을 통해 아들이 병원 치료를 강권하고 있다는 사실은 전해 들은 바 있었고 사혈 원리와 암의 발생 원리에 대하여 설명을 곁들여 동맥색전술에 대한 설명을 이미 해드리며 절대, 제발 동맥색전술을 해서는 안 된다며 극구 반대하였던 적이 있었다. 동맥색전술이란 화학약품 등으로 동맥을 막아 버리는 수술이다. 동맥색전술과 사혈적 치유 원리와는 정반대이며 거꾸로 가는 것이다. 피가 나쁘고 피가 통하지 않아 생긴 암세포의 발생 원리와 치유 원리에 대하여 그렇게 정성 들여 설명하였건만 덜컥 되돌아오지 못할 길을 가버린 것이었다. 암세포가 정상세포보다 피를 더욱 많이 필요로 하니 색전술을 통해 동맥 혈관을 막아 버리면 간암세포가 말라 죽지 않을까 하는 말도 되지 않는 착상의 발로였다. 한심한 자들 아닌가. 그렇게 간곡한 만류에도 결국 일을 저질러 버린 그 시점에서 필자가 할 수 있는 일은 더 이상 없었다. 실오라기 같은 희망도 없었다. 병원은 모르겠지만 필자는 그 끝을 뻔히 알고 있었기 때문이다.

그로부터 수개월이 흘렀나 싶다. 장로님의 얼굴을 뵌 것은 처음 암 진단을 내렸던 종합병원의 병동이었고 깊은 수면에 빠져 있었다. 식도정맥출혈로 긴급 병원으로 이송되었고 얼굴만 잠깐 뵌 채 병원 문을 나왔고 얼마 뒤 사망하였다. 아직도 이 세상에서 하고 싶은 일도, 해야 할 일도 분명 남아 있을 법한 분이셨는데 하나님의 뜻에 따라 홀연히 떠나셨다. 분노, 허탈, 아쉬움. 모든 것은 남겨진 자의 몫이었다. 이제는 더 이상 한 조각의 기억조차도 추억하고 싶지 않다. 이 역시 그분의 선택이었으니까.

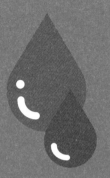

제5장

집필 후기

하나님

이 부족한 자를 들어

거칠고 마른 들
풀 한 포기
귀한 생명을 지켜 내는
단비 같은 지혜의
조각, 조각들을
온천의 原水로
샘솟게 하시고

시작부터
마침표를 찍는 순간까지
의지와 지치지 않는 열정을
허락하여 주심에
깊은 감사와 영광을 드립니다.

쓰고 다듬어 내어놓은
이 책을 통하여
하나님의
이 세상 사랑하심을
깨닫는 복된 소리가 되게 하소서.

아멘.

암을 포함한 모든 질병 피가 답이다!

초판 1쇄 발행 2020. 3. 25

지은이 이은철
펴낸이 김병호
편집진행 한가연 | **디자인** 정지영
마케팅 민 호 | **경영지원** 송세영

펴낸곳 바른북스
등록 2019년 4월 3일 제2019-000040 호
주소 서울시 성동구 연무장5길 9-16, 301호 (성수동2가, 블루스톤타워)
대표전화 070-7857-9719 **경영지원** 02-3409-9719 **팩스** 070-7610-9820
이메일 barunbooks21@naver.com **원고투고** barunbooks21@naver.com
홈페이지 www.barunbooks.com **공식 블로그** blog.naver.com/barunbooks7
공식 포스트 post.naver.com/barunbooks7 **페이스북** facebook.com/barunbooks7